非侵襲的検体検査の最前線
―唾液検査・呼気検査を中心に―

Up-to-date Non-invasive Clinical Examination
―Saliva Test and Breath Test―

監修：槻木恵一
Supervisor：Keiichi Tsukinoki

シーエムシー出版

はじめに

　超高齢化社会の到来による寿命の延長は，人々に多くの幸福をもたらしているだろうか。人生50年と言われた時代の人々が不幸であったとは必ずしも言えないことからも，寿命の延長そのものと幸福とは直線的に繋がるものではないように思われる。さらに，いくつかのキーワードが必要である。その一つが「健康」である。健康的に長生きできれば，それは幸せにも繋がるかもしれない。そのための下支えしている医療や医療を取り巻く環境は，近年になり大きく変貌している。その動向を注視すると，治療から予防医療へ転換しようとするパラダイムシフトである。その劇的な転換に向けた準備が始まっている。

　アベノミクスの政策においても，健康産業の育成が重要な柱となっており，新たな成長分野として「ヘルスケア産業」が各界より注目を集めている。また，膨れ上がる医療費を抑制するため，疾病を未然に防ぐ，または早期に発見し治療する「早期診断，早期介入」の考え方が重要視され始めた。ヘルスケアモニタリングや疾病の早期診断に用いる検査技術の普及拡大にむけては，地域の診療所や非医療機関（在宅・介護施設など）で利用が可能な「非侵襲で低コストな診断技術」の開発が不可欠である。

　本企画では，非侵襲的診断技術の中でも特に普及拡大が期待される「唾液検査」および「呼気検査」を中心とした研究開発動向の最新知見をまとめることで，実用的な検査技術開発の一助となる書籍の発行を目指し上梓された。本書を見ていただくとわかるが，非侵襲的検査の分野をリードする第一線の執筆者による最新の知見が漏れなく掲載されている。第Ⅰ編総論は，非侵襲的検査が必要な背景を示し，今後の方向性として非侵襲的検査の進展にICTは不可欠であることから現状を報告した。第Ⅱ編は唾液検査を特集し，海外の動向やすでに実用化段階の唾液検査の紹介を行っている。さらに，今後の新規研究開発動向についても触れ，唾液検査の幅の広い可能性が示されている。第Ⅲ編は呼気検査を特集した。呼気に関しても唾液と同様に非侵襲的検査の検体として重要であり，研究開発が進んでいる。本書では，呼気と唾液を比較することで，その特性の違いをぜひ理解していただきたい。また，新たな応用のためにヒントも含まれていると信じている。このようなコラボレーションの企画はこれまでにないものであり，最新の専門書として広く読者の期待に応えられれば幸いである。

　最後に，本書の上梓に多大なご協力をいただいた56名にのぼる執筆者の方々，シーエムシー出版編集者の方々に厚く感謝申し上げる。

平成27年1月

著者を代表して
槻木恵一

執筆者一覧

槻木 恵一	神奈川歯科大学大学院　歯学研究科　口腔科学講座　環境病理学・口腔病理診断学分野　副学長・歯学研究科長・教授	
山越 憲一	NPO法人ライフベネフィット総合研究所　理事長；金沢大学　理工研究域　名誉教授；昭和大学　医学部　客員教授；北海道科学大学　保健医療学部　客員教授	
猿田 樹理	神奈川歯科大学大学院　歯学研究科　口腔科学講座　唾液腺健康医学分野　准教授	
笠井 宏記	ニューヨーク大学　歯学部　補綴学講座　客員研究員	
山野 精一	ニューヨーク大学　歯学部　補綴学講座　准教授	
美島 健二	昭和大学　歯学部　口腔病態診断科学講座　口腔病理学部門　教授	
山口 昌樹	岩手大学　大学院工学研究科　バイオ・ロボティクス部門　教授	
笹本 英彦	㈱あすか製薬メディカル　検査事業部　事業部長	
米田 孝司	天理医療大学　医療学部　臨床検査学科　教授	
髙木 律男	新潟大学　大学院医歯学総合研究科　顎顔面口腔外科学分野　教授	
山田 瑛子	新潟大学　大学院医歯学総合研究科　顎顔面口腔外科学分野	
加藤 眞吾	慶應義塾大学　医学部　微生物学・免疫学教室　講師	
隅田 泰生	鹿児島大学　大学院理工学研究科　教授	
西 順一郎	鹿児島大学　大学院医歯学総合研究科　教授／医学部・歯学部附属病院　部門長	
岡本 実佳	鹿児島大学　大学院医歯学総合研究科　准教授	
馬場 昌範	鹿児島大学　大学院医歯学総合研究科　教授	
古川 良尚	鹿児島大学　医学部・歯学部附属病院　部長	
橋口 照人	鹿児島大学　大学院医歯学総合研究科　教授／医学部・歯学部附属病院　部長	
櫻田 宏一	警察庁科学警察研究所　法科学第一部　生物第三研究室　室長	
花田 信弘	鶴見大学　歯学部　教授	
山本 裕子	医療法人社団オリエント　後藤歯科医院	
梁 洪淵	鶴見大学　歯学部　病理学講座　講師	
斎藤 一郎	鶴見大学　歯学部　病理学講座　教授	
中島 啓	東京歯科大学　口腔科学研究センター　リサーチレジデント	
井上 孝	東京歯科大学　口腔科学研究センター／臨床検査病理学講座　教授	
杉本 昌弘	慶應義塾大学　先端生命科学研究所　特任准教授；神奈川歯科大学　顎顔面診断科学講座　病理学分野　唾液腺健康医学研究所　非常勤講師	
東 雅啓	神奈川歯科大学大学院　歯学研究科　口腔科学講座　唾液腺健康医学分野　特任助教	

木戸　　　博	徳島大学疾患酵素学研究センター　生体防御・感染症病態代謝研究部門　特任教授（名誉教授）	
脇田　慎一	㈱産業技術総合研究所　健康工学研究部門　生体ナノ計測研究グループ　総括研究主幹・研究グループ長	
下内　章人	国立循環器病研究センター研究所　心臓生理機能部　室長	
福島　康次	獨協医科大学越谷病院　呼吸器内科　教授	
安彦　善裕	北海道医療大学　歯学部　生体機能・病態学系　臨床口腔病理学分野　教授；北海道医療大学病院　口腔内科相談外来	
福田　能啓	兵庫医科大学　地域総合医療学　主任教授	
奥田真珠美	兵庫医科大学　地域総合医療学　准教授	
瓜田　純久	東邦大学　総合診療・救急医学講座　教授	
河越　尚幸	東邦大学　総合診療・救急医学講座	
貴島　　祥	東邦大学　総合診療・救急医学講座	
佐々木陽典	東邦大学　総合診療・救急医学講座　助教	
前田　　正	東邦大学　総合診療・救急医学講座　助教	
石井　孝政	東邦大学　総合診療・救急医学講座　助教	
渡邉　利泰	東邦大学　総合診療・救急医学講座　助教	
財　　裕明	東邦大学　総合診療・救急医学講座　講師	
中嶋　　均	東邦大学　総合診療・救急医学講座　教授	
永峰康一郎	名古屋大学　大学院情報科学研究科　准教授	
木田　　博	大阪大学大学院　医学系研究科　呼吸器・免疫アレルギー内科学講座　助教	
尾長谷　靖	長崎大学　大学院医歯薬学総合研究科　呼吸器内科学（第二内科）　講師	
荻野　景規	岡山大学　大学院医歯薬学総合研究科　公衆衛生学　教授	
河野　　茂	長崎大学　理事・副学長	
石井　敬基	日本大学　医学部　医学研究企画・推進室　主任教授	
近藤　孝晴	中部大学　生命健康科学部　スポーツ保健医療学科　教授	
寺石　俊也	㈱国立精神・神経医療研究センター　神経研究所　疾病研究第三部	
功刀　　浩	㈱国立精神・神経医療研究センター　神経研究所　疾病研究第三部　部長	
中田　浩二	東京慈恵会医科大学　外科学講座　准教授	
羽生　信義	東京慈恵会医科大学　外科学講座　教授	
松浦　知和	東京慈恵会医科大学　臨床検査医学講座　教授	
矢永　勝彦	東京慈恵会医科大学　外科学講座　教授	
利川　　寶	㈱タイヨウ　代表取締役	

目　次

【第Ⅰ編　総　論】

第1章　非侵襲的検査について　　槻木恵一

1　現在の医療状況からみた非侵襲的検査の重要性 …………………………………… 1
2　非侵襲的検査の市場 ……………………… 3
3　非侵襲的検査の分類 ……………………… 4
4　非侵襲的検体検査の最前線 ……………… 5
5　まとめ …………………………………… 6

第2章　ヘルスケアモニタリング技術の現状と今後　　山越憲一

1　はじめに ………………………………… 8
2　ヘルスケアモニタリングの計測対象量と方法 …………………………………………… 9
　2.1　計測対象量 ………………………… 9
　2.2　ホーム・ヘルスケアモニタリング …………………………………………… 9
　2.3　ユビキタス・ヘルスケアモニタリング ………………………………………… 11
　　2.3.1　無拘束（ウエアラブル）生体計測法 ………………………………… 11
　　2.3.2　無意識生体計測法 …………… 13
3　無拘束・無意識モニタリング技術の開発事例 ………………………………………… 14
　3.1　無拘束身体行動・循環動態モニタリング ………………………………………… 14
　3.2　無意識型ヘルスケアモニタリング …………………………………………… 16
　　3.2.1　在宅ヘルスケアモニタリング ………………………………………… 16
　　3.2.2　無負担型患者モニタリング … 18
4　おわりに ……………………………… 18

【第Ⅱ編　唾液検査】

第1章　唾液検査による診断的価値と市場　　猿田樹理，槻木恵一

1　唾液検査の現在 ……………………… 23
2　唾液検査の診断的価値 ……………… 25
3　唾液検査の市場 ……………………… 26
4　おわりに ……………………………… 28

第2章　米国における唾液検査の動向―NIDCR研究ロードマップ―
　　　　　　　　　　　　　　　　　笠井宏記，山野精一

1　はじめに ……………………………… 30
2　NIDCRによる唾液検査システム開発プ

Ⅰ

	ロジェクトのはじまり ……………… 30	4	第二ステップとして開発プロジェクトの革新 ………………………………… 32
3	第一ステップとして7つの開発プロジェクト ……………………………… 31	5	おわりに ……………………………… 36

第3章　唾液腺の基礎知識と唾液産生の仕組み　　美島健二

1 はじめに ……………………………… 38
2 唾液腺の解剖 ………………………… 38
　2.1 耳下腺 …………………………… 39
　2.2 顎下腺 …………………………… 39
　2.3 舌下腺 …………………………… 39
3 唾液腺の発生 ………………………… 39
4 唾液腺の組織像 ……………………… 39
　4.1 腺房細胞 ………………………… 40
　4.2 導管系 …………………………… 40
5 唾液の分泌 …………………………… 41

　5.1 唾液分泌量 ……………………… 41
　5.2 唾液分泌のメカニズム ………… 41
　　5.2.1 交感神経を介した唾液分泌（タンパク質分泌） ………………… 41
　　5.2.2 副交感神経を介した水・電解質分泌 …………………………… 42
　5.3 唾液の機能とその成分 ………… 43
　　5.3.1 唾液の由来 ………………… 43
　　5.3.2 唾液の成分 ………………… 43
　5.4 唾液の種類 ……………………… 45

第4章　唾液検査によるヘルスケアと診断

1 唾液検査のストレス測定への展開
　　……………………… 山口昌樹 … 46
　1.1 はじめに ………………………… 46
　1.2 急性ストレスのセンサ ………… 46
　　1.2.1 アミラーゼ測定の意義 …… 46
　　1.2.2 唾液アミラーゼ用ドライケミストリーセンサ ………………… 47
　1.3 慢性ストレスのセンサ ………… 47
　　1.3.1 コルチゾール測定の意義 … 47
　　1.3.2 唾液コルチゾール用イムノセンサ ……………………………… 48
　　1.3.3 唾液サイトカインの網羅解析 ………………………………… 50
　1.4 ストレス・エビデンスの提供 … 50
　　1.4.1 アナリティック・データベース ………………………………… 50

　　1.4.2 ストレス・エビデンス・検索エンジン ………………………… 50
　1.5 おわりに ………………………… 52
2 唾液中のステロイドホルモンの測定とその意義 …………………… 笹本英彦 … 55
　2.1 はじめに ………………………… 55
　2.2 ステロイドの分泌メカニズム …… 55
　2.3 主な測定項目 …………………… 56
　　2.3.1 糖質コルチコイド ………… 56
　　2.3.2 テストステロン …………… 58
　　2.3.3 17-ヒドロキシプロゲステロン
　　　　　……………………………… 59
　　2.3.4 エストラジオール，プロゲステロン ……………………………… 60
　2.4 採取法，保管方法 ……………… 60
　2.5 今後の展開 ……………………… 61

3　唾液検査における喫煙マーカーの測定と有用性 ……………… 米田孝司…64
　3.1　喫煙の社会的問題 ………………… 64
　3.2　喫煙の健康被害 …………………… 64
　3.3　たばこによるニコチン代謝 ……… 65
　3.4　唾液中チオシアン化物，ニコチン，コチニンの有用性 ………………… 66
　3.5　たばこ特異ニトロソアミン（尿・唾液）の有用性 …………………… 68
　3.6　喫煙によるがんリスクやたばこ依存性に関係する遺伝子多型の有用性 ……………………………………… 68
　3.7　その他の唾液中タンパク質の有用性 ……………………………………… 69
　3.8　唾液を試料とした喫煙マーカーの測定法 ………………………………… 69

4　HIV唾液検査の評価
　………髙木律男，山田瑛子，加藤眞吾…73
　4.1　はじめに ……………………………… 73
　4.2　唾液（口腔液）を用いたHIV検査 ……………………………………… 73
　4.3　HIV-1感染者における唾液中ウイルスの定量 …………………………… 74
　4.4　血中と唾液中の抗HIV薬濃度の関係 ……………………………………… 76
　4.5　おわりに ……………………………… 77

5　感染症診断における唾液検査の有用性—糖鎖固定化ナノ粒子を用いた感染初期からのインフルエンザウイルス，およびエイズウイルス（HIV-1）の検出—
　……隅田泰生，西　順一郎，岡本実佳，馬場昌範，古川良尚，橋口照人…79
　5.1　はじめに ……………………………… 79
　5.2　インフルエンザウイルス ………… 79
　　5.2.1　結合糖鎖のスクリーニング … 79
　　5.2.2　SGNPによるウイルス捕捉・濃縮 …………………………………… 80
　　5.2.3　患者検体への適応例 ………… 82
　5.3　HIV ………………………………… 83
　5.4　今後の展望 ………………………… 84

6　唾液を用いた個人識別 …… 櫻田宏一…86
　6.1　はじめに ……………………………… 86
　6.2　唾液の証明 ………………………… 86
　　6.2.1　肉眼的検査 …………………… 86
　　6.2.2　アミラーゼ検査 ……………… 87
　　6.2.3　血清学的検査 ………………… 88
　　6.2.4　分子生物学的検査 …………… 89
　6.3　血液型検査 ………………………… 90
　6.4　DNA型検査 ……………………… 92

7　唾液検査と歯科～齲蝕活動性試験と歯周病検査～ …………………… 花田信弘…95
　7.1　はじめに ……………………………… 95
　7.2　古典的な唾液検査 ………………… 95
　7.3　現在の唾液検査 …………………… 95
　7.4　バイオマーカーの様々な用途 …… 96
　7.5　真のエンドポイントと代理エンドポイント ……………………………… 96
　7.6　齲蝕・歯周病のバイオマーカー … 97
　7.7　齲蝕に対する感染症と生活習慣病アプローチ ……………………………… 97
　7.8　歯周病に対する感染症と生活習慣病アプローチ ………………………… 99
　7.9　唾液を検体とした歯周病菌の受託検査 …………………………………… 100
　7.10　唾液ヘモグロビン受託検査 …… 100
　7.11　検査検体として刺激唾液採取に関する検討 …………………………… 100
　7.12　唾液中ヘモグロビンの検査値のヒストグラム …………………………… 102
　7.13　おわりに …………………………… 102

第5章　新規唾液検査法の開発動向

1　sIgAを指標とした免疫力評価
　　　　　……… 山本裕子，槻木恵一… 103
　1.1　分泌型IgA（sIgA）の概要 ……… 103
　1.2　唾液中sIgAとそれを増減させる要因 ……………………………………… 104
　1.3　唾液中sIgAと免疫能との関係 … 106
　1.4　唾液中sIgAを指標とした唾液検査の有用性と測定における留意事項 ……………………………………… 107
　1.5　今後の展望 ……………………… 108
2　アンチエイジング医学と唾液検査
　　　　　……… 梁　洪淵，斎藤一郎… 111
　2.1　はじめに ………………………… 111
　2.2　口腔から全身を考えるアンチエイジング医学とは ……………………… 111
　2.3　口腔の機能維持における唾液の役割 ……………………………………… 111
　2.4　ドライマウスはエイジングのサイン ……………………………………… 112
　2.5　口腔から全身を考えるアンチエイジング医学の実践 ………………… 113
　2.6　おわりに ………………………… 114
3　臨床検査としての唾液検査の応用と可能性 ……… 中島　啓，井上　孝… 117
　3.1　はじめに ………………………… 117
　3.2　インプラント治療における唾液検査の可能性 ……………………… 118
　　3.2.1　インプラント治療の病態 …… 118
　　3.2.2　インプラント治療における臨床検査 …………………………… 118
　3.3　味覚における唾液検査の可能性 … 119
　　3.3.1　味覚の受容 ………………… 119
　　3.3.2　味覚障害について ………… 120
　　3.3.3　味覚の検査 ………………… 121
　　3.3.4　味覚判定における唾液検査の応用 …………………………… 121
　3.4　今後の展望 ……………………… 122
4　全身性疾患の唾液検査 …… 杉本昌弘… 124
　4.1　はじめに ………………………… 124
　4.2　分子マーカーを網羅的に測定するオミックス測定技術 ………………… 124
　4.3　唾液中の疾患分子マーカーの探索 ……………………………………… 126
　4.4　実用化に向けた取り組み ……… 128
　4.5　唾液中メタボロームの今後 …… 128
5　前立腺がん診断への応用
　　　　　……… 東　雅啓，槻木恵一… 131
　5.1　前立腺がんの統計・動態 ……… 131
　5.2　前立腺がんの診断 ……………… 133
　5.3　前立腺がん診断における唾液検査の有用性 …………………………… 134
　5.4　今後の課題と展望 ……………… 136
6　唾液を用いたアレルギー診断
　　　　　………………………… 木戸　博… 138
　6.1　はじめに ………………………… 138
　6.2　新規多項目アレルゲン特異的各種免疫グロブリン測定法 ……………… 139
　6.3　唾液中のアレルゲン特異的各種免疫グロブリン測定 ………………… 141
　6.4　唾液の抗アレルゲンIgA抗体の特徴 ……………………………………… 142
　6.5　血液，母乳，唾液，環境中の抗原量の測定 ………………………… 144
　6.6　減感作療法の治療効果判定に役立つバイオマーカー開発の必要性 …… 145
　6.7　おわりに ………………………… 146

第6章　唾液検査に用いる新規デバイスの開発動向　　脇田慎一

1　はじめに……………………………147
2　バイオチップ………………………147
3　バイオセンサー……………………148
   3.1　電気化学式バイオセンサー……148
   3.2　光学式バイオセンサー …………149
4　唾液計測用電位検出型バイオセンサー
   ……………………………………149
   4.1　唾液緩衝能測定装置チェックバフ™
   ……………………………………149
   4.2　唾液硝酸イオン測定FET型チェッ
   カー ………………………………150
5　唾液計測用電流検出型バイオセンサー
   ……………………………………151
   5.1　Oral Fluid NanoSensor Test……151
   5.2　タトゥー型バイオセンサー……151
6　マイクロ流体デバイス……………153
   6.1　電気泳動型マイクロ流体システム
   ……………………………………153
   6.2　遠心送液型マイクロ流体システム
   ……………………………………154
   6.3　ポンプ送液型マイクロ流体システム
   ……………………………………155

【第Ⅲ編　呼気検査】

第1章　呼気検査の診断的価値と市場　　下内章人

1　はじめに……………………………158
2　呼気診断の歴史……………………158
3　生体ガス成分と影響因子…………159
4　呼気中の低分子ガス成分の臨床診断的意義 ……………………………………159
   4.1　一酸化炭素（CO）………………160
   4.2　一酸化窒素（NO）………………161
   4.3　硫化水素（H_2S）………………161
   4.4　水素分子（H_2）…………………161
5　揮発性有機化合物と硫黄化合物……162
   5.1　アセトン …………………………162
   5.2　アンモニア………………………162
   5.3　硫黄化合物………………………162
6　呼気分析装置の世界的趨勢………163
7　呼気分析の技術開発の基本的な考え方
   ……………………………………164
8　おわりに……………………………164

第2章　呼吸器の基礎知識と呼気産生の仕組み　　福島康次

1　はじめに……………………………166
2　生命活動を行うためのエネルギー…166
3　細胞の呼吸…………………………168
4　呼吸器の構造………………………168
   4.1　気道から肺胞の構造……………168
   4.2　気道上皮…………………………168
   4.3　肺胞………………………………168
5　肺胞気と毛細血管血液とのガス交換
   ……………………………………170
   5.1　Fickの拡散法則…………………170

5.2 O₂とCO₂の拡散量 ……………170
5.3 肺胞から肺胞毛細血管血液へのO₂拡散 ……………………………170
6 呼気分析について ………………171

第3章 呼気検査によるヘルスケアと診断

1 口臭検査 ……………安彦善裕…173
　1.1 はじめに ……………………173
　1.2 口臭の分類および臨床的な原因 ‥173
　1.3 口臭の原因物質 ………………174
　1.4 口臭検査 ………………………175
　　1.4.1 官能検査法 ………………175
　　1.4.2 口臭測定機器 ……………176
　1.5 口臭検査の測定条件 …………177
　1.6 口臭検査値の解釈について ……178
　1.7 口臭検査と併用すべき診査および検査 ………………………………178
　1.8 おわりに ………………………178
2 尿素呼気試験によるヘリコバクター ピロリ感染の診断
　……………福田能啓, 奥田真珠美…180
　2.1 尿素呼気試験の原理 …………180
　2.2 尿素製剤の錠剤化 ……………182
　　2.2.1 ^{13}C-尿素呼気試験に及ぼす姿勢および口腔洗浄の影響 ………182
　　2.2.2 口腔内洗浄 ………………182
　　2.2.3 ^{13}C-尿素100 mg錠 ………183
　2.3 尿素呼気試験の実際と注意点 ‥184
　　2.3.1 H. pylori 感染診断の重要性 …………………………………184
　　2.3.2 尿素呼気試験の実際 ……187
　　2.3.3 感染診断実施上の留意点 ‥188
　2.4 今後の尿素呼気試験の臨床応用－小児科領域への拡大 ……………189

第4章 新規呼気検査法の開発動向

1 呼気ガス分析による腸内環境・消化管機能評価 ………… 瓜田純久, 河越尚幸, 貴島　祥, 佐々木陽典, 前田　正, 石井孝政, 渡邉利泰, 財　裕明, 中嶋　均…193
　1.1 はじめに ………………………193
　1.2 消化管運動への応用 …………193
　　1.2.1 胃排出試験 ………………193
　　1.2.2 口-盲腸通過時間（Oro-cecal transit time：OCTT）………194
　1.3 小腸細菌増殖（Small intestine bacterial overgrowth：SIBO）…194
　1.4 消化吸収試験の臨床的意義 ……195
　1.5 消化管内腔ガスの評価 ………196
　　1.5.1 消化管ガスの組成 ………196
　　1.5.2 消化管ガスの起源 ………196
　　1.5.3 消化管を通過するガスと液体 …………………………………197
　　1.5.4 消化管ガスの変化と消化器疾患 ………………………………197
　1.6 おわりに ………………………199
2 呼気中アセトンによるダイエット評価
　………………………永峰康一郎…200
　2.1 ダイエットとその効果の指標 ‥200
　2.2 呼気中アセトン濃度測定法 ……201
　2.3 呼気中アセトン濃度の安静時やダ

イエット時の変化……………202
　2.4　呼気ガス測定の課題と今後の展望
　　　………………………………205
3　呼気ガスによる肺がん診断—現状と可能
　性………………………木田　博…207
　3.1　はじめに……………………207
　　3.1.1　呼気揮発性有機化合物を用いた
　　　　　肺がんスクリーニング……207
　　3.1.2　呼気揮発性有機成分検査の問題
　　　　　点……………………………207
　　3.1.3　電子鼻（electrical nose）を用い
　　　　　た呼気ガス分析……………210
　　3.1.4　肺がん特異的VOCsは存在する
　　　　　のか？………………………210
　3.2　おわりに……………………212
4　呼気中一酸化窒素濃度（FeNO）測定の
　気管支喘息診断・管理における有用性
　………………………尾長谷　靖，荻野景規，
　　　　　　　　　　　　　河野　茂…214
　4.1　はじめに……………………214
　4.2　FeNO測定の検査原理…………216
　4.3　FeNOの測定方法………………216
　　4.3.1　SIEVERS NO Analyzer 280i®
　　　　　（SIEVERS社）………………216
　　4.3.2　NIOX MINO®（Aerocrine社）
　　　　　………………………………216
　4.4　FeNOの喘息診断・管理における有
　　　用性……………………………217
　　4.4.1　FeNO測定と喘息診断………217
　　4.4.2　FeNO測定によるステロイド治
　　　　　療に対する反応性予測と慢性期
　　　　　治療管理……………………217
　　4.4.3　喘息と慢性閉塞性肺疾患
　　　　　（COPD）の鑑別および両者の合
　　　　　併例におけるFeNO値の解釈

　　　………………………………218
　4.5　FeNOの問題点と展望…………219
　4.6　おわりに……………………219
5　^{13}C呼気試験による肝機能検査
　……………………………石井敬基…222
　5.1　はじめに……………………222
　5.2　近年の^{13}C呼気試験による肝機能検
　　　査…………………………………222
　　5.2.1　肝細胞質基質^{13}C呼気試験…222
　　5.2.2　肝ミトコンドリア^{13}C呼気試験
　　　　　………………………………223
　　5.2.3　肝マイクロゾーム^{13}C呼気試験
　　　　　………………………………223
　5.3　臨床的有用性が高い^{13}C肝機能呼気
　　　試験……………………………223
　　5.3.1　慢性肝疾患の有無と呼気試験
　　　　　………………………………224
　　5.3.2　肝硬変の有無と呼気試験……225
　　5.3.3　肝線維化と呼気試験…………225
　5.4　慢性肝疾患診断に推奨すべき^{13}C呼
　　　気試験…………………………225
　5.5　おわりに……………………227
6　糖尿病患者における呼気アセトン測定の
　意義…………………近藤孝晴…230
　6.1　はじめに……………………230
　6.2　糖尿病と呼気検査……………231
　6.3　呼気アセトンの由来……………231
　6.4　糖尿病と呼気アセトン…………232
　6.5　糖尿病における呼気アセトン測定の
　　　問題点と将来……………………235
　6.6　おわりに……………………236
7　精神科領域における呼気ガス検査の応用
　……………………寺石俊也，功刀　浩…238
　7.1　はじめに……………………238
　7.2　^{13}C-呼気検査の原理……………238

- 7.3 ^{13}C-呼気検査の精神疾患研究への応用 …………………………………239
- 7.4 ^{13}C-フェニルアラニン呼気ガス検査の統合失調症を対象とした検討の実際 ……………………………………241
- 7.5 統合失調症におけるフェニルアラニンの代謝動態 ………………………242
- 7.6 おわりに ……………………………………244
- 8 呼気による消化管機能評価
  ……… 中田浩二,羽生信義,松浦知和,矢永勝彦…246
  - 8.1 はじめに ……………………………………246
  - 8.2 消化管機能検査に対する臨床的ニーズ ………………………………………246
  - 8.3 消化管機能検査の臨床への応用 ‥246
  - 8.4 ^{13}C法の原理 ………………………………247
  - 8.5 ^{13}C法の利点 ………………………………247
  - 8.6 ^{13}C法胃排出能検査 ………………………248
  - 8.7 ^{13}C法吸収能検査 …………………………250
  - 8.8 ^{13}C法消化管機能検査の現状と展望 ……………………………………………252

第5章　呼気検査に用いる新規デバイスの開発動向　　利川　實

1. はじめに …………………………………253
2. 呼気中一酸化炭素(CO)/二酸化炭素(CO_2)同時測定システム CARBOLYZER II (mBA-2000) ………………………………254
   - 2.1 アプリケーションと臨床使用例 ……………………………………………254
3. 生体ガス中水素(H_2)/メタン(CH_4)/一酸化炭素(CO)専用ガスクロマトグラフィ TRIlyzer (mBA-3000) ………256
   - 3.1 採用事例 ……………………………………257
4. 生体ガス中水素(H_2)ガスモニター HYDlyzer (mBA-31) ………………257
   - 4.1 使用事例 ……………………………………258
5. 生体ガス中硫化水素(H_2S)/メチルメルカプタン(CH_3SH)専用ガスクロマトグラフィ TWIN BREASOR II (TB2-14J) ………………………………………259
6. あとがき ……………………………………260

【第Ⅰ編　総　論】

第1章　非侵襲的検査について

槻木恵一*

1　現在の医療状況からみた非侵襲的検査の重要性

　我が国の国民医療費は，高齢化の進展を背景に増加しており，今後の推計を鑑みても減少することはあり得ない状況である（図1）[1]。特に高齢化の進展は極めて急速であり，高齢化率は2005年以降，欧米主要国を抜いて世界一となっている。高齢化率とは65才以上の人口が全人口の何％を占めるかというもので，2012年に24.1％となり超高齢化という状況になっている。しかし，この傾向は我が国だけでなく，多くの先進国でも同様の現象が認められている（図2）[2]。アジアでは，中国や韓国でも今後大きな問題となると思われ，高齢化の問題が我が国だけにとどまらないことを示している。

　すなわち，日本は超高齢化という新しい状況を経験しつつあり，この経験は，今後訪れうるだろう各国の高齢化対策に先進的な役割を担うことになることは疑いない。日本における高齢化対策の一つは，「健康で長生き」の実践であり，このための様々な取り組みは，世界をリードする分野に成長する大きな意義があることを強調したい。

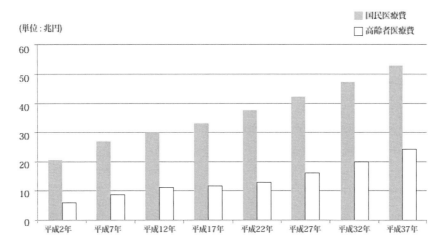

図1　厚生労働省 平成22年「後期高齢者医療事業状況報告」・平成22年10月「第11回高齢者医療制度改革会議資料」，国立社会保障・人口問題研究所 平成24年1月「日本の将来推計人口」

文献1）より転載。

---

*　Keiichi Tsukinoki　神奈川歯科大学大学院　歯学研究科　口腔科学講座　環境病理学・口腔病理診断学分野　副学長・歯学研究科長・教授

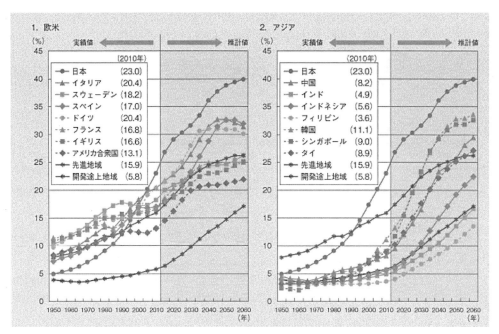

図2　世界の高齢化率の推移

　これまで，日本の医療の主体は治療であり，国民皆保険の給付対象も予防的なものはほとんどなく，病気になってから，あるいは病気の疑いがある場合に行った検査や治療に対して支払われてきた。そのため，高齢化や医療の高度化に伴い医療費が増加してしまい，医療費の抑制という国家的課題がクローズアップされてきたわけである。単なる長生きだけでは，医療費は増加する一方であり，「健康」であることが重要であり求められている。

　そのため厚生労働省は健康日本21に基づき様々な施策を展開しているが，当初の目的はあまり達成されていない。特に，生活習慣病の予防に主眼を置いた特定健康診査・特定保健指導が2008年より導入され期待されてきたが，2011年度の特定健康診査の実施率の確定値[3]は44.7%であり2010年度と比較して1.5ポイント向上したが（表1），その受診率は必ずしも高くなく医療費を抑制するまでに十分とはいえない状況である。

　また，2008年に臨床医学に関するトップジャーナルであるNew England Journal of Medicineにコーエンらが発表した論文では[4]，2000年～2005年に発表された費用効果分析の論文599をレビューして分析した結果，予防医療サービスの中で医療費削減に効果があるのはわずか20%弱であることを示している。一方，ファイザー社が支援するエコノミスト・インテリジェンス・ユニット（EIU）の報告書[5]では，健康的な加齢を推進するプログラムに関して調査・分析を8ヵ国（ブラジル，中国，インド，日本，ロシア，南アフリカ，英国，米国）を対象に行い，「政府が国民のため健康的に歳を重ねることができるように投資を増やせば，医療費は減少する」と結論している。特に「世界中で高齢者が増加するにつれて，予防的な医療対策につ

第1章 非侵襲的検査について

表1 特定健康診査・特定保健指導の実施状況

	対象者数	受診者数	特定健康診査実施率
2011年度確報値	52,534,157	23,465,995	44.7%
2010年度確報値	52,192,070	22,546,778	43.2%
2009年度確報値	52,211,735	21,588,883	41.3%
2008年度確報値	51,919,920	20,192,502	38.9%

いて全ての人を教育する必要があると同時に，あらゆる年齢の人々が積極的な役割を担うようにしなくてはならない。重要な点は，予防医療プログラムがあらゆる利害関係者によって支援され，国の医療制度に組み込まれなければならない」と述べている。このように，予防が医療費の抑制につながるかについては，充分制度設計に基づき行われるべきで，一方面からの取り組みでは効果は大きくはならないと考えられるが，予防が医療費の抑制につながる証拠や答申は多く，予防という戦略が医療費を抑制するという観点は重要である。

このような現状を踏まえ，新たな予防戦略の一翼を担うことができるのが，誰でも，いつでも，どこでも可能であるという特徴を持つ非侵襲的検査法であり，ヘルスケアに重要なツールとなっている。このように，新たな非侵襲的検査が予防や早期発見につながる検査法として多数考案され実用化されれば，この領域の検査医療やセルフヘルスケア産業は成長していくはずである。非侵襲的検査法において，いま必要なことは着実に人の健康を守るための新たな製品の提供であり，そのための世界をリードする研究開発である。

2 非侵襲的検査の市場

アベノミクスの政策の一つに健康寿命の延長が位置づけられている。2014年5月健康・医療戦略推進法の成立に伴い，健康・医療戦略本部が同年6月より本格的な稼働を始めた。設置された主旨は健康寿命延伸に関わる市場の育成とその産業を活性化させることで，国民のQOL向上，国民医療費の抑制，雇用拡大，経済成長に資するものとしている。同年7月には健康・医療戦略が閣議決定されており，今後さらに健康に関する分野が経済産業省を中心に進む模様である。

なお，2013年6月閣議決定の日本再興戦略では，戦略的市場創造プランの中で健康寿命の延長が位置づけられ，その成果目標として現在4兆円の健康予防・介護関連産業の市場規模を2020年までに10兆円に拡大することが示されている。このように，健康寿命伸長産業の確立は重要な政策となっており，多様なヘルスケア産業の振興が求められている。

ヘルスケアの重要なツールとして体温計・血圧計・体脂肪計・万歩計があるが，これらを含めホームセルフヘルスケア市場は2020年に2011年の約1.8倍の2,637億円に拡大するとの予想があり（図3）[6]，特に新たなものとして血糖検査や睡眠検査なども発展していく可能性が示さ

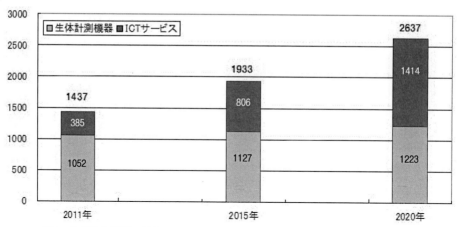

図3 生体計測機器・技術によるホームヘルスケア市場の将来予測（単位：億円）
文献6）より転載。

表2 健康寿命延伸産業創出による医療費抑制・市場創出効果試算値

対象疾患	市場創出効果 （億円／年）	医療費抑制効果 （億円／年）
糖尿病	10,176	2,192
高血圧	23,223	3,135
ロコモティブシンドローム	2,418	5,087
嚥下障害・胃ろう	3,703	2,009
合　計	39,520	12,423

れ，今後成長が見込まれている。

　さらに，糖尿病の血糖検査の非侵襲的検査法の開発や，その他の生活習慣病や高齢化に起因する疾患である高血圧，ロコモティブシンドローム，嚥下障害などに対する，新たな非侵襲的検査法の確立は極めて重要と思われる。特に，これらの疾患の予防・重症化防止による市場創出や医療費削減効果も大きいと試算されており（表2）[7]，新たに参入の価値が高い分野である。

3　非侵襲的検査の分類（図4）

　検査といえば，嫌なものを連想する人が多いだろう。これは，検査が苦痛を伴うというイメージがあるからである。検査による苦痛と医学的恩恵をはかりにかけて，患者は判断し仕方なく検査を受けている。この検査の苦痛が軽減されれば，もっと積極的に検査を受けるようになることは疑いない。しかしながら，検査の苦痛を軽減する研究は，抗がん剤などの新薬の開発など治療に関する研究と比較してはるかに少なく，この分野の発展がぜひ必要である。特に非侵襲的であることは，患者に優しい医療に貢献するキーワードである。そこで，非侵襲的検査の今後の発展と確立を目指すためにも，検査法を侵襲的検査と非侵襲的検査に分類した。

第1章 非侵襲的検査について

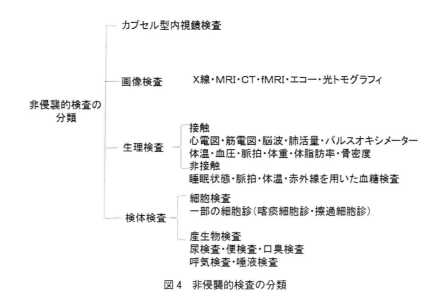

図4 非侵襲的検査の分類

　侵襲的な検査の代表例は，血液検査であり，病理組織検査や胃内視鏡検査も侵襲的検査に含まれる。いわゆる，生体に対して何らかの傷害を伴う検査が侵襲的検査である。一方，非侵襲的検査とは，生体に対して傷害を加えず苦痛が少ない検査と定義したい。非侵襲的検査は，①カプセル型内視鏡検査，②画像検査，③生理検査，④検体検査の4つに分類した。さらに，近年では，非接触による検査の開発が多数試みられていることから，非侵襲的検査のうち，生理検査を接触と非接触に分けた。また，検体検査では擦過細胞診と喀痰細胞診には侵襲性がほとんどないことから細胞検査としてまとめた。それに対して産生物検査をカテゴリーとして取り上げた。この言い方はあまり一般的ではなく，いわゆる検体検査を示しているが，この分野の進展は近年最も進んでいることから，細胞検査とはあえて分けて分類した。

　侵襲的検査に含まれるものは，そのリスクとの兼ね合いもあることから，一応確立された検査法として実用化しているものがほとんどである。非侵襲的検査のうち，X線検査や生理検査（接触型）は最も歴史が長く確立されている方法であるが，血糖の非接触型検査は開発途上であり実用化はしていないし，唾液検査においても開発段階のものが多い。これらは今後の発展が期待されている分野であり，それに伴い分類にも変更があると考えており，本書での分類の提案は，多くの研究者の議論を踏まえコンセンサスを得て完成を目指していきたい。

4　非侵襲的検体検査の最前線

　非接触型非侵襲的検体検査のうち尿検査は，これまで腎機能をはじめとした泌尿器系疾患のスクリーニングに利用されてきた。また，同様に便も検体検査として利用頻度が高い。一方，唾液検査と呼気検査は，いずれも簡便であり，場所を問わず，繰り返し採取可能で，検査検体として

の汎用性が高いという特徴がある。また，唾液と呼気は生体情報を反映することから，疾患のモニタリングや健康状況の把握が望め，非侵襲的検体検査において今後最も注目すべき分野である。これらの検体を用いた詳細な内容は本書で述べられているので参照してほしい。また，臭いでがんを探知する犬についての報告があり，人の臭いと生体情報が関連していることが示され注目されている[8]。本節では，その先を睨んだ非侵襲的検査の動向を示したい。

非侵襲的検査において，非接触型のデバイスを用いた生体情報の把握は，検査の発展形としては最上位にある高度な夢の検査システムであり，その開発に向けた動向は活発化してきた。2012年にはオムロンより睡眠計が発売され非接触で生体情報を把握する先行事例が紹介されている。特に，生体にストレスを与えずに長期間モニタリングできるのが最大の特徴であり，眠りのモニターには，これまで比較的大がかりな装置が必要であったことから，非接触で正確な測定が可能となった点は注目に値する。2013年にトヨタ自動車は，自動車のステアリングを利用した血圧測定，㈱富士通研究所は顔の動画から脈拍の測定，さらに血圧などのモニタリングを含め様々な企業による研究開発が報告されている。血糖計測の非侵襲・非接触での測定については，糖尿病の日常管理を簡便にする意味からも強く望まれてきた。また生活習慣病の予防の観点からも益々その必要性は高まっているといえる。しかし，未だに実用化には至っていない。現在も近赤外光などを用いた技術の応用が試みられ，開発に向けた研究は継続しており，針のいらない血糖のモニタリングができる時代が近い将来来ると思われる。

5　まとめ

日本の医療は，保険診療が基本であり国が多くを負担している。この国民皆保険により，比較的安い医療費で恩恵を受けることができる一方で，病気になってから医者にかかることが定着してしまった。しかし，医者にかからないように健康を維持する取り組みこそ，これからの日本に求められた方向性であり，非侵襲的検査が注目されている理由の一つでもある。

今後，さらに健康維持への積極的な取り組みを推進するには，意識改革が極めて重要である。様々な非侵襲的検査が開発され，身近なものとなったとしても健康に関心のない人には無縁である。健康を維持するためにコストが生じても積極的に取り組んでいくという国民性を醸成するには，国による政策誘導が必要であることを強調したい。

文　　献

1) 住友生命, http://www.sumitomolife.co.jp/lineup/select/shouhin/doctork_syuushin/data/iryouhi.html

第 1 章　非侵襲的検査について

2) 平成 25 年版高齢社会白書,http://www8.cao.go.jp/kourei/whitepaper/w-2013/zenbun/
3) 厚生労働省,平成 23 年度特定健康診査・特定保健指導の実施状況について,http://www.mhlw.go.jp/file/04-Houdouhappyou-12401000-Hokenkyoku-Soumuka/0000035472.pdf
4) J. T. Cohen *et al.*, *N. Engl. J. Med.*, **358**, 661 (2008)
5) Economist Intelligence Unit, "Preventive Care and Healthy Ageing: A Global Perspective" (2012)
6) 生体計測機器・技術によるホームヘルスケア市場の将来予測,https://www.seedplanning.co.jp/press/2012/2012071701.html
7) 日本綜合研究所,平成 25 年度地域ヘルスケア構築推進事業調査研究報告書 (2013)
8) H. Sonoda *et al.*, *Gut*, **60**, 814 (2011)

第2章　ヘルスケアモニタリング技術の現状と今後

山越憲一[*]

1　はじめに

　社会を取り巻く状況が異なろうと，いつの時代でも健康で安心した生活を送りたいと思うのは，万人共通した願いである。確かに戦後の日本は，「欧米に追いつけ追い越せ」の精神で高度経済成長を果たし，国民の健康に対する意識も非常に高く，世界一の長寿国となり，これを維持している（世界保健機関（WHO）2014年版「世界保健統計」より）。技術や経済問題などの明確な目標に対して「追いつけ」は果たされたが，果たして健康分野で「追い越せ」たであろうか。目標の一つが単に「長寿」であれば，"追い越せ"たことは確かである。しかし，「ものの豊かさ，利便性」の追求から「心」と「からだ」の健康の追求，さらに医療においても従来の「art of healing（なおし（癒）のわざ）」から，予防・健康管理に重点を置く「art of QOL」へと変遷してきた。自立した生活ができる生存期間，いわゆる「健康寿命」は世界でも共通認識される新たな目標であろう。

　現在，我が国は世界のどの国も経験したことのない超高齢社会（高齢化率が21％以上の社会で，我が国は2007年に21.5％で超高齢社会に突入，2013年は25.1％となり，4人に1人が65歳以上の高齢者で世界のトップを走っている：「内閣府高齢社会白書（2013年10月1日）」）が急速に進んでいる。この実情に対処すべく，医療費削減や健康寿命の延伸を目指し「健康日本21」（第1次：平成12年4月〜，第2次：平成25年4月〜；厚生労働省 参照）が提言され，できる限り医療施設に頼らず，在宅加療や日常の健康管理・疾病予防，介護・看護などを行うホームケアが推進されている。また，政策的にも平成20年4月より特定健診・特定保健指導制度が導入され，健診受診率の増加と未病者の早期介入による病気移行の軽減を図る対策が実施されている。これらは従来の「治療型」から「予防型」医療へのパラダイム・シフトの提唱であり，明確な目標は見えているが，未だ効果的な結果が見えていないのが実情であろう。

　このような社会背景のもと，いち早く戸川らのグループ[1〜3]や筆者らのグループ[4〜11]は，従来法の既成概念を払拭した健康管理・予防（本章では総じて"ヘルスケア"と称す）のための新たな健康情報モニタリング技術を世界に先駆けて提唱してきた。ここでは先ず，ヘルスケアモニタリングの計測対象量と従来法を含めた方法論を概述し，筆者らが開発研究を進めているモニタリ

---

[*]　Ken-ichi Yamakoshi　NPO法人ライフベネフィット総合研究所　理事長；金沢大学理工研究域　名誉教授；昭和大学　医学部　客員教授；北海道科学大学　保健医療学部　客員教授

第 2 章　ヘルスケアモニタリング技術の現状と今後

ング技術と ICT を融合したネットワークシステムの開発事例を紹介しながら，今後の方向性について述べたい．

2　ヘルスケアモニタリングの計測対象量と方法

2.1　計測対象量

　医療における検査・診断，術後管理，治療効果の評価などには生体情報の計測は不可欠であり，疾病の種類によっては院内外での長期計測も行われている．一般に健康状態（すなわち，心身ともに健康，あるいは潜在的不健康（未病），あるいは顕在的不健康（病気）の状態）をチェックするには，生体情報の計測が必須であり，特に医療と異なり健康・不健康が明確でない状態をチェックする"ヘルスケア"では，できる限り多い生体情報の取得と長期計測が極めて重要となる．さらに，ヘルスケアでは身体を傷つけず（外科的操作を行わず）に測る方法，いわゆる無（非）侵襲生体計測法が基本となる．

　通常は，臨床診断で基本となるバイタルサイン（生命兆候）である，①血圧，②心電図（ECG：心拍数，または脈拍数），③呼吸（酸素飽和度 SpO_2 を含む），④体温，⑤排尿・排便量，⑥意識（臨床的には意識障害判定指標である Japan coma scale（JCS）や Glasgow coma scale（GCS）が用いられるが，ヘルスケアではほとんど利用されていない），および⑦脳波が対象量として利用されている[12]．その他，生体電気信号として筋電図や眼球電位図など，呼吸・循環諸量として換気量，酸素消費量，心拍出量，体肢血流量など，身体活動・姿勢情報として歩数，歩行速度，関節角度など，生体化学量として血液ガス成分，ヘモグロビン量などの生体情報があげられる．ここで特記したいことは，本書で中心的に扱っている唾液や呼気ガスの検体検査項目が非常に少ないことであり，ヘルスケアのモニタリング対象量として今後注目すべき重要項目と思われる．

2.2　ホーム・ヘルスケアモニタリング

　さて，現在のヘルスケアモニタリングのほとんど全ては市販の健康機器を利用した在宅での計測が主流であり，データ取得・管理は在宅者本人である（図1（a））．図2はその具体的事例で，同図 A. は血圧計などの健康機器を用いた測定外観，B. はトイレや洗面所のスペースに健康機器を設置して尿糖や体重等を計測・表示するインテリジェンストイレ（現在は販売中止），C. はコンティニュア・ヘルス・アライアンス[注1]承認の健康機器例で，Bluetooth などでパソコンや

　註1　国際的なパーソナル・ヘルスケア（セルフケア）の質的向上のために，健康機器や医療機器のデジタル化促進と通信規格の統一を目標に，インテルが提唱して 2006 年 6 月に設立された NPO 法人である．日本は同年 11 月にメンバー企業 6 社で日本地域委員会が設立され，現在の参加企業は 40 社以上，参加ベンダーの数は世界中で 240 社を超えている．

非侵襲的検体検査の最前線—唾液検査・呼気検査を中心に—

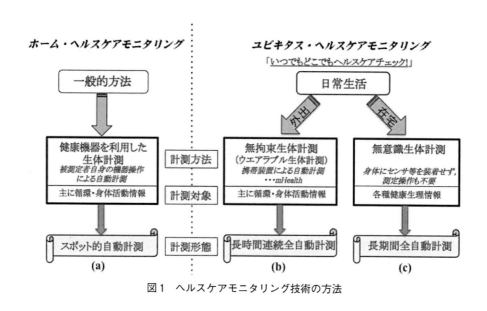

図1　ヘルスケアモニタリング技術の方法

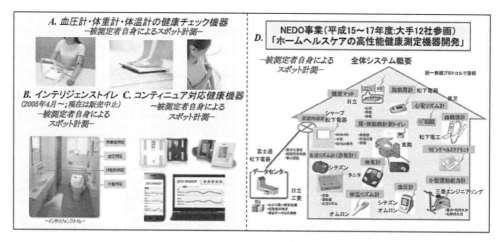

図2　ホーム・ヘルスケアモニタリングの例

スマートフォンなどの端末機器にデータ送信・記録（記憶）できるものである。また，D.は日本におけるコンティニュアの前身とも言える研究開発プロジェクトの概要で，12社が参加して通信規格の統一を図った機器開発が進められたものである。宅内に色々な健康機器を設置し，無線送信された健康データはホームサーバーを介してデータセンターで管理するシステムである。現在，このような通信機能を有する健康機器を宅内に配置し，ネットワーク化して健康サービス事業（例えば，ジャパン・クラウド・コンソーシアム：健康・医療クラウドWG[13]）も展開されている。

　上記の図2A.～D.の全てに共通することは，データ取得のための機器操作は被測定者自身が

第2章 ヘルスケアモニタリング技術の現状と今後

行うことである．後述するが，被測定者が何らかの疾患を持ち，かかりつけ医師の強い指導があり，本人のモチベーションもあれば，継続使用は期待できる．しかし，ヘルスケアにおける機器操作は"健康と思っているヒト"が行うのが通常であり，多くの場合，煩わしさや面倒さのため機器の継続使用率は低下し，したがって長期データの取得が困難であるという大きな問題がある．すなわち，通信機能が備わってはいるが従来型の健康機器の延長概念であり，ヘルスケアに必須な長期計測やデータの有効な利活用に問題があり，広く社会に普及しているとは言い難く，「はじめに」で述べた"新たな目標"に向けた解決手法とは言えないように思われる．

2.3 ユビキタス・ヘルスケアモニタリング

一方，筆者らは被測定者に計測のための煩わしさや面倒さを軽減させ，負担なく生体情報を取得でき，体調変化に対しては素早く気づかせる，"いつでもどこでもヘルスケアチェック"可能な「ユビキタス・ヘルスケアモニタリング」を提唱してきた[8〜11]（図1 (b)，(c)）．

2.3.1 無拘束（ウエアラブル）生体計測法

ヒトの日常生活は，仕事や買い物などで外出したり，憩いの場である在宅での生活という2つの生活形態がある．前者では，計測対象量に応じた生体用センサを身に着け，小型携帯装置を携行して，生体信号検出⇒信号処理・解析⇒データ表示・記録（記憶）という一連の手順を全自動的に行う方法（図3）で，身体行動を拘束しない自由行動下での計測という意味で「無拘束（あるいは，ウエアラブル）生体計測法」と呼んでいる．この方法の基盤技術は臨床分野で利用されているホルター型心電図・血圧計測法（図3挿入図左端）である．しかし，一般使用者向けには携帯装置の超小型化や省電力化など，ハード・ソフト面で解決すべき技術的課題も山積している．なお，図3挿入図中央は欧州WEALTHY（Wearable health care system）プロジェクト[14]の成果の一例で，レオタード内にECG電極と呼吸計測用歪みセンサを縫い込み，心拍・呼吸情報をモニターするシステム，右端はポルトガルのVitalJacket社が開発したECG計測用ジャケット[15]の外観写真である．下着や洋服にセンサや電子回路等を組み込んで生体情報を測るもので，ウエアラブル生体計測と呼ばれる所以である．

最近の携帯電話（一般にはPDA（Personal digital assistances））の普及は目覚ましく，これを医療・健康分野に応用しようとするmHealth（m-healthまたはmobile health）[16,17]が世界的に注目されている[18〜23]．その研究背景には被検者の傍らで医療従事者が行う検査POCT（Point-of-care testing）[24]があり，検査時間の短縮と被検者が検査を身近に感じるという利点を活かし，迅速かつ適切な診療・看護・疾患の予防と健康管理等に寄与できる新たな医療形態となっている[17,24]．このPOCTでは，信号処理・解析・通信・表示・データ記録機能を有するmHealthシステムは最適なツールとなる．図4はPDAとしてスマートフォンを利用したmHealthシステムの構成概要であるが，一般に外部医療・健康機器を接続する方式（タイプA）とPDA単体で生体情報を計測するタイプBがあり，外部機器が携帯型であれば，広い意味でmHealthは無拘束計測の範疇に入る[17]．タイプAとして，パルスドプラ血流計[18]や酸素飽和度計を利用したも

非侵襲的検体検査の最前線—唾液検査・呼気検査を中心に—

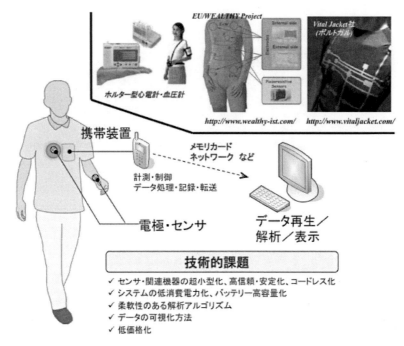

図3　無拘束（ウエアラブル）生体計測法の構成概要と一般使用開発に向けた技術的課題
挿入図左側に臨床向けホルター心電計・血圧計，中央はEUのWEALTHYプロジェクトで開発したECG電極と呼吸検出用センサ内蔵のレオタード，右側はVitalJacket社が開発したECG計測用ジャケットを示す。

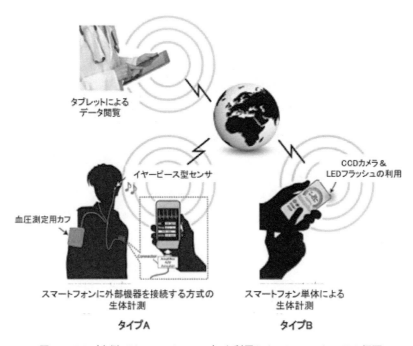

図4　PDA（本例ではスマートフォン）を利用したmHealthシステム概要

第2章 ヘルスケアモニタリング技術の現状と今後

の[19]など，タイプBの例として，スマートフォンなどに内蔵したCCDカメラ（光センサとして利用）やLEDフラッシュ（光源として利用）を用い，容積脈波の計測[20]，脈拍数と細動脈血管緊張度（交感神経活動の指標）の計測[21,22]（このアプリケーションソフトはApple iTunes App Storeから全世界に配布されている[25]ので，興味のある読者はアクセスされたい），心拍動および呼吸変動に伴う顔面皮膚血流変化をCCDカメラで捉えて，非接触的に脈拍数や呼吸数を計測する試み[23]などがある。詳細は各文献を参照されたい。

2.3.2 無意識生体計測法

普段の暮らしの中で，家は憩いの場所であるが故に，自己の体調管理（セルフケア）のため，いちいち健康機器を取り出してデータの取得を毎日継続して行うであろうか？　何らかの疾患を持っている場合はともかく，健康と思って暮らしている場合は"NG"であろう。普段の生活を行い，身体にセンサ類を装着せず，測定のための操作も行わず，気づかないうちに生体情報を取得して，取得データを全自動的に蓄積・管理できれば，これに越したことはない。日常生活で必ず繰り返される行動中に生体情報を自動的に取得することができないであろうか。我々の毎日の在宅生活では，ベッド（布団）で寝る，風呂に入る，トイレにも行く，またソファ等で寛ぐことを繰り返している。このような家庭用調度・日用品にセンサ・計測器を組み込めば生体情報が測れるのではないか。筆者らはそれを具現化した計測技術を世界に先駆けて提唱し，この方法を「無意識生体計測法」と命名した[5,6]（図5）。

以下，無拘束・無意識生体計測の開発事例，およびこれらの計測技術とICT（Information

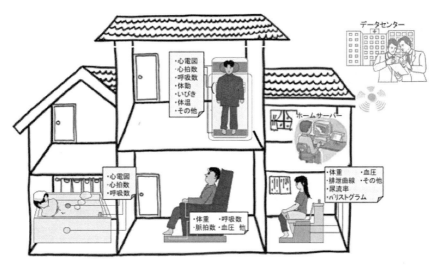

図5　家庭用調度品を利用した無意識生体計測とデータ管理ネットワークシステムの概念図
次世代のホームヘルスケア・ネットワークシステムとして期待されている。

and communication technology）を融合したヘルスケア・ネットワークシステムを概述しながら，「はじめに」で述べた目標を目指した今後のヘルスケアのあり方や方向性について述べたい。

3 無拘束・無意識モニタリング技術の開発事例

3.1 無拘束身体行動・循環動態モニタリング

　無拘束（ウエアラブル）生体計測の対象量も呼吸・循環・身体活動などの物理量から生化学量と広がってきているが，真にヘルスケアに適用できるまでの超小型・低廉化には至っていないのが実情である。しかし，この分野は医療に即フィードバックできるものであり，今後の進展が期待される。実際，mHealthにおけるタイプBの計測対象量も徐々に増えており，演算処理・通信機能を持ったmHealthは非常に有望である[16,17]。

　さて，筆者らは主に身体行動・循環情報を対象としたシステム開発を進めてきた[4~11,26,27]。図6は身体行動の無拘束モニタリングの概要（A），角度センサユニットのブロック図（B），および計測例（C）である。我々の日常的な身体動作は姿勢変化と歩行であり，自身の活動状態を把握することはメタボリック症候群や生活習慣病の予防に繋がることは周知である。身体を体幹・大腿・下腿の3つのリンクモデルと考えた場合，各リンクの重力方向に対する矢状面角度がわかれば，座位・立位・仰臥位など，日常生活で取り得るほとんど全ての姿勢が判別でき，その角度変化から姿勢変化も把握できる。さらに，踵接地～踵離れ時の大腿・下腿角度と時間，およびそれぞれの長さを予め求めておけば，歩行に伴う移動距離が求められ，したがって歩行速度も算

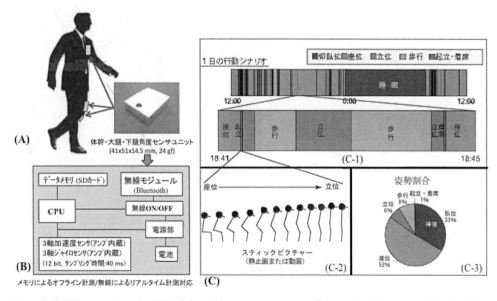

図6　身体活動モニタリングの概要（A），角度センサユニットのブロック図（B），および計測例（C）

第2章 ヘルスケアモニタリング技術の現状と今後

出できる[8,9,26]。詳細は文献に譲るが，センサユニットは体幹・大腿・下腿部に装着され，角度検出には加速度センサとジャイロセンサを組み合わせて計測の高精度化を図っている。リアルタイム計測が必要なリハビリなどの限られた施設内での使用では無線対応とし，日常生活の使用ではデータメモリ対応となっている。同図（C-1）は健常人の1日の行動シナリオ（上段）とその一部拡大表示したもの（下段）であり，自身の活動状態の変化や任意の時刻での詳細な動的姿勢変化（例えば，（C-2）は座位から立位の姿勢変化をスティックピクチャーで観測したもの）を観ることができる。また，（C-3）に示すように，自身の姿勢割合も分析され，活動（運動）不足などの生活習慣を変える動機づけにも利用でき，また高齢者の「寝たきり防止」，要介護認定やリハビリ効果の定量評価[26,27]など，幅広い応用が期待される。

　循環機能の評価指標は心電図と血圧が最も一般的であり，先述したように最近の臨床では長時間記録の必要性からホルター心電計や無拘束血圧計（Ambulatory blood pressure monitor：ABPM）が汎用されている。これらの量は健康管理にも重要で，特に電子血圧計は健康機器の代表格として広く一般に利用されている。しかし，血圧のみを重視することは循環生理学的に片手落ちである。すなわち，循環系の基本物理量は動脈血圧（BP）と心拍出量（CO）で，両者より算出される末梢循環抵抗（TPR ≒ BP/CO）も重要な指標であり，循環機能の解析・評価にはこれら3つのうち，いずれか2つ（通常はBPとCO）を同時計測する必要がある。これは，BP変動の要因が心機能変化（すなわち，CO変化）によるものであるか，TPR変化によるかを明確にするためである。さらに，これらの循環諸量は1心拍毎に大きく変化している。従来のABPMは15〜30分毎のBP情報を取得しているが，これは1日8〜10万心拍のうち0.05〜0.1％のBP値をモニターしているに過ぎない。このような観点から，筆者らは一心拍毎のBP

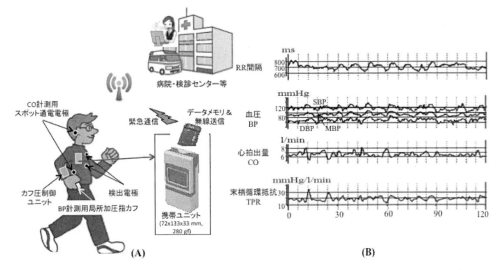

図7　循環動態連続モニターシステムの概要（A）と日常生活の一部分を時間拡大表示した循環諸量変化の記録例（B）

計測に容積補償法，CO 計測に電気的アドミタンス法を併用して，BP と CO を含む循環情報を無拘束計測するシステム開発を行ってきた[7〜9,28]。

図 7 はヘルスケア用に開発した循環動態連続モニターシステムの概要（A）と日常生活で長時間連続計測された一部分を時間拡大した循環諸量変化の記録例（B）である。BP 計測は，極力身体活動性を損なわせないように手指基節部を利用し，CO 計測は従来のテープ電極法から新規スポット電極法を採用し[7]，電極装着の煩わしさや不快感等を軽減している。携帯ユニットは計測・制御・信号処理・データ記録を行い，一心拍毎の連続計測は勿論，2〜30 分の任意の時間間隔で循環諸量（心電図 RR 間隔，最高（SBP）・平均（MBP）・最低血圧（DBP），CO，TPR など）が同時計測できる。なお，携帯ユニット（開発当時）には PHS カードが内蔵されており，必要に応じてデータを病院・健診センター等に通信できる。同図（B）の記録例からわかるように，生活中のわずか 2 分間でも，循環諸量が大きく変動し，心拍間隔や血圧には自律神経活動由来の約 10 秒周期のマイヤー波が明瞭に観測されている。日常生活の様々な場面で自律神経系による循環調節が働いており，本システムではその調節機構の異常等もいち早く察知でき，循環器系に対するヘルスケアや関連疾患の早期発見・予防などのツールとして有用であろう。

3．2 無意識型ヘルスケアモニタリング
3．2．1 在宅ヘルスケアモニタリング

2.3.2 で述べたように，人間にとって自宅での生活は，仕事や他人との人間関係等の社会ストレスから開放された憩いの場であり，安楽な時を過ごす場である。健康と思って毎日を生活しているヒトはもとより，慢性疾患を持つヒトでも，健康維持のために普段の在宅生活で測定しようとする意志も測定操作も必要とせず，全自動的に健康情報が取得され，健康支援されればこれに越したことはない。筆者らは「気づかずに測って，早期に気づかせる」を開発コンセプトに，家庭の調度を利用した在宅モニタリングシステムの開発を進めてきた[4〜11,27]。図 8 は，一般家庭を想定して構築した無意識型ホーム・ヘルスケアモニタリングシステムの全体概要であり，家庭生活の 3 大要素であるベッド，浴槽，トイレにセンサや計測器類を内蔵して生体情報をモニタリングし，データはホームサーバーに蓄積・管理されるとともに，関連医療施設とネットワーク化されている。

ベッドでの計測は，厚さ 7 mm の液体封入型フラットピローセンサをベッドパッドの下に設置し，本図ではシーツタイプ多点（約 320 点）圧力・温度センサをベッドマット上（ベッドパッドの下）に設置したものを示した。これは，寝たきりの際の褥瘡予知用として，体圧分布・睡眠姿勢（体位）と寝床内温度を計測するためのものである。ピローセンサでは頭部血液拍動に伴う荷重変化（後述する心弾動図に相応）から心拍情報（脈拍数），呼吸に伴う肩関節を軸とする頭部の動きで生じる荷重変化から呼吸情報（呼吸数），いびきに伴う軟口蓋などの骨振動で生じる荷重変化からいびき情報，および体動情報が取得できる。個人差はあるが，通常の頭部荷重変化信号の大きさ（ピーク値）は圧力換算で約 0.2 mmHg（約 27 Pa：荷重換算で約 5 gf，周波数帯

第2章 ヘルスケアモニタリング技術の現状と今後

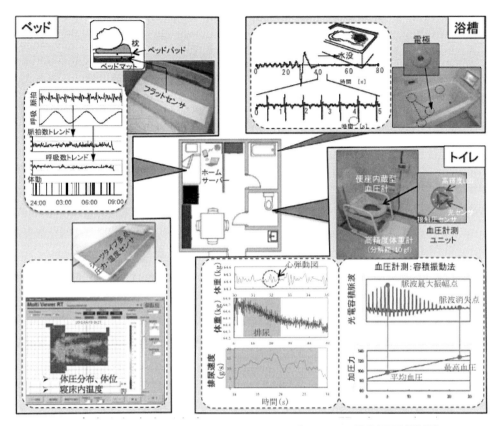

図8 全自動無意識型在宅ヘルスケアモニタリングシステムの開発概要と計測例

域（BPF）は0.5～3 Hz程度）以下であり，呼吸信号はその数倍（BPFは0.1～1 Hz程度），いびき信号は1/10以下程度（BPFは90～200 Hz程度），および体動信号は数十～数百倍程度（より広帯域周波数成分）であり，高感度な信号検出を行っている。本システムは介護分野における離床の監視，さらにピローセンサの使用だけで睡眠時無呼吸症候群の家庭内スクリーニングなど，幅広い応用が期待できる。

浴槽での計測は，ほぼ四肢誘導に近い位置関係で浴槽内壁面に電極を埋設し，水（希薄な電解液と見なされる）を介して心電図，および呼吸に伴う心拍間隔の変動（呼吸性洞性不整脈の利用）から呼吸成分を計測している。なお，東京都健康長寿医療センター研究所の調査では2011年の1年間で全国の入浴中急死者数は約17,000人と推計されている[29]。また，経済産業省の補助事業[30]でも浴室での見守りが最重要課題の一つとして取り上げられている。本システムは心電図と同時に呼吸曲線を計測することにより，浴槽内水没事故防止にも極めて有効と考えられる。

トイレでの計測は，便器を囲むように高精度体重計を設置し，便座はこの体重計で荷重を受けるように便座支持台を設けて，男女いずれの排泄時でも全体重を検知できるようにしている。これにより，体重と同時に排泄に伴う体重変化から排泄量が求められ，排尿時では，荷重変化の時

間微分から排尿速度も得られる．また，心臓の血液駆出時の速度変化，すなわち加速度と駆出血液量との積で生じる微小な体重変動（心弾動図：ballistocardiogram）を体重計が反力として検知し，これを利用すれば脈拍数はもちろん，心臓の血液駆出機能や心拍出量をも身体にセンサをつけることなく計測できることが示されている[4,7]．さらに，便座には光源（LED）と光センサ，接触圧センサが内蔵された圧迫機構があり，大腿部後面を部分圧迫することにより，容積振動法の原理に基づき血圧（大腿深動脈）を自動計測できるようになっている[7]．

3.2.2 無負担型患者モニタリング

多くの場合，入院患者は電極やセンサ等が装着され，違和感を感じながらも心電図や呼吸監視が行われている．特に高齢者は装着の煩わしさのために，センサや電極を外してしまうことが頻繁に起こり，その都度の警報で医療スタッフはベッドに駆けつける必要があり，余計な負担となっている．正に無意識生体計測は身体へのセンサ装着は不要で，ほぼ理想的な無負担型患者モニターとして期待できる．実際，筆者らは上記 3.2.1 と同様なシステムを富山県射水市民病院特別室のベッド・風呂・トイレに導入し，特別室とナースステーション間を LAN 接続して，患者モニタリングとしての有用性を実証してきた[10,31,32]．

一方，我々が住む地域社会を見ると，市町村合併による地域の広域化，医療施設の都市集中化，訪問医不足などで，健康に不安を抱く高齢者や在宅療養者は，遠い病院に行くのも億劫で，体調がかなり悪化してから医療スタッフが駆けつけるか，あるいは救急搬送する，というのが実態である．このような社会背景から，筆者らは無意識生体計測技術と ICT を融合し，自宅と病院をネットワーク化した遠隔医療支援システムを構築した[10,11]．図9はその開発例であり，ベッドモニターシステムを在宅療養中の患者宅に設置し，病院（射水市民病院）との間をネットワーク化して（同図（A）参照），医療スタッフは情報端末機器で"いつでも，どこでもデータ閲覧"ができるようにした．また TV 電話により，必要なときに病院側は患者に問診したり，反対に患者は担当医師・看護師と対話できる．本システムで得られたデータは三測表（温度板：（B）の右側）として毎日自動作成され，また対話中は体圧分布とともにリアルタイムでデータ表示され，医療スタッフは現在・過去のトレンドデータを見ることができる．現在，本システムは運用4年目に入り，様々な医学的有用性等を報告し[10,11,26,27,32]，今後の遠隔医療支援システムとして非常に期待されている．

4 おわりに

図9で示したネットワークシステムは特に遠隔医療用という位置づけだけでなく，一般のホーム・ヘルスケアシステムとしても十分に適合できるものである．すなわち，家庭内では無意識計測機器を備えた家（スマートホーム[注2]），外出時は無拘束計測可能な衣服（スマートウエア）により，日常生活を送りながら"いつでもどこでも"健康情報を取得でき，生活空間で短・長期の体調管理を行うことができる．病気や介護が必要となった場合，医療・福祉施設内での健康管理

第2章 ヘルスケアモニタリング技術の現状と今後

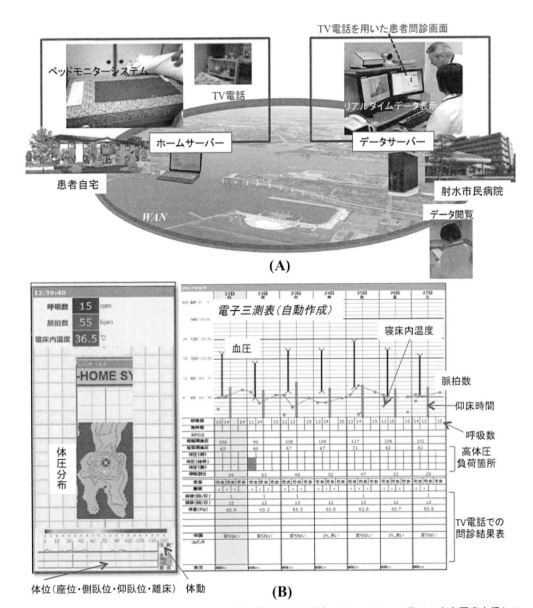

図9 無意識生体計測技術を居宅に設置し，病院（射水市民病院）とネットワーク化した在宅医療支援システムの開発事例（A）とデータ例（B：経日的電子三測表（右）と体圧分布を含むリアルタイムデータ表示例（左））

註2 住環境分野で良く耳にする「スマートハウス（ホーム）」は，家庭用太陽光発電や蓄電池などを用いたエネルギ管理システムを持った住居として使われているが，元来スマートホームとは，居住者の要求に応えるために知能化された居住環境であり，最も望ましい住居の一つと考えられている。その最初の定義は，M. Weiserの論文 "The computer for the 21st century"[33] によって提示され，スマートホームには居住環境を支援するための多くのコンピュータと電子機器が据えつけられ，それらは有線または無線通信で結ばれている。しかし，彼の論文では"ヘルスケア"までは言及されていない。

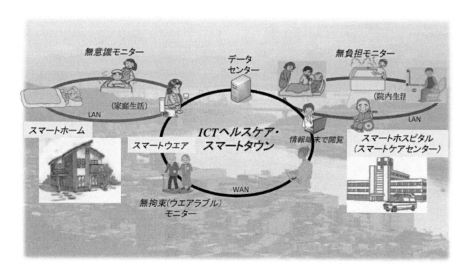

図10　ICT ヘルスケア・スマートタウン構想図

は，先述した無負担型患者モニターやスマートウエアが導入された「スマートホスピタル（スマートケアセンター）」によって安心な施設内生活が提供できる。さらに，各人の健康情報はかかりつけの医師・看護師などにも閲覧可能であり，居住者の体調を時間と場所を選ばずチェック可能となる。これらのシステムは，近年急速に発展したICTでネットワーク化することができ，個人（ウェア）や家庭（ホーム）に留まらない生活環境のスマート化が可能となる。すなわち，地域社会全体を「スマート化」することが可能であり，例えば，独居高齢者の健康見守りや小児・児童の安全見守り，また事故や脳卒中などの緊急事態や不測の事態が発生したら，救急救命の速やかな対処などに利用可能となる。このような社会システムが具現化できれば，地域社会全体で個々人の生活の見守りが可能となり，健康で安心・安全な生活を営むことを支援する「ヘルスケア・スマートタウン」へと発展することができる[34]（図10）。

近年の核家族化や少子高齢化によって，地域社会の果たす役割は益々重要で，自治体によっては安心・安全な暮らしを支援する色々な取り組みも進められている。前記の「ヘルスケア・スマートタウン」構想は，地域社会全体が人間として最も基本的な健康で安心した生活を支援するシステム体制の構築であり，「はじめに」で述べた"予防型社会"の目標を達成する具体的方法を提唱するものであり，超高齢社会の望ましいモデルとして世界に先駆けて発信できればと考えている。

本章で述べた研究の一部は，文部科学省「知的クラスター創成事業」（平成16～20年度），総務省「地域情報通信技術利活用推進交付金」（平成21年度），および総務省「戦略的情報通信研究開発推進制度（SCOPE）」（平成22～24年度）の支援を受けたものである。また，本研究開発にあたり多大なご協力を頂いた麻野井英治氏（射水市民病院・院長），藤元登四郎氏（藤元総合病院・理事長），さらにシステム開発や実験，データ解析など，ともに研究開発を推進してき

第 2 章 ヘルスケアモニタリング技術の現状と今後

た本井幸介氏（現・弘前大学・助教），田中直登氏（現・YuCare Lab. 代表），並びに本研究開発に協力頂いた学生諸君にこの場を借りて心より感謝申し上げたい。

文 献

1) T. Togawa, "Home health care and telecare," in *Sensors in Medicine and Health Care*, Å. Öberg et al. Eds., p.381, Weinheim, Germany, Weiley-VCH (2004)
2) M. Ishijima & T. Togawa, *Clin. Physics & Physiol. Meas.*, **10**, 171 (1989)
3) T. Togawa et al., *Biomed. Sci. Instrum.*, **28**, 105 (1992)
4) 山越憲一，*BME*，**10**，30 (1996)
5) 山越憲一，精密工学会誌，**62**，1525 (1996)
6) K. Yamakoshi, *Front. Med. & Biol. Eng.*, **10**, 239 (2000)
7) K. Yamakoshi, "Non-invasive cardiovascular Hemodynamic Measurements," in *Sensors in Medicine and Health Care*, Å. Öberg et al. Eds., p.108, Weinheim, Germany, Weiley-VCH (2004)
8) 山越憲一，*BIO INDUSTRY*，**24**，30 (2007)
9) K. Yamakoshi, *Sens. Mater.*, **23**, 1 (2011)
10) K. Motoi et al., "Fusion physiological sensing system for healthcare", in *Technological Advancements in Biomedicine for Healthcare Applications*, J. Wu Ed., p.298, IGI Global, Pennsylvania, USA (2012)
11) K. Motoi et al., "Ubiquitous healthcare monitoring in daily life", in *Distributed Diagnosis and Home Healthcare*, Vol. 2, U. R. Acharya et al. Eds., p.265, American Scientific Publishers, Valencia (2012)
12) 宮城征四郎（監），入江聰五郎（著），バイタルサインからの臨床診断，p.165，羊土社 (2011)
13) http://www.japan-cloud.org/
14) http://www.wealthy-ist.com/
15) http://www.vitaljacket.com/
16) E. C. Kyriacou et al., *Proc. 31st Annu. Int. Conf. IEEE Eng. Med. Biol.*, p.1246 (2009)
17) K. Yamakoshi, *IEEE Rev. Biomed. Eng.*, **6**, 9 (2013)
18) C. C. Huang et al., *IEEE Trans. Ultrason. Ferroelectr. Freq. Control*, **59**, 182 (2012)
19) C. G. Scully et al., *IEEE Trans. Biomed. Eng.*, **59**, 303 (2012)
20) E. Jonathan & M. Leahy, *Physiol. Meas.*, **31**, 79 (2010)
21) K. Matsumura & T. Yamakoshi, *Behavior. Res. Methods*, **45**, 1272 (2013)
22) K. Matsumura et al., *PLoS One*, **9**, e91205 (2014)
23) M. Z. Poh et al., *IEEE Trans. Biomed. Eng.*, **58**, 7 (2011)
24) D. A. Anderson et al., *Curr. HIV/AIDS Rep.*, **8**, 31 (2011)

25) http://iphysiometer.com/app/
26) K. Motoi *et al., Sens. Mater.*, **24**, 359 (2012)
27) 山越憲一,本井幸介,理学療法学,**38**,555 (2011)
28) 山越憲一,血管医学,**6**,425 (2005)
29) http://www.tmghig.jp/J_TMIG/release/release25.html
30) http://www.meti.go.jp/information/publicoffer/kobo/k140327001.html
31) K. Motoi *et al., Proc. 31st Annu. Int. Conf. IEEE Eng. Med. Biol. Soc.*, p.4323, Minnesota, USA (2009)
32) H. Asanoi *et al., Proc. 35th Annu. Int. Conf. IEEE Eng. Med. Biol. Soc.*, p.2558, Osaka, Japan (2013)
33) M. Weiser, *Scientific American*, **265**, 66 (1991)
34) 山越憲一,ネットワーク北陸,**69**(1),2 (2012)

【第Ⅱ編　唾液検査】

第 1 章　唾液検査による診断的価値と市場

猿田樹理[*1]，槻木恵一[*2]

1　唾液検査の現在

　唾液には，消化作用，歯面・口腔の清掃のための洗浄作用，殺菌・抗菌作用，緩衝作用，抗脱灰作用，体液量の調節作用などの様々な作用があり，唾液の作用についての研究は枚挙に暇がない。また唾液は，99％以上が水であるが，残りの部分は局所あるいは全身に由来する多くの無機物や有機物（タンパク質やペプチド，核酸，電解質ならびにホルモンなど）で構成されている[1]。一方で，過去10年の間で唾液を用いた検査に注目が集まっており，唾液の新しい活用法について歯科界だけでなく，医学界，産業界などの多方面からの参入の動きが沸き起こっている。さらにここ数年では，研究者は様々な病態下で，唾液に含まれるDNAを応用したゲノム解析[2]，唾液に含まれるタンパク質やペプチドを応用したプロテオーム解析[3]，唾液に含まれる代謝産物を応用したメタボローム解析[4]，唾液に含まれる微生物産物を応用したマイクロバイオーム解析などを利用して唾液の量的ならびに質的な特徴に着目して[5]，唾液バイオマーカーの探索を行い，唾液検査に応用するようになってきた。表1には唾液バイオマーカーによる全身疾患や全身状態の診断を行える可能性のあるバイオマーカーと疾患や状態を示す。これら表1に示した唾液バイオマーカーはほんの一部分であり，近年，検出機器の進歩・向上により，さらに唾液バイオマーカーの候補は増え続けている[20]。また病態の診断においても，1種類の唾液バイオマーカーを使うだけでは診断精度が低いが，数種類の唾液バイオマーカーを同時に用いれば診断精度が向上するという報告もあるため[21]，今後は数種類の唾液バイオマーカーを応用して，病態の診断を行う唾液バイオマーカーの応用が期待されている。

　唾液の検査試料としての特徴は，
①液採取は侵襲性なく行えること。
②採取に場所を問わないこと。
③複数回採取可能であること。
④経時的検討に向いていること。
⑤安価な費用で採取が可能であること。

[*1]　Juri Saruta　神奈川歯科大学大学院　歯学研究科　口腔科学講座　唾液腺健康医学分野　准教授

[*2]　Keiichi Tsukinoki　神奈川歯科大学大学院　歯学研究科　口腔科学講座　環境病理学・口腔病理診断学分野　副学長・歯学研究科長・教授

表1 唾液バイオマーカーによる全身疾患や全身状態の診断の可能性

患/状態	唾液バイオマーカー	文献
AIDS	HIV	C. Liu et al.[6]
A型肝炎	total anti-HAV	L. A. Amado et al.[7]
B型肝炎	anti-HBs	〃
C型肝炎	anti-HCV	〃
糖尿病	glucose	S. Kumar et al.[8]
胃潰瘍	*Helicobacter pylori*	H. Momtaz et al.[9]
多発性硬化症	IgG	N. Ramroodi et al.[10]
乳がん	HER2	D. De Abreu Pereira et al.[11]
大腸がん	extracellular vesicles	Y. Yoshioka et al.[12]
口腔がん	microRNAs	F. Momen-Heravi et al.[13]
前立腺がん	PSA	N. Shiiki et al.[14]
性周期・妊娠	sex hormones	C. Matsuki et al.[15]
統合失調症	kynurenic acid	J. Chiappelli et al.[16]
ストレス関連疾患	cortisol	A. Akcali et al.[17]
〃	α-amylase	〃
〃	chromogranin A	〃
喫煙	cotinine	J. Stragierowicz et al.[18]
禁止薬物・麻薬	amphetamine	K. Langel et al.[19]
〃	cocaine	〃
〃	morphine	〃

表2 唾液検査の問題点

① 唾液中のある生体分子には日内変動がみられ，これらの分子の血清中の濃度とは必ずしも一致しない。
② 唾液成分は，採取法や分泌刺激の程度によって影響を受ける場合がある。
③ 唾液は，血中に比べて1/1000にも満たない，極めて少ないレベルで成分を含んでいることさえある。
④ 血液，細菌，食物残渣などの混入が避けられず，結果に大きな影響を及ぼす可能性がある。
⑤ 口腔乾燥症や薬物の副作用で唾液の十分な量が得られない場合がある。
⑥ 採取条件を十分に検討し，規格化しないと唾液の組成が大きく変動する場合がある。
⑦ 採取条件によっては，目的とする唾液バイオマーカーが唾液中にほとんど分泌されない場合がある。
⑧ 唾液の粘度のために唾液採取量に誤差が出る可能性がある。

⑥歯科臨床はもちろんのこと，疾患の予防やスクリーニング，医学分野にも応用できること。
という特徴がある。

　その他の検査試料として尿に関しては，侵襲性や痛みがなく，自己採取が容易で，試料の取り扱いが比較的容易，安価な費用で採取が可能であることが特徴である。しかしながら経時的な採取には難しい点がある。また血液に関しては，自己採取が困難で，試料の取り扱いは感染の危険性が高く注意が必要となり，採取費用としても高価であり，経時的な採取は困難である。特に血液採取は侵襲性や痛みを伴う。国民の多くは痛くない検査を求めており，血液から得ていた情報を唾液からも把握できるようになれば，極めてその波及効果は高い。しかしながら，唾液を検査・診断材料として活用するための短所も指摘されてきた。唾液検査の問題点としては，表2

に示す通りであるが,検査・診断材料としての唾液は短所も多い。表2に示してある問題点をよく検討して唾液検査を行わなければならない。また現在では,検査・診断材料としての唾液の活用を議論する前に,鋭敏な検出システムこそが必要と考えられてきている。

2 唾液検査の診断的価値

日常の歯科治療において唾液検査と言えば,Snyder test を代表とする齲蝕活動性試験や歯周疾患における原因菌の検索,唾液粘性度のチェック,さらには口腔乾燥症における唾液分泌量の測定などが,歯科領域でよく知られている。近年,分析技術が格段に進歩を遂げており唾液を用いた疾患のスクリーニングについて,歯科界以外でも注目を集めており多数の報告がなされている。

特に米国では多額の研究費が唾液診断の開発に投入され,National Institute of Dental and Craniofacial Research(NIDCR)において,世界をリードする研究が行われている。さらに 2008 年 Nature Medicine では,News Feature で「Just spit it out」という記事の中でも唾液が全身性疾患のマーカーになり,近い将来,疾患診断と健康モニタリングに活用できることを解説しており,非常に注目を浴びていることがわかる[22]。

また唾液診断法の重要性と有用性を考慮して,2013 年 8 月にトルコのイスタンブールで開催された Fédération dentaire internationale(FDI:国際歯科連盟)は次のような声明を出した(表3)。唾液は歯科診療室で簡単に採取できる非侵襲性の検体である。唾液には,口腔内の上皮細胞,微生物叢,鼻咽頭排出物だけでなく,電解質,タンパク質,ステロイド系ホルモン,抗体,がんバイオマーカー,デオキシリボ核酸,リボ核酸などの分子成分が多量に含まれている。過去 10 年間にわたり,唾液診断法は幅広い関心を呼び,注目を集めてきた。これまでに,唾液内のタンパク質,RNA,代謝産物については,1,000 種類以上の物質が特定されている。最近台頭してきた唾液オミックスでは,唾液中に存在する生物分子を研究対象としており,この中には,唾液プロテオーム,トランスクリプトーム,マイクロ RNA,メタボローム,マイクロバイオームが含まれている。メチロミックスは唾液に関する最新のオミックス研究である。唾液はオミックス成分が豊富な組成を持つことから,トランスレーショナルリサーチや臨床面で価値を持

表3 唾液診断法に関する FDI 政策声明
(於:2013 年 8 月 Istanbul/Turkey)

- 唾液の新たなエビデンスは,口腔疾患や全身性疾患のリスクを評価する際の有用な体液となる可能性があることを示している。
- 唾液を基礎とした口腔疾患や全身性疾患の診断法については,今後の発展を待たなければならない。
- 歯科専門家は,最適な口腔保健と保健全般に向けて疾患の早期発見と治療を容易にするために,臨床医療において唾液診断検査法の価値と実現の可能性について理解しておくべきである。
- 唾液診断法に関して,基礎研究,橋渡し研究,臨床研究をさらに推進し,遂行すべきである。

つバイオマーカーが得られる貴重なソースとみなされている。口腔疾患や全身性疾患に関する研究から得られた唾液オントロジーを基礎としたデータベースが構築され，データへの利便性や研究者・診断専門家・臨床医間でのデータの共有と利用が容易になり，唾液診断法がさらなる発展を見せている。臨床応用に向けて機関による承認が保留中となっているが，ウィルス感染症，例えば，HIV-1, HPV, HCV への感染を検査するために多くの唾液検査法が利用できるようになっている。一方で，口腔疾患や全身性疾患を対象とした唾液を応用した診断検査法は依然として十分ではない。特に，膵臓がんのような特定のがんと関連性を持ち，高い感受性や特異性の有効さが確認されている *Neisseria elongata* や *Streptococcus mitis* などの唾液中の微生物マーカーは，膵臓病を対象とした唾液診断法の開発を可能にしてくれるであろう[23]。唾液診断法を臨床の現場に普及させるためには，2つの基本的な成果を達成しなければならない。第一に，唾液で全身性疾患を発見するためには，唾液バイオマーカーの妥当性を臨床面で最終的に確認できるようにしなければならないことである。第二に，全身性疾患を発症した際に同疾患を反映する唾液マーカーがどのように変化するかを科学的に解明することを検討することである。

今回の政策声明では，唾液検査においてはまだまだ若干の検討事項はあるものの，近い将来，臨床の現場で唾液検査が様々な全身性疾患の診断に応用可能であることを示しており，唾液検査の診断的価値を証明しているものである。これらの政策声明は，唾液検査が医療全体のパラダイムを大きく変化させる重要なツールになっていくことを示唆するものである。

3　唾液検査の市場

厚生労働省が発表した2012年の国民医療費の総額は39兆2,117億円となり，過去最高を更新している。さらに同年の65歳以上の高齢者人口は，過去最高の3,079万人で，総人口に占める割合（高齢化率）が24.1％となり，我が国では超高齢社会の到来を迎えている。人間の寿命が延びることは良いことだが，その反面，高齢になると長期的な慢性疾患に罹患する高齢者の数が増加し，医療費の増大に伴って経済に深刻な影響を及ぼす。そのため我が国では，2008年4月より40歳から74歳までの公的医療保険加入者全員を対象に特定健康診査・特定保健指導を開始し，予防医学の観点から早期に生活習慣を見直す保健指導の実施を行っている。またその影響を受けて2009年以降，人間ドック市場も拡大しており，特に，日帰りの人間ドック受診者の伸びが著しい。人間ドック受診者の増加により市場規模は拡大し，受診単価は多様化し，高額な人間ドックが存在する一方で，低価格・短時間で必要な検査項目のみを受けられる「プチドック」「プチ検診」が好評を博しており，今後も受診者のニーズは多様化し，それに伴って，単価も多様化する見通しである。そのようなことからも我が国での今後の検査サービスの市場および方向性としては，

①寿命の延びに伴い，予防医学の重要性がさらに増すことから検査の需要は増加するであろう。
②疾病の治療から予防・健康管理・維持のために定期的な検査が必要となり，健康状態を常にモ

第 1 章　唾液検査による診断的価値と市場

表 4　代表的な遺伝子検査サービス提供事業者

医療機関を介するサービス	インターネットを介する個人向けサービス
サインポスト	ITF オンラインショップ
G&G サイエンス	イービーエス
ジーンサイエンス	サリバテック
セラノスティック研究所	DiNA
ディーエヌエーバンク・リテイル	ジェネシスヘルスケア
日本ジェノミクス	上海バイオチップコーポレーション
メディビック	DHC
	MYCODE（DeNA）
	HealthData Lab（Yahoo! ヘルスケア）
	レクチャーモア
	湧永薬品

ニターする機器や検査が必要となる。

③寿命がさらに延びることやセルフケアの観点から，国民一人一人の「健康」への意識はますます高まり，検査市場の拡大が予想される。

　近年の検査市場では，遺伝子解析技術の汎用化や低価格化を背景に，個人向けの遺伝子サービスが広がっている。また，唾液や血液等の試料の中の遺伝子を解析し，その結果から疾病罹患リスク（がん，生活習慣病などの病気の罹りやすさ），体質（太りやすさ，アルコール代謝など），能力，血縁関係などを判定・評価するいわゆる遺伝子検査ビジネスが米国などの海外企業や日本国内のベンチャー企業を中心に急速に発展している（表 4）[24]。国内でもヤフーや DeNA といった企業が相次いで遺伝子検査ビジネスに参入している。まだ記憶に新しい 2014 年 6 月，DeNA は東京大学医科学研究所と唾液を用いた個人向け遺伝子検査サービスを始めることを発表した。DeNA が設立した DeNA ライフサイエンスは，一般消費者向け遺伝子検査サービス「MYCODE」を提供し，唾液を専用容器に入れて郵送すると唾液の遺伝子情報を読み取りがんや生活習慣病，その他疾病リスクと肥満や肌質などの体質関連を合わせ最大 282 の検査項目に関する情報を提供する。検査を受けた人の遺伝子情報が統計学的にどのような特徴を持つのかを提示するほか，疾病リスクを低減する可能性のある生活習慣へのアドバイスなどを行う。サービスは 3 コースあり，全ての検査項目を網羅した「オールインワン 280＋」，がん・生活習慣病・体質から 100 項目を選んだ「ヘルスケア 100＋」，肥満・肌質・髪質などの体質に関する 30 項目を選んだ「カラダ 30＋」から選ぶことができる。またオプションとして，生活習慣などに対するカウンセリングサービスも提供する。

　またヤフーも 2014 年 8 月，病気や薬，健康に関わる情報を提供する「Yahoo! ヘルスケア」が取り組むプロジェクト「HealthData Lab」において唾液による遺伝子検査サービスを発表した。このサービスでは，2 型糖尿病・喘息・片頭痛・腎臓病などの約 110 の疾病発症リスクや飲酒量・ニコチン依存量・骨密度などの約 180 の体質を含めた項目を解析でき，ミトコンドリア DNA を検査する祖先解析も含んでいる。さらに，個人の健康状態を可視化・保存できる「パーソナルヘルスレコード」アプリの提供を予定しており，睡眠時間・体重・体脂肪などの推移を解

析し，個人の健康状態を管理し，各個人にとって最適な健康を維持するためのアドバイスの提供を目指している。

　このように疾病罹患リスクおよび体質などについての消費者向け遺伝子検査は，生活習慣病予防のための行動変容のきっかけを与えるため，消費者の健康維持増進に寄与するサービスとなることが期待されている。しかしながらまだ幾つかの問題点もあり，科学的根拠に乏しい検査項目があるなど，当該ビジネスが抱える問題点について関連学術団体などから懸念の声が上がっている。それらの指摘に対して適切に対応するとともに，今後，科学的知見の蓄積などによって，検査の信頼性などが向上することも見越して現段階から必要な環境整備を行っていくことが望まれる[25]。

4　おわりに

　我が国における超高齢社会の突入と今後の国民医療費のさらなる上昇により，現在では，これまで以上に国民一人一人が健康維持・増進に努め，疾患の予防に重点がおかれる時代が到来している。解析機器の進歩・向上により血液や尿に代わる検体として，唾液が注目されるようになった。唾液は，非侵襲性・経時的・複数回採取が可能で，経済的でもあることから，疾患の診断や状態の確認，治療効果の判定に応用が可能である。唾液検査の今後の応用が医療全体のパラダイムシフトを予感させる重要なツールになっていくと考えられる。

　また，これまでの唾液による疾患の発見のための新規バイオマーカーの実用化を目指す研究は，唾液中の新規物質を同定することに重点が置かれてきたため，その実用化に相当の時間がかかることが予想された。唾液は血液から産生されることから，血液成分を反映する。これは，既存の疾患マーカーの血中濃度が増加すれば，唾液に反映される可能性が高いことになる。さらに，その疾患マーカーが唾液腺から産生されていない物質であれば，その特異性は高いものとなる。まだ幾つか乗り越えなければならない壁があるが，今後，様々な疾患の唾液検査の実用化に向けてさらに検討を加え，様々な疾患の臨床的意義の高いバイオマーカーの早期の実用化が期待される。

文　献

1) J. Saruta *et al.*, *J. Oral. Maxillofac. Surg. Med. Pathol.*, **26**, 379 (2014)
2) N. J. Bonne & D. T. Wong, *Genome Med.*, **4**, 82 (2012)
3) T. Cabras *et al.*, *Bioanalysis*, **6**, 563 (2014)
4) M. Sugimoto *et al.*, *Metabolomics*, **9**, 454 (2013)

5) M. F. Zarco et al., *Oral Dis.*, **18**, 109 (2012)
6) C. Liu et al., *Lab Chip*, **9**, 768 (2008)
7) L. A. Amado et al., *Mem. Inst. Oswaldo. Cruz.*, **101**, 149 (2006)
8) S. Kumar et al., *Contemp. Clin. Dent.*, **5**, 312 (2014)
9) H. Momtaz et al., *Worl. J. Gastroenterol.*, **18**, 2105 (2012)
10) M. Ramroodi et al., *J. Pathog.*, **2013**, 194932 (2013)
11) D. De Abreu Pereira et al., *Pathol. Oncol. Res.*, **19**, 509 (2013)
12) Y. Yoshioka et al., *Nat. Commun.*, **5**, 3591 (2014)
13) F. Momen-Heravi et al., *J. Dent. Res.*, **93**, 86S (2014)
14) N. Shiiki et al., *Biomarkers*, **16**, 498 (2011)
15) C. Matsuki et al., *Neuro. Endocrinol. Lett.*, **35**, 236 (2014)
16) J. Chiappelli et al., *JAMA Psychiatry*, **71**, 761 (2014)
17) A. Akcali et al., *J. Oral Rehabil.*, **40**, 60 (2013)
18) J. Stragierowicz et al., *Biomed. Res. J.*, **2013**, 386784 (2013)
19) K. Langel et al., *J. Chromatogr. B Analyt. Technol. Biomed. Life Sci.*, **879**, 859 (2014)
20) J. M. Yoshizawa et al., *Clin. Microbiol. Rev.*, **26**, 781 (2013)
21) M. G. Salazar et al., *J. Clin. Periodontol.*, **40**, 825 (2013)
22) T. Gura, *Nat. Med.*, **14**, 706 (2008)
23) J. J. Farrell et al., *Gut*, **61**, 582 (2012)
24) 経済産業省, 平成24年度中小企業支援調査（個人遺伝情報保護の環境整備に関する調査）報告書（遺伝子検査ビジネスに関する調査）報告書, 平成25年2月
25) 経済産業省, 平成25年度中小企業支援調査（再生医療による経済効果及び再生医療等の事業環境整備に関する調査）報告書（遺伝子検査ビジネスに関する調査）報告書, 平成26年2月

第2章 米国における唾液検査の動向—NIDCR研究ロードマップ—

笠井宏記[*1], 山野精一[*2]

1 はじめに

　人類は，2000年以上前に病気の診断や健康状態の観察のために唾液を用いていたと言われている。そして少なくとも1世紀以上前には，米国で生化学的および生理学的な手法を用いて唾液の分析が試みられた[1]。さらに，1955年に唾液中のチオシアン酸イオン濃度を測定することによって喫煙者と非喫煙者を区別できることが発表された[2]。これは，血液と同様に唾液が診断に応用できることを示した初めての報告である。その後も，1967年に唾液中のカルシウム濃度が囊胞性線維症患者で有意に上昇していることが発見されており[3]，現在では唾液は様々な疾患の診断において非常に重要で，今後もさらに中心的な役割を担う可能性を持つと考えられている。本章では，唾液検査の研究領域で世界をリードしている米国において，その研究開発や指針の中心的な役割を担っている国立衛生研究所（National Institutes of Health：NIH）の一つである国立歯科・頭蓋顔面研究所（National Institute of Dental and Craniofacial Research：NIDCR）が近年推進してきた研究動向を中心に解説していく。

2 NIDCRによる唾液検査システム開発プロジェクトのはじまり

　NIDCRでは，現在までに唾液に関する様々な研究や検査法の開発プロジェクトを精力的に進めてきた。1999年には，唾液や口腔組織液を用いた診断に関する新しい技術の発展についての「Development of New Technologies for Saliva and Other Oral Fluid-Based Diagnostics」というワークショップを開催した[4]。このワークショップの目的は，唾液を利用した診断法の研究開発を援助し，その可能性や将来性を調査することであった。研究機関，政府，産業界から唾液腺を始め微生物学，生化学，機器，工学，臨床科学の各専門家が一堂に会した。このワークショップの開催は，NIDCRが口腔領域の診断法における新しい研究プロジェクトをスタートさせる大きなきっかけとなった（図1）。

[*1] Hironori Kasai　ニューヨーク大学　歯学部　補綴学講座　客員研究員
[*2] Seiichi Yamano　ニューヨーク大学　歯学部　補綴学講座　准教授

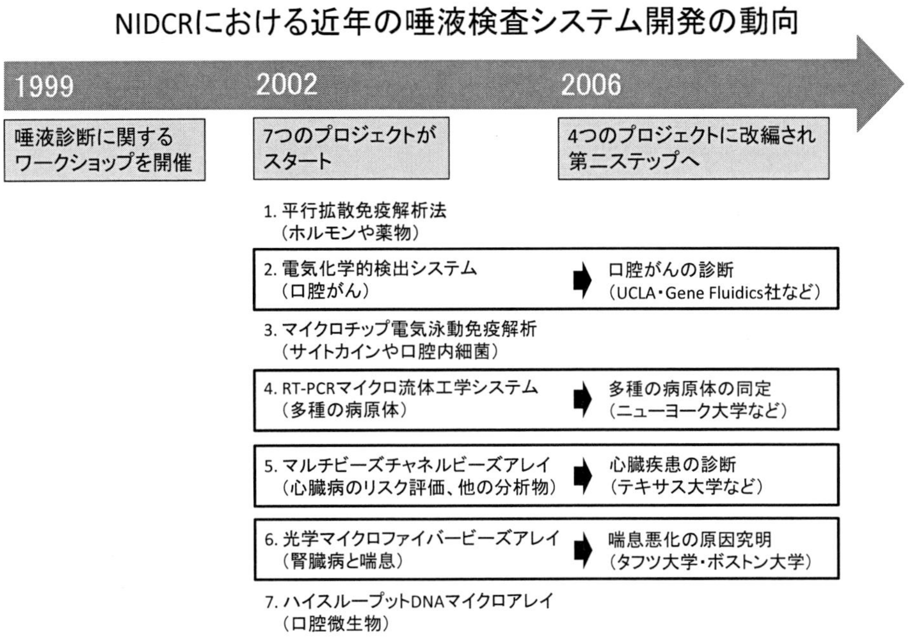

第2章 米国における唾液検査の動向─NIDCR研究ロードマップ─

NIDCRにおける近年の唾液検査システム開発の動向

1999年：唾液診断に関するワークショップを開催

2002年：7つのプロジェクトがスタート

1. 平行拡散免疫解析法（ホルモンや薬物）
2. 電気化学的検出システム（口腔がん）
3. マイクロチップ電気泳動免疫解析（サイトカインや口腔内細菌）
4. RT-PCRマイクロ流体工学システム（多種の病原体）
5. マルチビーズチャネルビーズアレイ（心臓病のリスク評価、他の分析物）
6. 光学マイクロファイバービーズアレイ（腎臓病と喘息）
7. ハイスループットDNAマイクロアレイ（口腔微生物）

2006年：4つのプロジェクトに改編され第二ステップへ

- 口腔がんの診断（UCLA・Gene Fluidics社など）
- 多種の病原体の同定（ニューヨーク大学など）
- 心臓疾患の診断（テキサス大学など）
- 喘息悪化の原因究明（タフツ大学・ボストン大学）

図1 米国立衛生研究所（National Institutes of Health：NIH）の一つである国立歯科・頭蓋顔面研究所（National Institute of Dental and Craniofacial Research：NIDCR）が近年推進してきた唾液検査システム開発の動向

1999年に唾液や口腔組織液を用いた診断に関する新しい技術の発展について議論するために，NIDCRは「Development of New Technologies for Saliva and Other Oral Fluid-Based Diagnostics」というワークショップを開催し，2002年には様々な分析対象と技術を含んだ7つの研究プロジェクトをスタートさせた。その後，2006年にそれらのプロジェクトは4つに改編され，さらに集積化ならびに小型化された新規の唾液診断システムの臨床応用を目指している。

3 第一ステップとして7つの開発プロジェクト

その後2002年に，NIDCRは唾液中の多様な物質を同時かつ迅速に測定分析を可能にする研究開発戦略を目的とした予算を確保した[4]。プロジェクトチームは，産業界を含め様々な研究機関からなり，多くの疾患に対する新しい唾液検査装置の開発のために，多種多様な技術を応用した。さらに同年，第一ステップとして唾液分析の対象に異なった方法を用いた7つのプロジェクトに研究費が与えられた。この全てのプロジェクトにおいて，マイクロ流体工学と微小電気機械システム（MEMS）が応用されている（図1）。

プロジェクト1

全唾液中のホルモンや薬物などのような小さな分子の測定を目的とし，平行拡散免疫解析法を応用した安価で単純な表面プラズモン共鳴光学システムを用いることによって，様々な表面結合免疫解析を同時に映像化する[5]。

プロジェクト2

口腔がんの検出を目的とし，電気化学的センサーを用いて分析物の濃度に依存した電流の変化を測定できる集積型基板を開発する[6,7]。

プロジェクト3

サイトカインや口腔内細菌の検出を目的とし，マイクロチップ電気泳動免疫解析とレーザー誘起蛍光検出システムから構成される検出装置を開発する[8]。

プロジェクト4

多種の病原体の検出を目的とし，オンチップのPCR/RT-PCRを応用して，病原体の核酸が赤外線エネルギーを吸収し，その後可視光線として発する無機リン光体発光物質を検出できるシステムを開発する[9]。

プロジェクト5

心臓病のリスク評価を目的とし，ビーズを応用したセンサーアレイを用いて，マルチビーズチャネルと相互接続したチップを開発する。マクロ多孔性検出ビーズ集合体が表面加工されたシリコンチップ内に挿入されており，被分析物の結合の割合を増加させる働きをする流水式の流体素子を含んでいる。蛍光的および光学的に検出するこのビーズを応用したマイクロチップ基板は，pH，電解質，金属陽イオン，糖類，生物学的補助因子，毒素，タンパク質，抗体，オリゴヌクレオチドを含む広い範囲の被分析物に対応している[10〜14]。

プロジェクト6

腎臓病と喘息の患者を対象として，プロジェクト5と同様にビーズを用いたセンサーアレイと光ファイバー技術を応用したシステムを開発する[15,16]。この光学マイクロファイバーアレイは，微粒子センサーが光ファイバー中に設置されていて，広範囲の反応パターンを感知するために，このセンサーは特異性と交差反応性の異なる両方の化学的性質を有する。そして，様々な分析物は光学映像システムによって検出される。

プロジェクト7

口腔微生物の同定と定量化のための第一世代口腔用チップを開発する。この基板は，唾液中の微生物バイオマーカーに対して，培養を行わずに迅速で信頼性の高い検出を行うハイスループットDNAマイクロアレイで構成されている。

4　第二ステップとして開発プロジェクトの革新

2006年には，最初に研究費を配分された前述の7つのプロジェクトの中から4つのプロジェクトが選ばれ，第二ステップとして始まった（図1）。これらのプロジェクトは，商業的価値のある小型で集積化できる機能的な診断システムの試作品作製を目的として進められた。現在継続中の4つのプロジェクトは，2つのビーズアレイ[10〜16]とオンチップのRT-PCRマイクロ流体工学システム[9]，そして電気化学的検出システムである[6,7,17]。これらのシステムは小型化，集積

第2章 米国における唾液検査の動向―NIDCR研究ロードマップ―

化,複雑な機能の多重化が目的であり,これらが実現すれば唾液検査がより身近なものになると考えられている。

プロジェクト1

タフツ大学とボストン大学との共同研究で,喘息悪化の根本的な原因を追究するため,ビーズを使った簡易的な分析システムの開発を中心に行ってきた[15,16]。初期段階では,喘息患者と健常者の唾液を用いて,サイトカインやケモカイン,ウイルスや細菌の核酸を含む多数の診断マーカーを分析した。まず,ELISAを用いて唾液中の全17種のサイトカインやケモカインをスクリーニング検査し,どの分析物をこのシステム上の分析に盛り込むべきかを決定した。被分析物の選択には,①唾液中に高濃度に存在する,②生物学的関連性がある,③喘息患者と健常者を判別できる,④喘息の重症度に応じて可変性を示す,という4つの判定基準を設定し,そのうち1つかそれ以上合致することで判定した。その結果,12種類がバイオマーカーとして応用可能であることが分かり,これらのサイトカインに対する分析が光ファイバービーズアレイで実施されている。現在の取り組みは,より多くのタンパク質を検出するためにこのサイトカインビーズアレイの検出できる範囲を拡大することであり,これにより関連するスクリーニング検査は大きく進歩すると思われる。そして,この多重化されたサイトカインアレイは,将来的に喘息患者の唾液中のサイトカインやケモカイン分析に利用されるようになるであろう。

ウイルス感染は,喘息の悪化の主な原因の一つである。感染初期でこの小さな病原因子が検出できれば,治療にとても有効だと考えられている。ウイルス誘発性の喘息の悪化に対する唾液診断システムの開発の第一段階は,ウイルスに対する唾液スクリーニング検査の実施や,喘息に特異的なウイルスの存在と喘息患者の病状との相関関係を究明することである。多くの喘息患者から採取した唾液中のウイルスのRNAやDNAに対する初期スクリーニング検査によって,喘息の悪化に関係する多くのウイルス候補が同定された。さらに,喘息の悪化に関係している他の多くの微生物とともに,細菌の核酸もスクリーニング検査されている。現在,新しいマイクロ流体ラボオンチップ装置が設計され,唾液中のサイトカインや核酸を検出するためのビーズを使用したマイクロアレイと一体化できるように開発が進められている。最終的な目標は,安価で使用が容易な高性能マイクロアレイを応用した完全に自動化されたラボオンチップ装置を実現することである。今後は,すべての検体の準備作業がマイクロ流体装置上で直接行われることになるであろう。ビーズアレイからの蛍光シグナルを読み取るポータブルの光学的検出器が考案され,現在開発中である。

プロジェクト2

テキサス大学オースティン校,ケンタッキー大学,ルイズビル大学,テキサス大学ヘルスサイエンスセンターサンアントニオ校とLabNow社による共同開発で,テキサス大学オースティン校で開発されたビーズアレイを応用して[11,12],細胞性分析物と水溶性分析物の両方を対象とした完全に機能集積化された基板を開発する。このシステムでは,検体の採取と処理,試薬の溶解,液体の輸送,廃棄物の保管,成分の検出の全ての行程は,持ち運び可能な分析ユニットと結合で

きる使い捨てカートリッジ内で行われる。

　このプロジェクトの初期段階では，心疾患や性感染症，がんなどの幅広い疾患患者から，刺激全唾液，無刺激全唾液，市販の採取用キット（OraSure®）による3種類の採取法による唾液を用いて，30個以上のバイオマーカーが調査された。これらの研究によって，今までの唾液診断では報告されていない唾液中の分析物に対する多くの生理学的な情報が得られた。さらに，これらの研究が最良の初期バイオマーカーを決定する手助けになったと同時に，最終的なバイオチップ要素への最も望ましい検体導入法を追究する一因となった。

　この新しいマイクロチップビーズアレイ基板と関連した普遍的分析システム情報を応用して，現在は唾液による心臓疾患患者の診断システムの開発に注目している。最初に，健常者グループと心疾患患者グループにおけるC反応性タンパク質の濃度を測定した。検査の感度と特異度を調べるために，このマイクロチップビーズアレイ基板と市販されているLuminex® systemのそれぞれに受信者操作特性（ROC）曲線分析を行った。疾患患者と健常者グループに対して，このビーズマイクロチップシステムは，86％の感度と100％の特異度とともに，大きなROC領域を示した一方，市販のLuminex® systemはそれぞれ71％，75％であった。この分析によって，ビーズマイクロチップシステムの高い感度と特異度，そしてより高い判別精度が確認された。

　その単一の被分析物に対する研究に加えて，ビーズを使用したマイクロチップ基板は心疾患のリスク検出に関連する多種のタンパク質に適応するように改良されてきた。心疾患患者の診断に非常に有効である9つの心血管系疾患関連マーカーが調べられた。心疾患はこの領域の死亡率に大きく関連する再発性の心臓発作とともに，米国において最も大きな健康問題である。正確で高感度な信頼性の高い多重分析診断システムの開発は，再発性心臓発作の発見に役立つと考えられている。

プロジェクト3

　ニューヨーク大学，ペンシルバニア大学，リハイ大学，ライデン大学メディカルセンターの共同研究で，多種の細菌やウイルスを同定するためにマイクロ流体カセッテへの唾液回収や配送に注目している[9]。カセッテは，一連の導管からなり，唾液検体を処理後に多種の抗原や核酸，抗体が検出可能となる。まず，この原理の可能性を検討するためにHIV，セレウス菌，化膿レンサ球菌の検出を試みた[18]。300 μL以下の唾液が採取され，検体を処理するためのオンチップ上の試薬のあるカセッテ中に直接導入される。それは，その後ニトロセルロースのストリップの上を流れ，そのストリップ上に固定化された抗原は検体中の抗体と結合する（その抗体は，特異的な病原因子由来の抗原と結合する）。そして，小型のPCR装置がウイルスや細菌から放出されたRNAやDNAを増幅する。そのPCR産物はその後ニトロセルロースの上を流れ，ニトロセルロースストリップ上の特異的な部位と結合し，蛍光レポーターの一つであるUPTによって検出される（分析物はUPTに結合し，ストリップが赤色レーザーで分析される際に可視光線を放出することで検出される）。最終目標は，診断結果の提供を1時間以内に行うことのできる持ち運び可能な装置を開発することである。

第2章　米国における唾液検査の動向―NIDCR研究ロードマップ―

　現在，マイクロ流体チップ内に直接導入する唾液採取装置が開発されており，チップ上には緩衝液や試薬が蓄えられ，完全自動作業で最終工程まで作動する。その分析経路における全ての個々のステップは，オンチップ解析のために必要に応じて改良された卓上での手法に改良され，最適化されてきた。未処理のHIVや細菌を含む唾液検体を用いた実験では，そのシステムに検体を入れた後，溶解され，さらに核酸が抽出された後，ウイルスと細菌の両方の単位複製配列が同時に増幅可能なことが検証された。このモジュール式の基板は，様々な用途に容易に応用可能である。例えば，抗体や抗原の検出のみ，核酸のみ，または同時に検出したすべての被分析物に対してなどである。さらに，このチップは性感染症，呼吸器疾患，生物テロにおける病原体などの異なった分析物を特異的に検出できるように設計されている。

プロジェクト4

　Gene Fluidics社，Becton Dickinson Diagnostics社とカリフォルニア大学ロサンゼルス校（UCLA）による共同研究で，Oral Fluid NanoSensor Test（OFNASET）の開発である[19]。OFNASETの2つの主な構成要素が，全ての試薬と検体の貯蔵庫を内蔵する試薬貯蔵カートリッジと，全ての液体チャネル，反応チャンバー，バルブ機構を内蔵する液体チャネルカートリッジである。OFNASETのデザインはGene Fluidics社の電気化学技術基板を応用したもので，免疫解析や直接的核酸解析による唾液バイオマーカーの量的な多重検出を可能にしている。OFNASETの臨床目的は，口腔がん診断のための唾液による分子スクリーニング検査である。まず，口腔がんに対して特異性の高い5つの唾液タンパク質と7つの唾液RNAが同定された。唾液中の口腔がんタンパク質とRNAバイオマーカーのROC曲線下の面積はそれぞれ0.93と0.95であった[20]。

　将来的に全ての個々の構成要素は完全に集積化され，OFNASETはシグナル検出や液体処理，インターフェイス接合，ワイヤレス接続を含む4つの主要なモジュールを持つようになると思われる。そのシグナル検出モジュールは，特定の物質の酸化還元反応からのシグナルを取り出すための定電位電解装置ボードや，データの転送のためにシグナルをデジタル変換するためのデータ収集ボード，コンピュータの代わりに機器操作を調整するためのスマートフォンなどを含む。さらに，カートリッジコントロールモジュールは，圧縮空気式の構成要素への連続的なコントロールシグナルを供給するための流体のコントロール回路基板や，カートリッジと圧縮空気式コンポーネントをインターフェイス接続するためのマニフォールド，マニフォールド内の全てのバルブ機構に対して陽圧と陰圧を供給するための圧縮空気発生装置を含んでいる。インターフェイスモジュールは，スマートフォンやカートリッジタイプを特定するための読み取り用バーコード，データ転送を可能にするためのUSBインターフェイスを含んでいる。

　この電気化学的検出システムについては，現在唾液プロテオミクスとトランスクリプトミクスバイオマーカーの組み合わせにより，口腔がんの識別率をさらに向上させることを目標に研究が継続中である。例えば，口腔がんの唾液バイオマーカーとして認知されているIL-8を用いて様々な研究が行われている[21,22]。唾液中のRNA検出のためのヘアピンプローブが近年開発さ

れ，そのヘアピンプローブの応用によって，RNA の検出限界（LOD）は 0.4 fM となり，従来の直線状プローブの 1 万倍の感度を示した[22]。そして内因性の IL-8 mRNA がヘアピンプローブで検出され，PCR の結果と高い相関関係を示した。これによって，このヘアピンプローブが唾液のような複雑な体液中からの特異的な核酸の検出に適していることが証明された。また，IL-8 mRNA と IL-8 タンパク質の 2 つの唾液バイオマーカーを同時に検出する口腔がん診断のための電気化学的検出システムが報告された[21]。多重化モードでは，唾液中の IL-8 mRNA の LOD は 3.9 fM で，IL-8 タンパク質の LOD は 7.4 pg/mL であった。60 本の唾液検体から直接多重検出することで，がん患者と健常者を容易に判別できることが示された。さらに ROC 分析によって，この電気化学的検出システムが IL-8 mRNA と IL-8 タンパク質の両方の検出に対して約 90％の正確性を示した。ELISA や PCR などの従来の分析法との間に高い相関関係を示すことより，このシステムが臨床診断において非常に有効であることが確認された。

5 おわりに

これまで述べてきた NIDCR によって推進された様々なプロジェクトは，集積化され，小型化された新規の唾液診断システムを臨床応用するための革新的なものである。これらの新しい唾液診断システムは，現在の血液検査などが抱えている様々な問題を解決する可能性を秘めている。またこの技術の発展によって，今後米国疾病管理予防センター（CDC）や州保健局が健康調査をより効果的に行い，有害な感染物質や環境物質への暴露に対する個々の危険性を継続的に観察することなども可能になるであろう。また最終的には，そのような検査は各家庭で個人的に行われるようになると思われる。

近年，米国食品医薬品局（FDA）から認可を受けた唾液を用いた HIV 抗体検査法は，一般家庭で簡便に使用できるように作製され，広く認知されている。さらに，様々ながん，麻疹，流行性耳下腺炎，風疹，肝炎，アルツハイマー病，嚢胞性線維症，薬物やアルコール依存症，鉛への暴露，ストレス関連疾患などに対する唾液検査の応用に関して，多くの分野にわたる研究機関や産業界との共同研究が進められている。また，米国内のみならず世界規模で共同研究が行われており，2010 年には UCLA と慶應義塾大学との共同研究で唾液検査により，口腔がん，乳がん，すい臓がんを高精度に診断可能であることが報告されている[23]。近い将来，これらの唾液を検体とする研究開発プロジェクトが推進され，多種多様な疾患の予防および早期発見と治療のために，さらに進化した検査法や装置が一般的に普及することは，想像に難くない。

第 2 章　米国における唾液検査の動向―NIDCR 研究ロードマップ―

文　　献

1) R. H. Chittenden *et al., Am. J. Physiol.*, **1**, 164 (1898)
2) T. F. Maliszewski *et al., J. Appl. Physiol.*, **8**, 289 (1955)
3) I. D. Mandel *et al., Am. J. Dis. Child.*, **113**, 431 (1967)
4) Y. H. Lee *et al., Am. J. Dent.*, **22**, 241 (2009)
5) P. Yager *et al., Nature*, **442**, 412 (2006)
6) T. J. Huang *et al., Nucleic Acids Res.*, **30**, e55 (2002)
7) T. H. Wang *et al., J. Am. Chem. Soc.*, **127**, 5354 (2005)
8) A. E. Herr *et al., Proc. Natl. Acad. Sci. USA*, **104**, 5268 (2007)
9) J. Wang *et al., Lab Chip*, **6**, 46 (2006)
10) M. F. Ali *et al., Anal. Chem.*, **75**, 4732 (2003)
11) N. Christodoulides *et al., Clin. Chem.*, **51**, 2391 (2005)
12) N. Christodoulides *et al., Lab Chip*, **5**, 261 (2005)
13) N. Christodoulides *et al., Anal. Chem.*, **74**, 3030 (2002)
14) A. Goodey *et al., J. Am. Chem. Soc.*, **123**, 2559 (2001)
15) J. R. Epstein *et al., Chem. Soc. Rev.*, **32**, 203 (2003)
16) L. Song *et al., Anal. Chem.*, **78**, 1023 (2006)
17) J. J. Gau *et al., Biosens. Bioelectron.*, **16**, 745 (2001)
18) W. R. Abrams *et al., Ann. N. Y. Acad. Sci.*, **1098**, 375 (2007)
19) V. Gau *et al., Ann. N. Y. Acad. Sci.*, **1098**, 401 (2007)
20) Y. Li *et al., Clin. Cancer Res.*, **10**, 8442 (2004)
21) F. Wei *et al., Clin. Cancer Res.*, **15**, 4446 (2009)
22) F. Wei *et al., Nucleic Acids Res.*, **36**, e65 (2008)
23) M. Sugimoto *et al., Metabolomics*, **6**, 78 (2010)

第3章　唾液腺の基礎知識と唾液産生の仕組み

美島健二[*]

1　はじめに

1日に1〜1.5リットル産生される唾液は，口腔内環境の維持に不可欠なものである。その機能には，食塊形成作用や抗菌作用などがあり，唾液分泌量の低下による口腔乾燥症は齲蝕，歯周病などをはじめ様々な口腔内疾患の原因になることが知られている。

本稿では，口腔内環境維持に重要な役割を担う唾液に関する基本的知識を整理するために，唾液を分泌する唾液腺の解剖，唾液の分泌メカニズムおよび唾液の成分について概説する。

2　唾液腺の解剖[1〜4]

唾液腺は，耳下腺，顎下腺および舌下腺よりなる大唾液腺と口腔粘膜（歯肉を除く）に多数分布する小唾液腺よりなる（図1）。

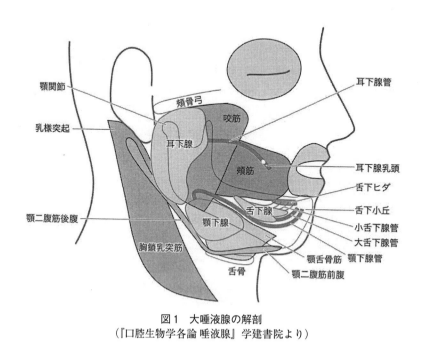

図1　大唾液腺の解剖
（『口腔生物学各論 唾液腺』学建書院より）

---

[*]　Kenji Mishima　昭和大学　歯学部　口腔病態診断科学講座　口腔病理学部門　教授

第3章 唾液腺の基礎知識と唾液産生の仕組み

2.1 耳下腺

頬部後方の皮下に位置し，上方は外耳道と頬骨弓，下方は下顎角部に及ぶ。また，前方は咬筋の1/3を覆い後方は下顎後窩に至り，顔面神経が腺内で形成する耳下腺神経叢により浅葉と深葉に区別される。耳下腺で産生された唾液は，咬筋の表面を走り，頬筋を貫く耳下腺管を通って上顎第二大臼歯付近の頬粘膜にある耳下腺乳頭部から分泌される（図1）。

2.2 顎下腺

下顎骨下縁と顎二腹筋の前腹と後腹よりなる顎下三角に位置する。顎下腺で産生された唾液は顎下腺管を通って舌下面にある舌下小丘部分から分泌される。

2.3 舌下腺

口底部の舌粘膜直下に位置し，舌下腺で造られた唾液は，顎下腺管とともに舌下小丘部分ないし複数の導管から舌下ひだに分泌される。

3 唾液腺の発生[5]

耳下腺と顎下腺は胎生6週に，舌下腺は胎生7～8週に原基が形成される。その過程は，まず，口腔上皮が肥厚し，さらに間質部分に陥入する。陥入した上皮は分枝を繰り返し，導管を形成するとともに，末端部に腺房を構築する（図2）。

4 唾液腺の組織像

組織学的には，唾液腺は唾液を産生する腺房と産生された唾液を運ぶ導管部分から構成される（図3）。導管は，腺房から介在部，線条部さらに排出導管と続き，腺房および介在部導管周囲には筋上皮細胞と呼ばれる数本の突起を有する細胞が存在している。

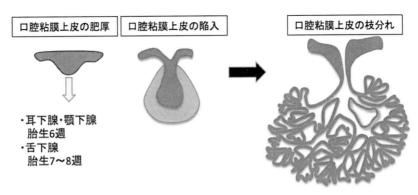

図2　唾液腺の発生

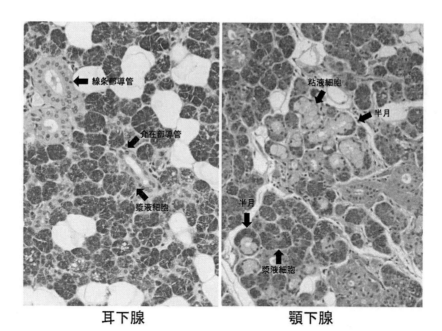

図3 耳下腺，顎下腺の組織像

4.1 腺房細胞

漿液腺と粘液腺よりなり，いずれも多数の分泌顆粒を細胞質に持つ。

漿液腺はピラミッド型で，その核は球形で基底側の 1/3 に位置しており，ヘマトキシリンに濃く染まる多数の分泌顆粒を持つ。また，粘液腺もピラミッド型であるが，核は基底側に圧迫された扁平で酵素成分が少なく多量のムチンを細胞質に含んでいる。唾液腺の種類によってそれらの割合が異なり，耳下腺は漿液腺のみよりなる純漿液腺である。一方，顎下腺は混合腺であり，すなわち 80％が漿液腺で残りの 20％が粘液細胞と漿液細胞の混在部で，粘液細胞を三日月状の漿液細胞（半月）が覆っている。舌下腺も顎下腺同様の混合腺であるが，粘液細胞が多く，漿液細胞は粘液細胞を三日月状に覆っている。小唾液腺組織は，口蓋腺，前・後舌腺が粘液腺，エブネル腺が漿液腺でその他は混合腺である（表1）。

4.2 導管系

介在部導管は腺房に続く背の低い立方形の細胞で，耳下腺でよく発達している。また，線条部は介在部に続く円柱状細胞からなり，細胞膜がひだ状に深く陥入した線条構造が基底側にみられる。線条部から口腔まで続く排出導管は線条部側では，管腔側の背の高い円柱状細胞と基底側の基底細胞からなる。さらに，口腔側では重層扁平上皮に変わり口腔粘膜へと続く。

第3章　唾液腺の基礎知識と唾液産生の仕組み

表1　唾液腺の構成細胞

唾液腺	種類		組織
大唾液腺	耳下腺		純漿液腺
	顎下腺		混合腺（漿液腺＞粘液腺）
	舌下腺		混合腺（粘液腺＞漿液腺）
小唾液腺	口蓋腺		粘液腺
	舌腺	前舌腺	粘液腺
		後舌腺	粘液腺
		エブネル腺	漿液腺
	口唇腺		混合腺
	頬腺		混合腺
	臼後腺		混合腺

表2　安静時と刺激時唾液の割合（％）

	安静時	刺激時	睡眠時
耳下腺	21.5	58.0	0.0
顎下腺	70.0	33.0	72.0
舌下腺	2.0	1.5	14.0
小唾液腺	6.5	7.5	14.0
	100.0	100.0	100.0

（日本フィンランドむし歯予防研究会編）

5　唾液の分泌

5.1　唾液分泌量

1日に分泌される唾液量は，約1〜1.5リットルで，安静時は耳下腺から約20%，顎下腺から70%，舌下腺から2%，残りが小唾液腺から分泌される。一方，刺激時は耳下腺から分泌される唾液の割合が50%以上となり消化酵素を多く含む唾液が分泌されていることがわかる（表2）。

5.2　唾液分泌のメカニズム[2,6]

唾液分泌は自律神経系の交感神経と副交感神経のバランスにより制御されている。自律神経系は，一般に内臓の機能を調節し，その構成要素である交感神経と副交感神経は，通常正反対の拮抗作用を示す場合が多いが，唾液腺では両方とも唾液分泌促進に働く。実際の唾液分泌は，これらの神経が単独に機能するわけではなく微妙にバランスをとりながら制御されている。例えば緊張時には交感神経が優位になりタンパク質を多く含んだ粘稠な唾液が，一方，食事時には副交感神経が優位となり水分を多く含んだサラサラした唾液が分泌されるのはこのためである。また，咀嚼，味覚および視覚なども唾液分泌の誘因となり，脳幹を介した反射経路の存在が知られている。

5.2.1　交感神経を介した唾液分泌（タンパク質分泌）

唾液腺に分布する交感神経は，胸髄を出て上頸神経節で神経細胞を換えそれぞれの唾液腺に分布する（図4）。

交感神経はその神経終末に存在するノルアドレナリンの放出を合図に唾液腺の腺房細胞に分泌シグナルが入り，主にタンパク質の分泌を促進する[5]。すなわち，神経終末から分泌されたノルアドレナリンは，腺房細胞の細胞膜上の受容体であるβアドレナリン受容体に結合した後，Gタンパク質を介してアデニール酸シクラーゼを活性化しcAMPの産生を誘導する。次に，産生されたcAMPはプロテインキナーゼA（PKA）を活性化しタンパク質が管腔内に開口分泌される（図5）。

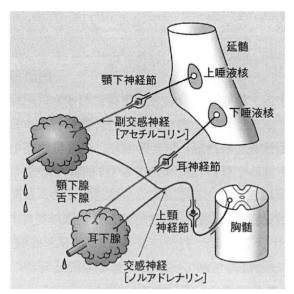

図4 唾液分泌の神経支配
(『ドライマウスの臨床』医歯薬出版より)

5.2.2 副交感神経を介した水・電解質分泌

　唾液腺に至る副交感神経経路は，耳下腺と顎下腺・舌下腺で異なる．すなわち，耳下腺では延髄の下唾液核から出た神経線維は舌咽神経，鼓室神経を経て耳神経節に入り，この神経節で神経細胞を換え耳介側頭神経と結合し，さらに耳介側頭神経の枝である耳下腺枝によって耳下腺に至る（図4）．また，顎下腺・舌下腺では，延髄の上唾液核から出た神経線維は顔面神経，鼓索神経を経て顎下神経節に入り，この神経節で神経細胞を換え，顎下腺と舌下腺に至る（図4）．

　副交感神経では，その神経終末に存在するアセチルコリンの放出を合図に唾液腺の腺房細胞にシグナルが入り，主にアクアポリンと呼ばれる水チャネルを介して水分泌を誘導する．詳細には，神経終末より分泌されたアセチルコリンは，腺房細胞の細胞膜上のムスカリン受容体に結合した後，Gタンパク質を介してフォスフォリパーゼC（PLC）を活性化し，その後フォスファチジルイノシトール2リン酸（PIP2）からジアシルグリセロール（DAG）とイノシトール3リン酸（IP_3）を産生する．IP_3は小胞体からカルシウムイオンの分泌を誘導し，さらにカルシウムイオンにより活性化したCl^-チャネルより腺腔側にCl^-の分泌が起こる．この結果生じた電気勾配によりNa^+が細胞間隙を通って腺腔側に移動し，その結果生じた濃度勾配によりアクアポリンを介した水分泌が行われ原唾液が構成される（図5）．この原唾液は，導管でNa^+とCl^-が再吸収される一方でK^+が分泌され低調な唾液となり口腔内に分泌される．

　唾液分泌促進薬である，ピロカルピンや塩酸セビメリン水和物などはいずれもムスカリン受容体のアゴニストであり，本分泌経路の活性化により水分泌が促進される．他方，服薬による口腔乾燥症は，本分泌経路の抑制による唾液分泌障害に起因したものである．

第 3 章　唾液腺の基礎知識と唾液産生の仕組み

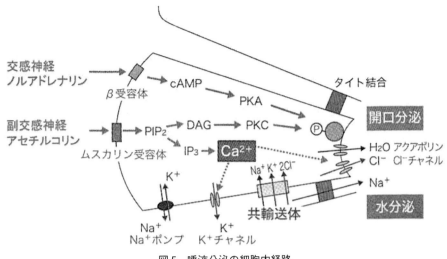

図 5　唾液分泌の細胞内経路
(『口腔生物学各論 唾液腺』学建書院より)

5.3　唾液の機能とその成分

5.3.1　唾液の由来

　唾液腺の導管あるいは腺房の近傍には多数の毛細血管が認められ，この毛細血管を透過した血清成分や水が唾液腺で産生されたタンパク質とともに導管を通して口腔内に分泌される。このことが，唾液が全身性疾患に対するモニタリング材料となりうるのではないかと期待される理由である。以下に具体的な由来をまとめる（表 3）。

　(1)　唾液腺の中に張り巡らされている毛細血管網から

　この毛細血管からは唾液中の水分や血清中の比較的小さな物質が毛細血管壁を透過し唾液として分泌される。

　(2)　唾液腺の腺房細胞から

　唾液線の腺房細胞で合成されたタンパク質があり，アミラーゼやムチンなどが代表的なものである。

　(3)　形質細胞から

　分泌型 IgA（sIgA）は唾液腺組織やその周囲間質に存在する形質細胞で産生され唾液中に分泌される。

5.3.2　唾液の成分

　唾液の成分はほとんどが水（99% 以上）で，その中に電解質およびタンパク質が混ざり，これらが相互に関連しながら口腔内環境と機能が維持されている。唾液の機能は大きく分けて 3 つからなる。すなわち，(1) 微生物に対する作用，(2) 食物に対する作用，(3) 口腔粘膜および歯質に対する作用である（表 3）。

　(1)　微生物に対する作用

① 抗菌作用
　唾液の中には様々な抗菌物質が含まれており，代表的なものとしてムチン，ペルオキシダーゼ，リゾチーム，ラクトフェリンおよび分泌型 IgA 抗体（sIgA）などがある。また，ムチンとIgA は共同して病原因子に吸着することが知られている。
② 洗浄作用
　唾液中のムチンは細菌を吸着させ，凝集させて洗い流す。これにより，局所の過剰な細菌増殖を防いで，口腔組織の抵抗力とのバランスを保つことができる。
　（2）　食物に対する作用
① 食塊形成作用
　消化活動における食塊形成には，歯で咬み砕かれた食片を一塊にし，さらに咬み砕いて次第に細かくしていく過程が必要である。これには唾液に含まれるムチンなどのムコ多糖タンパク質が重要な役割を担っており，このタンパク質は水を多量に含むことができかつ粘着性があるため，食片をまとまった塊にするのに役立っている。
② 消化作用
　唾液中に含まれるアミラーゼは，デンプンを麦芽糖に分解する消化作用を示す。
③ 自浄作用
　唾液中の水とタンパク質によるもので，口腔内の歯についた食物残渣や，歯周組織の落屑をタンパク質に吸着しながら，水の流動性を使って洗い流す。
④ 味覚形成
　唾液は，味覚を感ずる物質を溶解するとともに，その分解を行うことにより味覚を形成する。
　（3）　保護作用
① 歯の保護および再石灰化促進
　唾液は，カルシウムおよびリン酸塩を含み，エナメル質の溶解を防ぐのみならず再石灰化を促進する。また，歯の表面にペリクルを形成し歯を保護している。
② 緩衝作用

表3　唾液の機能およびその構成成分

微生物に対する作用	抗菌作用	リゾチーム，ラクトフェリン，ヒスタチン，シスタチン，sIgA
	洗浄作用	
食物に対する作用	潤滑・食塊形成作用	ムチン
	消化作用	アミラーゼ
	自浄作用	タンパク質
	味覚形成	亜鉛
保護作用	歯の保護および再石灰化促進	カルシウム・リン酸
	緩衝作用	炭酸・重炭酸
	口腔粘膜の保護・修復作用	ムチン，EGF
	抗炎症作用	カタラーゼ，ペルオキシダーゼ

第3章 唾液腺の基礎知識と唾液産生の仕組み

唾液は炭酸および重炭酸を含み，pHの調節を行っている。このことにより，細菌が産生する酸が中和され歯の脱灰が防がれている。

③ 口腔粘膜の保護・修復作用

唾液中に豊富に含まれるムチンは，口腔粘膜を被覆することにより，細菌感染や化学的・物理的な刺激より粘膜を保護している。また，上皮成長因子などの増殖因子やサイトカインも含み，粘膜の修復作用を有する。

④ 抗炎症作用

唾液には炎症病巣などで産生されたフリーラジカルを消去する物質（ヒスチジン，カタラーゼ，ペルオキシダーゼ，シスタチン）が含まれ，抗炎症作用や抗がん作用を有する。

5.4 唾液の種類

唾液はその採取方法により導管から直接回収された"純唾液"と一旦口腔内に分泌された後に回収された"混合唾液（全唾液）"に分けることができる。この中で，混合唾液は，純粋な唾液に加えて少量であるが歯肉溝浸出液，粘膜や炎症部位からの浸出液，剥離上皮細胞（口腔粘膜＋気管粘膜上皮），炎症細胞，微生物および食物残渣を含む。また，唾液の採取時の刺激の有無により，安静時唾液や刺激唾液が区別される。刺激唾液は，刺激に用いた物質の混入や水分泌誘導により唾液が希釈されてしまうことから，通常，安静時唾液が唾液検査の際には利用される。ただし，極端に唾液の分泌量の少ない患者では，安静時唾液では唾液の採取が困難な場合があるので，その場合にはガムなどを噛んでもらい刺激唾液を採取することがある。

文　　献

1) 天野修ほか，口腔生物学各論 唾液腺，学研書院（2006）
2) 斎藤一郎ほか，ドライマウスの臨床，医歯薬出版（2007）
3) 美島健二，ザ・クインテッセンス，**33**（4），56（2014）
4) D. T. Wong (ed.), "Salivary Diagnostics", Wiley-Blackwell（2008）
5) 川崎堅三（監訳），Ten Cate 口腔組織学 第5版，医歯薬出版（2001）
6) 谷村明彦ほか，日本薬理学雑誌，**127**（4），249（2006）

第4章　唾液検査によるヘルスケアと診断

1　唾液検査のストレス測定への展開

山口昌樹*

1.1　はじめに

　ストレスを感じることは，心身の状態を一定に保とうとする生体の機能が，正常に働いている証しである。ストレスを全く感じなくなることが望ましいのではなく，ストレスと共存していくのが宿命なのであろう。しかしながら，ストレスが原因とされて引き起こされる様々な病気は「文明の病」とも呼ばれ，人類史上初めて，死亡や病気の主要原因の一つとなるに至った。ストレスフルな時代になったのか，人間が弱くなったのか，ここでは議論しないが，何れにも原因があろう。では，今まで経験したことのない高ストレスな状況を，どのように把握し，対応していけばよいのであろうか。しかも，人によってストレスに対する耐性も異なるし，同じ状況から引き起こされる心身の反応も違う。

　疾患の診断指標に用いられる生化学物質（バイオマーカー）の分析には，使用目的に即した分析方法，すなわちバイオセンサ，イムノクロマト法，酵素標識免疫測定（ELISA）法，表面プラズモン共鳴（SPR）法などが研究開発されている。迅速・高感度化したバイオセンサで，唾液という非侵襲的に得られるサンプルを随時に分析できれば，患者数が増大の一途をたどるうつ病や心的外傷後ストレス障害（PTSD）といったストレス関連疾患の重症化を防ぐ即時診断ツールとして，効果を発揮すると考えられる。ストレス関連疾患は，いったん発症すると完治するのは容易ではなく，うつ病では，1年以内に50％，一生のうちには90％の確率で再発するという報告もある。このことから，未病の段階で対応し，発症に至らせないことが，現在取りうる最も効果的な対策である。つまり，従来できなかった「早期予測」という新たな付加価値を創造できるかが，唾液バイオマーカーによるストレス検査実現への鍵を握っている。

　ここでは，開発が進む唾液式ストレスセンサを紹介する。具体的には3つの論点，①ストレスとバイオマーカーの関連性，②唾液検査用バイオセンサの測定原理と測定対象，③バイオマーカーの医学的根拠（エビデンス）提供の意義について焦点を当てて解説する。

1.2　急性ストレスのセンサ

1.2.1　アミラーゼ測定の意義

　40年以上に渡る臨床研究の積み重ねを経て，今日では，唾液に含まれるアミラーゼ（唾液ア

＊　Masaki Yamaguchi　岩手大学　大学院工学研究科　バイオ・ロボティクス部門　教授

第 4 章 唾液検査によるヘルスケアと診断

ミラーゼ）という酵素の活性が，交感神経系の指標として有用であると，広く認知されるようになった[1,2]。ストレスと唾液アミラーゼの関係は，1970 年代初頭に Groza ら[3]や Speirs ら[4]によって報告されたのが最初である。唾液腺では，末梢性のアドレナリン作用として，$\alpha1$ 受容体で水，β 受容体でアミラーゼなどのタンパク質の分泌が亢進されることがわかっている[5]。しかも，唾液アミラーゼは，唾液腺から分泌される酵素の中で最も分泌量が多い。また，β 遮断薬を投与すると，唾液アミラーゼが変動しなくなることも報告されている。この直接神経作用によるタンパク質分泌，すなわち唾液アミラーゼ活性（濃度）の変化を計測すれば，応答時間が 1 分〜数分と短く，ホルモン作用に比べて格段に応答が速い交感神経のモニタリングが可能となる。

1．2．2 唾液アミラーゼ用ドライケミストリーセンサ

図 1 は，唾液アミラーゼから迅速に交感神経活動の興奮／沈静を測定するために製品化された，ドライケミストリー式の酵素センサ（唾液アミラーゼモニタ）である[6,7]。この唾液アミラーゼモニタは，本体（$130 \times 87 \times 40$ mm^3，190 g）と使い捨て式のテストストリップで構成されている。唾液アミラーゼモニタは，ニプロ㈱より 2005 年に販売が開始され，2007 年には厚労省の医療認可を取得し，現在は一般医療機器として販売されている。

この唾液センサの意義としては，下記の事項が挙げられる。

① 唾液ならではの応用：唾液腺から直接・大量に分泌される唾液アミラーゼに着目することで，交感神経反射を 1 分以内に観察したいという目的に合った応答性を実証
② 採取チップの開発：唾液の定量採取を簡便に実現し，サンプルの扱いにくさを克服

1．3 慢性ストレスのセンサ
1．3．1 コルチゾール測定の意義

血中のコルチゾールは，約 80％がコルチコステロイド結合グロブリン（CBG）と，約 10％がアルブミンと結合しており，これらは結合型コルチゾールと呼ばれる。結合型コルチゾールは，活性が低い。残りが遊離型コルチゾール（free cortisol）として細胞膜を通過し，細胞の核内レ

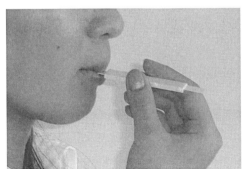
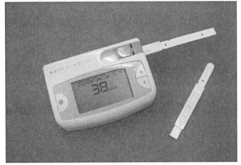

(a) 使い捨て式のテストストリップ　　　　(b) 携帯モニタの外観

図 1　唾液アミラーゼを分析して交感神経活動を測定する携帯アミラーゼモニタ（ニプロ㈱）

セプターと結合して作用する。コルチゾールの測定には，イムノアッセイ（免疫測定法）が用いられるが，抗原抗体反応では，結合型コルチゾールと遊離型コルチゾールのいずれもが認識される。つまり，本当に測りたいのは活性のある遊離型コルチゾールであるが，血液検体によるイムノアッセイでは，総コルチゾール（total cortisol）を測定してしまう。コルチゾールの結合型／遊離型の比率が変動すると，遊離型コルチゾール濃度の推定精度に影響する[8]。

一方で，唾液は，唾液腺という器官によって血液を原料にして作られる。高分子量のタンパク質は唾液腺を通過できないので，唾液中には血中の遊離型コルチゾールしか現れない。すなわち，唾液中のコルチゾール（遊離型コルチゾール）は，血中の遊離型コルチゾールと極めて良い相関性を示す。これが，唾液検体を用いる最大のメリットである[9,10]。ただし，唾液コルチゾール濃度は血中コルチゾール濃度よりも低くなり，0.1-10 ng/mL（0.278-27.8 nmol/L）の範囲を取るので，血液分析よりも高感度な分析方法が必要になる。臨床現場で唾液からコルチゾールを即時診断するのに用いる分析技術に求められる仕様を比較して総合的に判断すると，イムノセンサが最も適していると考えられる[11]。

1.3.2　唾液コルチゾール用イムノセンサ

バイオセンサは，多数の物質の中から目的物質のみを認識する部分（分子識別素子）と，認識したという情報を信号に変換する部分（信号変換素子）から構成され，両者の特性がセンサ性能を左右する。そのため，微量液体の送液，反応領域の制御，サンプル中の夾雑物質や試薬の迅速・完全な除去をする洗浄機構といった流体制御技術は，バイオセンサ設計で汎用的に活用できる基本技術となり得る。筆者は，微量液体の送液：撥水性と遠心力を利用してサンプル溶液を反応室へ移動させ，標識試薬と反応させる流体弁を高性能化した。ディスク状チップと遠心機構を備えた本体を組み合わせ，わずか数 μL のサンプルでも弁の開閉が機能する条件を見出した。

図 2 (a) には，分析用ディスク・チップの構造を示した[12,13]。コルチゾールは，分子量が 362.47 しかないハプテンなので，酵素標識抗コルチゾール抗体（以下，コンジュゲート）を独

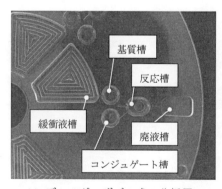
(a) ディスポーザブル式の分析用ディスク・チップ

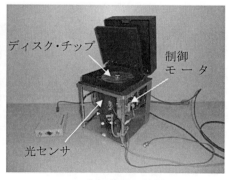
(b) 分析装置の外観

図2　非侵襲唾液コルチゾール迅速分析装置の開発に向けた試作機器（岩手大学とローム㈱の共同開発）

第 4 章　唾液検査によるヘルスケアと診断

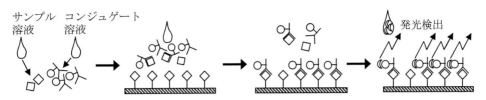

◇：コルチゾール，Y：酵素標識コルチゾール抗体 (コンジュゲート)，◇：コルチゾール－BSA，▨：コルチゾール－BSA 固相化用ポリスチレンパッド，◖：発光基質

(a) コルチゾール分析に用いた化学反応系

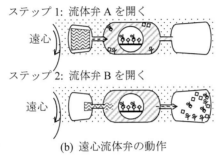

(b) 遠心流体弁の動作

図 3　唾液コルチゾールセンサの分析原理

自に有機合成し，分子認識に競合法を採用した．ディスク・チップは，中央に固定穴が設けられたディスク形状を有しており，回転可能となっている．微細流路が，緩衝液槽，基質槽，コンジュゲート槽，反応槽，廃液相を繋いでいる．コンジュゲート槽は，サンプル滴下口を兼ねている．基質槽には発光基質が，コンジュゲート槽には酵素標識コルチゾール抗体が，それぞれ添加される．反応槽には，コルチゾールをウシ血清アルブミン（bovine serum albumin：BSA）で固相化したポリスチレンパッドが設置されている．図 2 (b) には，遠心機能を備えた本体の外観（装置系）を示した（寸法：$20 \times 20 \times 20 \ mm^3$）．

図 3 には，コルチゾールの分析原理（試薬系）を示した．サンプルである唾液検体を，ディスク・チップのコンジュゲート槽に滴下すると，コンジュゲートがそれに溶け込む（コンジュゲート溶液）．分析チップを所定回転数で回転させると，遠心力でコンジュゲート溶液が流体弁 A を通過できるようになり，反応槽に移され競合反応が起こる．ただし，寸法形状が異なるため，流体弁 B は通過できない．一定時間反応させた後に，分析チップを所定回転数で回転させると，遠心力でコンジュゲート溶液が流体弁 B を通過できるようになり，余分な流体が廃液槽に除去される．その後，基質槽から発光基質を反応槽へ流入させると，反応槽のコンジュゲートと発光基質が反応し，コンジュゲート濃度に比例した発光強度が観察される．

このように，急性ストレスと慢性ストレスの 2 つの心身状態の尺度が揃ったことで，ストレス状態の予測に向けて，大きく前進した．

1.3.3 唾液サイトカインの網羅解析

細胞が産生する生理活性物質で，細胞間の情報伝達に利用されるサイトカインは，タンパク質の一種で，様々な疾患との関連性が報告されている。サイトカインをその機能で分類すると，インターロイキン，ケモカイン，インターフェロンなどがある。サイトカインによって，神経内分泌系のストレス反応を活性化させることもわかっており，その結果分泌されたコルチゾールは，神経内分泌系だけでなく炎症反応，免疫反応も抑制する[14]。

サイトカインの濃度分析は血液検体が主流であるが，例えば，50 μL ほどの唾液から 8～27 種類のサイトカインを同時分析できる磁気ビーズ法によるマルチアッセイシステムが，Bio-Rad Laboratories, Inc. 等で実用化されている。今後は，唾液サイトカインの網羅解析（meta-analysis）の結果が，臨床で活用されていくことが予想される。

1.4 ストレス・エビデンスの提供
1.4.1 アナリティック・データベース

健康診断では，血糖値などに代表されるバイオマーカーが分析され，病気の診断とその進行具合，回復状況などの「ものさし」として利用されている。そのためには，バイオマーカーの絶対値が何を意味するのかという判断の基準が，科学的な根拠，つまりエビデンスに基づいて示されなければならない。では，エビデンスは誰が示すのか。長年に渡る医学研究論文の積み重ねは必須であるが，それだけで「自然に」エビデンスができ上がるものではない。誰かが，膨大な情報の整理や分析を行って，ものさしと心身状態との関係性を示す判断の基準を「意図的に」構築する必要がある。本来，計測工学におけるセンシングとは，単にある量で数値化・定量化するだけでなく，注目している現象と量の関連性を示す尺度を提案し，それをもとに課題を解決するシステム開発を意味している。

しかし，膨大に存在するストレスに関する事象のエビデンスを構築するのは，容易ではない。現代社会は，デジタルデータが爆発的に増大するビッグデータ（情報爆発）時代を迎えたと言われているが，ストレスのデータベースは，まだ構築されていない。筆者らは，文部科学省特別経費で「生体機能の理解にもとづく災害ストレス支援技術の推進事業（研究代表者：山口昌樹）」を実施した（3年間，2013-2015年度）。本事業は，アナリティック・データベースとしてストレス・エビデンス・検索エンジンを構築することで，分子から社会までを統合し，社会の中からエビデンスを発掘し，早期の予測と対処を図ることを目的とした。

1.4.2 ストレス・エビデンス・検索エンジン

試作したストレス・エビデンス・検索エンジンは，ストレスに関連する2つの情報，つまりネット上のつぶやきという「非医学情報」と，医療機関が発信する英文医学論文の「医学情報」という2群のテキストデータソースを，それらに含まれる複数のキーワードの一致度で結びつけ，情報の確からしさを「エビデンス度」として示す仕組みを考案した。

非医学情報と医学情報のテキストデータは，Wikipedia シソーラスで階層化した（図4）[15]。

第4章　唾液検査によるヘルスケアと診断

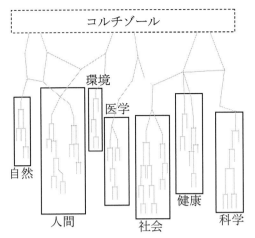

図4　Wikipediaシソーラスで階層化したストレス・エビデンス・検索エンジンのカテゴリーツリー
例えば，「コルチゾール」という1つのキーワードが，どのようなカテゴリーに分類されるかを示している。

非医学情報は，はてなブックマーク[16]から，医学情報は，引用文献データベースScopusにおいて，下記の検索式で3,000編の英文医学論文を抽出し，それらのabstractを和文へ翻訳した。

　　ストレス×コルチゾール×唾液×ストレス関連疾患　　　　　　　　　　　　　　　(1)
　　　ストレス関連疾患：うつ病＋大うつ病＋双極性障害＋不安障害＋心的外傷後ストレス障害
　　　＋過敏性腸症候群＋統合失調症

形態素解析（MeCab）でキーワード抽出し，それらが文書中に出現する頻度をTF-IDF法により求めた。非医学情報と医学情報の2つのキーワード群の関連性の数値化には，サポートベクターマシン（support vector machine：SVM）を用いた。2次元直交座標系を例にとると，最小二乗法により線形近似した回帰直線 $y = ax + b$ が識別境界となる。

$$a = \frac{n\sum_{i=1}^{n} x_i y_i - \sum_{i=1}^{n} x_i \sum_{i=1}^{n} y_i}{n\sum_{i=1}^{n} x_i^2 - \left(\sum_{i=1}^{n} x_i\right)^2}$$

$$b = \frac{\sum_{i=1}^{n} x_i^2 \sum_{i=1}^{n} y_i - \sum_{i=1}^{n} x_i y_i \sum_{i=1}^{n} x_i}{n\sum_{i=1}^{n} x_i^2 - \left(\sum_{i=1}^{n} x_i\right)^2}$$

　　n：データ数

このようにして求めた結果をエビデンス度とすると，正の相関では正の値，負の相関では負の値，無相関では0を取ることになる。

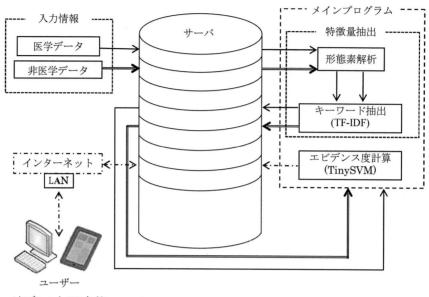

図5　ストレス・エビデンス・検索エンジンのハード・ソフトシステム

　図5には，ストレス・エビデンス・検索エンジンのハード・ソフトシステムを示した。本検索システムのユーザーは，医師ではなくストレスに苦しむ個人を想定し，スマートフォンやタブレットPCなどといった携帯端末でアクセスして，いつでも，どこでも利用できるようにした。

　図6には，ストレス・エビデンス・検索エンジンのユーザーインタフェースとして開発した「KOKORONOMA」のデザイン概要を示した。この画面デザインでは，東京藝術大学の協力を得た。初期画面の床の間のデザインにおいて，掛け軸で「自分」，格子窓で「社会」，生け花で「人間関係」という3つの入口をイメージしている。この検索エンジンは階層構造になっており，キーワードで辿って行くと，やがて具体的な情報と関連するエビデンスが示される。

　図7には，エビデンス度と論文数の関係を試算した一例を示した。各キーワードにおいて，医学情報として用いた3,000編の英文医学論文のうち，エビデンス度が正の相関となる論文がどの程度存在するかを示している。「コルチゾール」は，式（1）に示した論文検索式に含まれるキーワードのため，当然ながらほぼ全ての論文でエビデンス度が正の値を持つこととなる。他のキーワードとの比較では，「コルチゾール：（E：1.97）」＞「妊娠：（D：0.12）」＞「医療：（A：−0.28）」＞「勉強：（B：−0.67）」＞「金：（C：−0.84）」の順となった。キーワード毎でエビデンス度やそれを裏付ける論文数に差異が生じ，エビデンス度が高いキーワードほど，それを裏付ける論文数が多いことがわかる。

1.5　おわりに

　慢性疾患は，ひとたび発症すれば，完全な治癒が困難である病気が多い。早期の予測と対処

第 4 章　唾液検査によるヘルスケアと診断

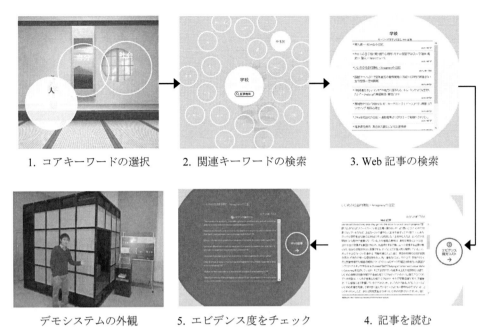

図 6　ストレス・エビデンス・検索エンジンのユーザーインタフェース画面の推移とデモシステム

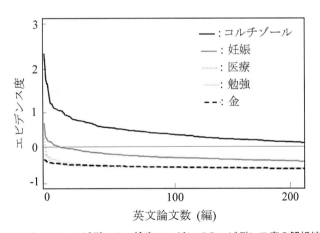

図 7　ストレス・エビデンス・検索エンジンでのエビデンス度の解析結果

は，その予防や重症化への防止に効果的である．しかし，定量指標となるバイオマーカーの分析には，専用の大型分析装置が必要なものが多く，分析場所が検査センターに限定され，臨床現場での即時診断を妨げていた．これは，発症→早期診断→治療→回復に至る 4 つの過程からなる輪を断ち切っている．携帯可能な大きさで，誰でも簡便に，即時分析できる疾患の可視化技術の開発は，この輪をつなぐことができる．ポイント・オブ・ケア検査という視点は，医療技術が進むべき方向の一つの解を与えてくれる．そして，アナリティック・データベースという情報技術

は，エビデンス構築の新しい手法として，威力を発揮するであろう。

文　　献

1) K. Obayashi, *Clin. Chim. Acta*, **425**, 196 (2013)
2) 山口昌樹, 日薬理誌, **129**, 80 (2007)
3) P. Groza et al., *Rev. Roum. Physiol.*, **8**, 307 (1971)
4) R. L. Speirs et al., *Arch. Oral Biol.*, **19**, 747 (1974)
5) R. P. Suddick & F. J. Dowd, Mechanisms of secretion of saliva, in "The Biological Basis of Dental Caries" (L. Menaker eds.), p.64, Haper Collons, New York (1979)
6) M. Yamaguchi et al., *Biosens. Bioelectron.*, **20**, 491 (2004)
7) M. Yamaguchi et al., *Biosens. Bioelectron.*, **21**, 1007 (2006)
8) C. M. Mendel, *Endocr. Rev.*, **10**, 232 (1989)
9) R. F. Vining & R. A. McGinley, *J. Steroid Biochem.*, **27**, 81 (1987)
10) W. S. Gozansky et al., *Clin. Endocrinol. (Oxf.)*, **63**, 336 (2005)
11) M. Yamaguchi et al., *Biosens. Bioelectron.*, **41**, 186 (2012)
12) 山口昌樹, 丹羽大介, 機能材料, **33**, 57 (2013)
13) M. Yamaguchi et al., *Sensing and Bio-Sensing Research*, **1**, 15 (2014)
14) 臨床サイトカイン研究会 編, 臨床サイトカイン学, p.23, メディカル・サイエンス・インターナショナル (2007)
15) 中山浩太郎ほか, 情報処理学会論文誌, **47**, 2917 (2006)
16) はてなブックマーク, http://b.hatena.ne.jp/

2 唾液中のステロイドホルモンの測定とその意義

笹本英彦[*]

2.1 はじめに

　唾液は口腔内の唾液腺，主に耳下腺，顎下腺，舌下腺の三大唾液腺より分泌される。その他いくつかの小唾液腺があり，口腔内の唾液はこれらの唾液腺より分泌された唾液の総和である。唾液中には唾液腺で合成された物質と血漿由来の物質があり，多くの物質が能動的な分泌や再吸収を受けている[1,2]。

　唾液は非侵襲的な体液試料であり，広く用いられている血液試料に比べて採取の際に無痛であること，医療従事者がいなくても採取可能であること，繰り返しの採取が容易であること，感染のリスクが低いこと等多くのメリットがある。

　ここで紹介するステロイドホルモンは，唾液の分泌量に影響されずに血中のホルモン濃度を反映することが報告されており，今後，測定意義の拡大が期待されている。

2.2 ステロイドの分泌メカニズム

　唾液腺内にはステロイドの代謝酵素の存在が報告されている。糖質コルチコイドについては唾液腺中の11βHSD2の働きにより，コルチゾールがコルチゾンに変換される。実際に血中ではコルチゾール濃度＞コルチゾン濃度であるが，唾液中ではコルチゾール濃度＜コルチゾン濃度となることが知られている[3]。また，テストステロンについても唾液腺による代謝を示唆する報告がある[4]。しかしながら，このような唾液腺における代謝の報告にもかかわらず，唾液中ステロイド濃度は血中ステロイド濃度もしくは血中遊離ステロイド濃度ときわめて良く相関する[5〜7]。議論はあるものの，唾液中のステロイド濃度は口腔内の環境に左右されず，血中のステロイド濃度を反映するとの見方が一般的である。

　腺腔側への輸送には，細胞間隙を通る傍細胞輸送と細胞内を通る経細胞輸送がある（図1）。極性が高く細胞膜を通過できない物質は，傍細胞輸送により水分と一緒に腺腔側に輸送され，そこで経細胞輸送で分泌された水分と混じり希釈される。このような物質の唾液中濃度は両輸送経路の比に左右され，分泌量が増加すると濃度が低下する。一方，ステロイド等の極性の低い分子は傍細胞輸送と経細胞輸送の双方で分泌されるため，刺激を加えて唾液の分泌量を変化させても唾液中の濃度は変化しない[5,8〜10]。また，この時タンパク質に結合しているステロイドは細胞膜を通過できないため，唾液中に分泌されるのは生理活性を持つ遊離型であるとされている。このことより，血中のトータル濃度より唾液中の濃度の方が有用であるとの報告もある[5,11]。

---

[*] Hidehiko Sasamoto　㈱あすか製薬メディカル　検査事業部　事業部長

非侵襲的検体検査の最前線—唾液検査・呼気検査を中心に—

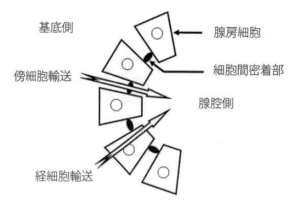

図1 経細胞輸送と傍細胞輸送[1]

2.3 主な測定項目

2.3.1 糖質コルチコイド

唾液中のコルチゾール濃度は，血中のコルチゾール濃度と極めて良く相関する（図2）。また，特徴として，高濃度側で唾液中の濃度比が上昇する曲線型となる[6,7]。

深夜唾液中のコルチゾール濃度測定がクッシング症候群（CS）の鑑別に有用であることは広く知られている[13~17]。採取に医療従事者を必要としない唾液は深夜の採取に適している。また，唾液中ステロイド濃度は遊離ステロイドを反映することから，血中コルチコイド結合グロブリン濃度が上昇する経口避妊薬使用者や妊婦においてもCSの鑑別に有用である[14]。さらに，サブクリニカルクッシングの鑑別にもデキサメタゾン抑制試験の唾液中コルチゾール濃度測定が有用との報告がある[14,17]。近年はストレスマーカーとしての報告[18]が増加しており，勤務形態の負荷判

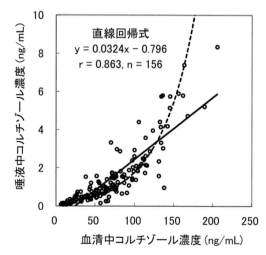

図2 血清中コルチゾール濃度と唾液中コルチゾール濃度の相関[6,12]

第4章　唾液検査によるヘルスケアと診断

定[6,19,20]や新生児のストレス評価の指標[21]などに期待されている。

　唾液中の糖質コルチコイドを評価する上で留意しなければならないのは，唾液腺にある11β-HSD2の存在である。これにより，唾液中のコルチゾールとコルチゾンの濃度比は血中の濃度比と逆転する。唾液中のコルチゾールは唾液腺中の11β-HSD2の発現量に左右されることから，理論的には，唾液中の糖質コルチコイドの評価にはコルチゾールに加えてコルチゾンの測定をすることが望ましい。また，唾液中のコルチゾン濃度が遊離コルチゾール濃度を反映するとの報告もある[3]。しかし，実際の測定値を見る限り，唾液中のコルチゾール濃度は血中のコルチゾール濃度と良く相関する[6,7]。Raffらは，この問題について，唾液試料が外用ステロイドの影響を受ける少数の患者を除けば，唾液中のコルチゾン測定がCSの診断精度を向上させることはないと結論づけている[16]。結果から推測するに唾液腺内の11β-HSD2の活性には大きな個人差はないのかも知れない。しかしながら，唾液腺中に11β-HSD2が発現しているという事実は視野に入れておくべきである。

　近年，精神状態やストレス評価に唾液中のコルチゾール濃度を測定する報告が増加している[18,21〜29]。血液を試料とした場合，採血自体がストレスになるため，その影響が懸念されるが，唾液の使用によりその懸念から解放される。コルチゾールは，日内変動が極めて大きい（図3）[6,9,12,30,31]。ストレス評価では，しばしば，その絶対値より日内変動の乱れが問題となることが多い。従って，この点を十分に考慮して採取ポイント数と採取時間を決める必要がある。宮内ら

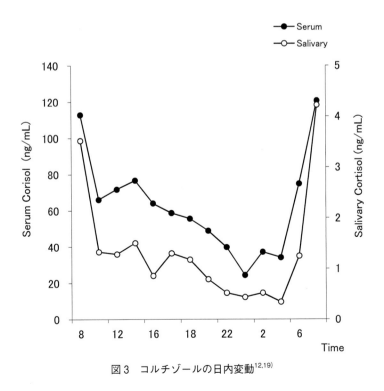

図3　コルチゾールの日内変動[12,19]

は，2時間おきに唾液と血液を採取し，その日内リズムを比較している[6,12]。それによると，唾液の日内リズムは血液中のそれを反映する。また，濃度差の大きい朝8時と深夜0時の濃度比を取ると，夜間就労などの勤務上の負荷によりその濃度比が変化し，日内リズムが崩れていることがわかる[6,12,19,20]。このように労働負荷が数値化されることは，今後の労働衛生状態の評価に大きく貢献すると思われる。また，このような評価には複数回のサンプル採取が望ましく，非侵襲的であり，かつ，深夜などの医療従事者のいない場面でも採取可能な唾液が検体として有用となる。

コルチゾールはストレス負荷によって上昇するが，個人差も大きい。唾液中コルチゾール濃度とストレスや精神状態との関連について，傾向が認められても有意差に至らない例がしばしば見受けられる[24,25]。その原因はそれぞれ異なるであろう。一元的な考えは危険ではあるが，物理的には同等の負荷でも各個人が受ける肉体的，精神的負荷が異なることは原因の一つに挙げられる。従って，評価にあたっては被験者の感受性も考慮することが望ましい。さらに被験者がすでに病的状態にある場合，ストレスで上昇するという正常な生体反応が損なわれている可能性も考慮する必要がある。

近年，唾液中のコルチゾール測定が急激に注目を集めている背景には，測定法の進化，特に唾液用の酵素免疫測定法（EIA）の開発がある。井澤らは市販のEIAキットの測定値を比較し，キット間で相関係数は良好であるが，測定値の絶対値には開きがあることを報告している[7]。従って，唾液中のコルチゾール濃度の比較には，使用キットを留意するとともに，可能であればゴールドスタンダードとしての液体クロマトグラフィー質量分析法（LC-MS）又は液体クロマトグラフィータンデム質量分析法（LC-MS/MS）との相関を求めておくことが望ましい。すでにLC-MS，LC-MS/MSとEIAキットとの相関を求めた報告もあり[32,33]，これらを参考として測定法を選定することが望ましい。

2. 3. 2　テストステロン

唾液中のテストステロン濃度は早朝に高値，深夜に低値となる[34]。しかし，その差はコルチゾールほど顕著ではなく，昼間は，ほぼ，一定と考えてよい[9]。唾液中のテストステロン濃度と血中総テストステロン濃度，遊離テストステロン濃度との相関を比較すると，遊離テストステロン濃度との相関が良い（図4）[35～37]。

唾液中のテストステロンの測定意義については，思春期における精巣機能の評価・モニタリング[35]，トレーダーの利潤との相関[38]，新生児の健康および成長の評価[39]，男性性腺機能低下症の判定[40,41]，自閉症スペクトラム疾患との相関[42]，心理的・肉体的なストレス評価[24,43,44]，メタボリックシンドロームとの関連[45]，思春期における脳の発達段階との相関[46]，青少年の非行とその治療効果[47]，音楽才能との関連[48]など極めて多岐にわたり検討されている。このことは，テストステロンが様々な肉体的・精神的なイベントに関連していることを表している。

唾液中テストステロン濃度値は，成人男性の平均が数十pg/mL[9,34,42,43,49]から200 pg/mLを超えるもの[24,35,44,45]まで，報告によりかなりの開きがある。イムノアッセイは低濃度域で実際の値

第 4 章　唾液検査によるヘルスケアと診断

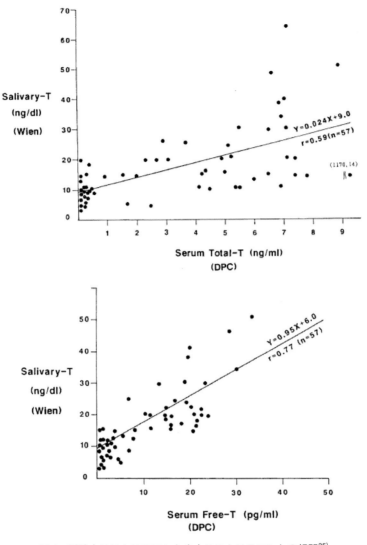

図 4　唾液中テストステロンと血中テストステロンとの相関[35]

より高値を示す傾向があることが，血中のテストステロン測定で指摘されている[50〜52]。唾液中のテストステロン濃度は極めて低く，同様の現象が生じている可能性がある。まずは LC-MS/MS にて正確な濃度測定をすることが望ましい。

2.3.3　17-ヒドロキシプロゲステロン

　新生児の血中 17-ヒドロキシプロゲステロン値は先天性副腎過形成（CAH）の診断に有用である。CAH は女性の外性器異常の最も一般的な原因であり，ヒドロコルチゾン，プレドニゾンあるいはデキサメタゾンのようなグルココルチコイドによる早急な内科療法が求められる。CAH 患者の血中と唾液中の 17-ヒドロキシプロゲステロンは，有意な正相関を示す[53,54]。唾液

の 17-ヒドロキシプロゲステロンの測定は血中 17-ヒドロキシプロゲステロン測定に代わる有用な鑑別法として期待されている。また，唾液は繰り返しの採取が容易であり，治療のモニタリングとしても期待できる。

現在，17-ヒドロキシプロゲステロンのイムノアッセイ法は 17-ヒドロキシプログネノロンや 17-ヒドロキシプログネノロンサルフェート等との交差反応により擬陽性となることが問題となっている。従って正確な測定には LC-MS/MS の使用が望ましい[54]。また，新生児の唾液について 17-ヒドロキシプロゲステロン以外の広範なステロイド解析が進めば欠損酵素の鑑別法としても期待できる。

2. 3. 4 エストラジオール，プロゲステロン

唾液中のエストラジオールとプロゲステロンは女性の性周期に合わせて変動する（図5）[55~57]。Lipson らは妊娠が成立した場合のエストラジオール濃度と不成立の場合のエストラジオール濃度には有意差が認められ，唾液中のエストラジオール濃度は卵巣機能の評価に有用であるとしている[57]。また，Tamate らは，体外受精胚移植治療の際の唾液中エストラジオールを測定し，妊娠が成立した場合と不成立の場合でサイクルパターンが異なることから，受胎モニタリングとして有用であることを示した[55]。繰り返し採取が容易な唾液の特性を生かし，より詳細な解析が進むことで不妊治療の一助となることを期待する。この他，唾液中のエストラジオールには性行動[58]や作業記憶[59]，孤独[60]や過食[61]との関連を求めた報告，プロゲステロンについては性行動[58]やメタボリックシンドロームとの関連[45]を調べた報告等がある。

2. 4 採取法，保管方法

唾液試料は，通常，各唾液腺から分泌された唾液の混液として採取される。唾液腺間の差異については，耳下腺からの唾液中のテストステロン濃度と唾液全体のテストステロン濃度が一致するとの報告がある[5]。

唾液の採取法は大きく分けて，①唾液を無刺激でそのまま採取する方法（唾液をそのまま容器に吐き出す，ストローを用いて容器に採取する，アスピレータで吸引するなどの方法。吸着や妨害物質の溶出の影響はないが，採取量が少なくなる），②クエン酸やガムなどの刺激により分泌量を上げて採取する方法，③サリベッティーなどの吸収剤を口に含み吸収した唾液を遠心で採取する方法，がある。②については，測定値に影響なしとする報告と影響を指摘する報告がある[8,9,62]。③に用いる吸収剤にはセルロースやポリマーがあり，吸収剤により測定値が変動するとの報告がある[36,63~65]。測定対象項目によって，報告によっても違いがある。量的な確保が可能であれば影響の少ない無刺激の直接採取が望ましい。新生児，幼児などの量的確保の難しい対象には eye-arrow, eye-sponge, swab などの吸収剤を用いる報告がある[65~67]。用いる吸収剤によってバイアスがかかることが示されているが，実際の濃度が変動するのか，測定に用いたイムノアッセイへの影響かは定かではない。採取の難しい被験者からの採取方法としては大変魅力的であり，実際に濃度変化があるのか LC-MS/MS 測定による正確な評価が期待される。

第4章　唾液検査によるヘルスケアと診断

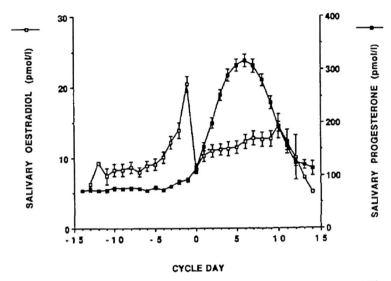

図5　女性性周期における唾液中のエストラジオールとプロゲステロン濃度[57]

　日内変動のあるものは，採取時間についても十分に調査の上，決定されたい。新生児においては，超日リズムを考慮した厳密な採取計画が望ましい。

　唾液中のステロイドホルモンの安定性は，検体間差が大きい。多くの検体で数日間，室温放置で安定であるが，一部の検体では大きく変動する。これは細菌によるものと推測され，採取時の口腔環境が影響していると考えられる[9,64]。よって，安定性のデータがあっても採取後できるだけ速やかに凍結保存することが望ましい。

2.5　今後の展開

　唾液中のステロイドホルモン濃度は血中に比べて低濃度であり，そのことが測定の障害となっていたが，近年のLC-MS/MS法の開発やイムノアッセイ法の高感度化により，その障害は解決しつつある。今後は，採取法や測定法によるバイアスの問題を解決しなくてはならない。有用と思われる採取法，測定法は直接採取，LC-MS/MS測定法との比較により，その信頼性を評価するのが望ましいと考える。

　非侵襲的な体液試料として，唾液は極めて魅力的な素材である。健常者の採血が難しい幼児や小児の基礎値の確立や結合タンパク質の増減に影響されない生理活性型の評価，頻回採取による被験者の苦痛からの解放など，今後，医療，研究分野で幅広く貢献するものと思われる。

文　　献

1) 杉谷博士, 日本口腔外科学会雑誌, **57**, 182 (2011)
2) T. Pfaffe et al., *Clin. Chem.*, **57**, 675 (2011)
3) I. Perogamvros et al., *J. Clin. Endocrinol. Metab.*, **95**, 4951 (2010)
4) W. T. Cefalu et al., *J. Clin. Endocrinol. Metab.*, **63**, 20 (1986)
5) E. Sannikka et al., *Int. J. Androl.*, **6**, 319 (1983)
6) 渡辺洋子ほか, 第17回ステロイドホルモン学会, 発表演題 (2009)
7) 井澤修平ほか, 日本補完代替医療学会誌, **4**, 113 (2007)
8) J. Durdiaková et al., *Steroids*, **78**, 1325 (2013)
9) F. Matsui et al., *Endocr. J.*, **56**, 1083 (2009)
10) T. Higashi et al., *Steroids*, **75**, 338 (2010)
11) L. Manetti et al., *Eur. J. Endocrinol.*, **168**, 315 (2013)
12) 宮内文久, 産業医学ジャーナル, **33**, 40 (2010)
13) P. C. Elias et al., *J. Clin. Endocrinol. Metab.*, **99**, 2045 (2014)
14) H. Raff, *Endocrine*, **44**, 336 (2013)
15) F. Ceccato et al., *Eur. J. Endocrinol.*, **169**, 31 (2013)
16) H. Raff et al., *Nat. Rev. Endocrinol.*, **6**, 658 (2010)
17) Y. Tateishi et al., *Endocr. J.*, **59**, 283 (2012)
18) 井澤修平ほか, 日本補完代謝医療雑誌, **4**, 91 (2007)
19) 宮内文久ほか, 第18回ステロイドホルモン学会, 発表演題 (2010)
20) 宮内文久ほか, 第17回産業ストレス学会, 発表演題 (2009)
21) M. F. Cândia et al., *Rev. Bras. Ter. Intensiva*, **26**, 169 (2014)
22) N. E. Steen et al., *Prog. Neuro-psychoparmacol. Biol. Psy.*, **35**, 1100 (2011)
23) D. H. Barzman et al., *Psychiatr. Q*, **84**, 475 (2013)
24) B. T. Crewther et al., *Clin. Biochem.*, **46**, 354 (2013)
25) A. Ota et al., *Sci. Rep.*, **4**, 6042 (2014)
26) H. Fukui et al., *Front. Psychol.*, **4**, 910 (2013)
27) N. Kandasamy et al., *Proc. Natl. Acad. Sci. USA*, **111**, 3608 (2014)
28) 本間誠次郎ほか, Annual Review 糖尿病・代謝・内分泌, p.144 (2008)
29) 田中喜秀ほか, 日薬理誌, **137**, 185 (2011)
30) 長根光男ほか, 千葉大教育学部研究紀要, **54**, 25 (2006)
31) 井澤修平ほか, 労働安全研究, **3**, 119 (2010)
32) G. Montskó et al., *Anal. Bioanal. Chem.*, **406**, 2333 (2014)
33) R. Miller, *Psychoneuroendocrinology*, **38**, 50 (2013)
34) B. G. Keevil et al., *Ann. Clin. Biochem.*, **51**, 368 (2014)
35) 梅原次男ほか, 日内分泌会誌, **67**, 230 (1991)
36) T. Fiers et al., *Steroids*, **86**, 5 (2014)
37) 三田耕司ほか, 日泌尿会誌, **96**, 610 (2005)
38) J. M. Coates et al., *Proc. Natl. Acad. Sci. USA*, **105**, 6167 (2008)

39) J. I. Cho *et al.*, *Early Hum. Dev.*, **88**, 789 (2012)
40) N. Goncharov *et al.*, *Aging Male*, **9**, 111 (2006)
41) J. E. Morley *et al.*, *Aging Male*, **9**, 165 (2006)
42) H. Takagishi *et al.*, *Neuro Endocrinol. Lett.*, **31**, 101 (2010)
43) M. Wegner *et al.*, *PLoS One*, **9**, e92953 (2014)
44) B. T. Crewther *et al.*, *Clin. Biochem.*, **46**, 354 (2013)
45) K. Leisegang *et al.*, *Andrologia*, **46**, 167 (2014)
46) T. V. Nguyen *et al.*, *J. Neurosci.*, **33**, 10840 (2013)
47) S. R. Ryan *et al.*, *Biol. Psychol.*, **92**, 373 (2013)
48) J. C. Borniger *et al.*, *PLoS One*, **8**, e57637 (2013)
49) S. Lee *et al.*, *BMB Rep.*, **43**, 761 (2010)
50) C. J. Broccardo, *J. Chromatogr. B*, **934**, 16 (2013)
51) V. Moal *et al.*, *Clin. Chim. Acta*, **386**, 12 (2007)
52) F. Fanelli *et al.*, *Steroids*, **76**, 244 (2011)
53) A. Z. Juniarto *et al.*, *Sing. Med. J.*, **52**, 810 (2011)
54) Y. Shibayama *et al.*, *J. Chromatogr. B.*, **867**, 49 (2008)
55) K. Tamate *et al.*, *Clin. Chem*, **43**, 1159 (1997)
56) Y. Lu *et al.*, *Fertil. Steril.*, **71**, 863 (1999)
57) S. F. Lipson *et al.*, *Hum. Reprod.*, **11**, 2090 (1996)
58) J. R. Roney *et al.*, *Horm. Behav.*, **63**, 636 (2013)
59) E. Hampson *et al.*, *Psychoneuroendocrinology*, **38**, 2897 (2013)
60) T. X. Fujisawa *et al.*, *Neuro Endocrinol. Lett.*, **33**, 525 (2012)
61) S. E. Racine *et al.*, *Eat. Behav.*, **14**, 161 (2013)
62) O. C. Schultheiss, *Int. J. Psychophysiol.*, **87**, 111 (2013)
63) S. K. Putnam *et al.*, *Child Psychiatry Hum. Dev.*, **43**, 560 (2012)
64) 小川奈美子ほか,生理心理学と精神生理学,**28**,219 (2010)
65) B. Donzella *et al.*, *Dev. Psychobiol.*, **50**, 714 (2008)
66) C. de Weerth *et al.*, *Psychoneuroendocrinology*, **32**, 1144 (2007)
67) S. M. Ng *et al.*, *Acta Paediatr.*, **102**, 356 (2013)

3 唾液検査における喫煙マーカーの測定と有用性

米田孝司*

3.1 喫煙の社会的問題

　喫煙には能動喫煙と受動喫煙があり，受動喫煙には副流煙（たばこの先から出る煙）と呼出煙（喫煙者が吐き出す煙）がある。「放射線の発がんリスク，100 ミリシーベルトで受動喫煙なみ」日本経済新聞（2011 年），「受動喫煙防止のために有毒性への認識足りず，公園や家庭で被害」中日新聞（2009 年），その他多くの新聞が能動喫煙よりも受動喫煙による健康被害が社会的問題となっていることを報じている。保健医療従事者に関する職種別の喫煙率では，一般成人と比較すると医師が少なく，看護師の女性が多く，検査の男性が多い。たばこの健康面だけでなく，厚生労働省の「喫煙と健康問題に関する検討会」報告書（2001 年）では社会的損失額が 3 兆 7,935 億円（1993 年・医療経済研究機構）と試算している。

　このように喫煙は大きな社会的問題であり，喫煙の生体への影響を調べるためには，簡便に試料採取しやすい唾液は被験者の苦痛を伴わない試料として適しており，体内に取り込まれた微量のニコチンや代謝物のコチニンをはじめ多くの関連するバイオマーカーは診断指標として有用である[1~3]。

3.2 喫煙の健康被害

　たばこ煙に含有するタール・放射性物質・ベンツピレン・ニトロソアミン等は発がん性物質であり，一酸化炭素・活性酸素・アルデヒドは虚血や動脈硬化症に関連し，ニコチンは依存症に関

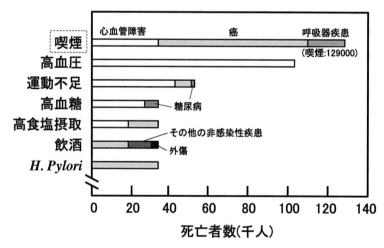

図1　非感染性疾患および外傷の各種リスクファクターによる死亡者数（日本・2007 年）
（文献 1 より改編して引用）

＊　Koji Yoneda　天理医療大学　医療学部　臨床検査学科　教授

連する。たばこ煙に伴う疾患はこれら有害成分や日常生活の環境因子だけでない。病気への進行は遺伝的な要因も関連する。

池田ら[4]は我が国の非感染性疾患および外傷の各種リスクファクターによる死亡者数（図1は文献の上位7項目を記載し改変）を調べた結果，喫煙が12万9,000人と最も多く，喫煙により心血管障害，がん，呼吸器疾患を発症すると報告している。

能動喫煙者の健康被害として，がん（口腔がん，喉頭がん，肺がん，食道がん，胃がん，肝臓がん，膵臓がん，膀胱がん，子宮頸がん，直腸がん），動脈硬化性疾患（心筋梗塞，高血圧，脳卒中），呼吸器疾患（気管支喘息，慢性気管支炎，肺気腫），消化器疾患（胃潰瘍，十二指腸潰瘍，歯周病，慢性下痢）等がある。受動喫煙の健康被害として，肺がん，虚血性心疾患，肺炎，気管支炎，喘息様気管支炎，中耳炎などが喫煙者自身よりも罹患率が高い。動脈硬化症や喫煙高血圧との関連は，喫煙者の接着分子（sICAM-1, sVCAM-1）は高く（$p < 0.001, p < 0.05$），喫煙者のsVCAM-1と血漿コチニンに正相関（$p < 0.002$）を認めた[5]。

3.3 たばこによるニコチン代謝

たばこ煙は唾液，喉頭，肺の順に接触して，長期間でがん化するといわれる。たばこ煙中にある毒性が強くてタンパク質と結合しやすい刺激物質が唾液中に溶解し，食道や胃壁に作用してがん化する原因となる可能性が高い。それらの代謝の過程で全身へのがん化が喫煙時間に比例して生じやすい。

たばこ喫煙は肺およびバッカル／鼻腔皮膜組織からのニコチン吸収となり，ニコチンの吸収は非常に速い。肝臓のCYP2A6により8割はコチニンに代謝され，トランス3'-水酸化コチニンへ

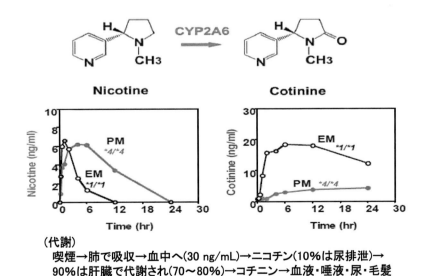

図2 ニコチン・コチニン代謝とCYP2A6遺伝子多型の関係
（文献3より一部改編して引用）

と無害な物質に変わり，70～80％が腎臓から排泄される。ニコチンとコチニンの代謝はCYP2A6遺伝子多型により異なる（図2）[6]。また，ニコチンの代謝は約20種類の代謝物質となり尿中に排泄され，代謝物質のコチニンは体内に蓄積され，約17時間の比較的長い半減期がある。また，ニコチン代謝が短いので喫煙者が再度すぐに喫煙したくなり，無害なコチニンにならなかった残りの2割が有害な発がん物質などに転換される。

3.4 唾液中チオシアン化物，ニコチン，コチニンの有用性

喫煙後のニコチンの血液中半減期は約30分であり，一酸化炭素（CO）は赤血球中のヘモグロビンと結合して一酸化炭素ヘモグロビン（Hb-CO）となり全身を循環し，Hb-COの血液中半減期は3-4時間である。その他にチオシアン（SCN）化物は主に肝臓で解毒される。Jarvisらの報告[7]では，これら5項目の喫煙マーカーを非喫煙者と喫煙者，受動喫煙暴露の程度における生化学的検査の平均値（表1）を比較しており，呼気中CO，血液中Hb-CO，SCN化物（血漿・唾液・尿），ニコチン（血漿・唾液・尿），コチニン（血漿・唾液・尿）の値はすべて非喫煙者よりも喫煙者の方が高値であった。受動喫煙に関してはニコチン（唾液）とコチニン（血漿・唾液・尿）が非暴露群よりも暴露群の方が高値を示した。生化学的検査の平均値だけでは判断しにくいので，図3[7]に分布図と中央値を示した。受動喫煙の曝露程度の血漿・唾液・尿中コチニン濃度を比較すると唾液中コチニンは非常によい指標と思われた。また，受動喫煙の曝露程度の午前・午後の唾液中ニコチン濃度の比較では，自覚している群で午後において非常に高値を示した。

以上より能動喫煙においては呼気中CO，血液中Hb-CO，SCN化物（血漿・唾液・尿），ニ

表1 非喫煙者，喫煙者，受動喫煙暴露の程度における生化学的検査平均値

	非喫煙者 (n = 100)	喫煙者 (n = 94)	受動喫煙 暴露なし (n = 46)	受動喫煙 暴露少し (n = 27)	受動喫煙 暴露一部 (n = 20)	受動喫煙 暴露多い (n = 7)
呼気中 CO (ppm)	6	21	6	6	6	5
血液中 Hb-CO (%)	1	4	1	1	1	1
ニコチン (ng/mL)						
血漿	1	15	1	1	1	1
唾液	5	673	4	5	4	12
尿	8	1,750	4	12	12	12
コチニン (ng/mL)						
血漿	2	275	1	3	3	2
唾液	2	310	1	3	3	3
尿	5	1,391	2	9	9	9
チオシアン化物 (μmoL/L)						
血漿	51	123	48	56	52	47
唾液	1	2	1	2	1	2
尿	75	155	73	80	74	73

（文献4より一部改編して引用）

第4章　唾液検査によるヘルスケアと診断

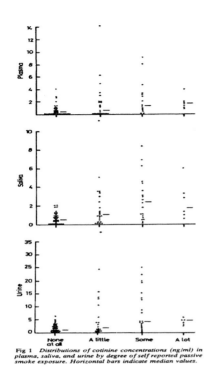
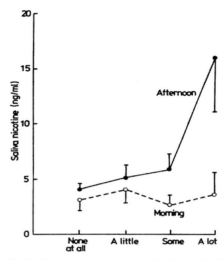

図3　受動喫煙の曝露程度の血漿・唾液・尿中コチニン濃度分布（左），受動喫煙の曝露程度の午前・午後の唾液中ニコチン濃度の比較（右）
左図の水平バーは中央値を示す。
（文献4より引用）

コチン（血漿・唾液・尿），コチニン（血漿・唾液・尿）が喫煙の診断指標となる。唾液中ニコチンと唾液中コチニンにおいては受動喫煙のよい診断指標と思われる。また，コチニンは体液中では安定で長い半減期なので，血液，尿，唾液を試料とする場合は半減期の短いニコチンよりも長いコチニンの方が有用である。ニコチンによるHDLの低下，血中カテコールアミンの上昇，血糖や血圧の上昇があり，喫煙により一酸化ヘモグロビンが増加するので，他の検査結果の影響を調べる場合にも有用である。

　口内の抗菌作用に関連するSCN化物が喫煙者の唾液中に高濃度で存在する。森ら[8]はイオン排除／陽イオン交換型クロマトグラフィによりSCNイオンだけでなく，K，Mg，NH_3イオンなども高濃度に存在することを報告しており，奈良ら[9]は全反射吸収赤外分光法により唾液中チオシアン酸イオンを分析している。ただ，イオン測定は特殊な装置が必要なので，遠沈処理した唾液を用いて塩酸酸性下でロダン鉄として発色（波長470 nm）するSCN塩測定が簡便である。唾液中SCN塩は体内摂取のシアン化合物の解毒物であり，血液中よりも唾液中濃度の方が高く，喫煙によってシアン化合物の取り込み量が増加することから唾液中喫煙マーカーとして有用である。また，シアン化水素，チオシアン酸塩による白血球数の増加とアンギオテンシン転換酵素活性の低下のためのチェックとしても利用可能と思われる。

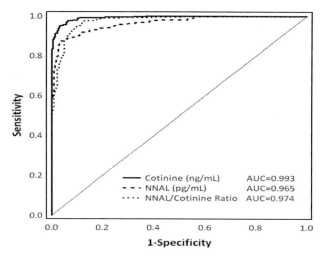

図4 受動喫煙者のコチニン，NNK，NNK／コチニン比におけるROC曲線の比較
（文献11より引用）

3.5 たばこ特異ニトロソアミン（尿・唾液）の有用性

たばこ特異ニトロソアミンはたばこ製品のみ検出される最も毒性が強い発がん性物質であり，特に燃焼した際に生じ，能動喫煙や受動喫煙によって体内に摂取される。特に，4-(methylnitrosamino)-1-(3-pyridyl)-1-butanone（NNK），N'-nitrosonornicotine（NNN）は最も強い発がん性を示し，N'-nitrosoanabasine（NAB），N'-nitrosoanatabine（NAT）も対象になる。Hechtら[10]は尿中総コチニン量とNNKとNNK-Gluc（NNKのグルクロン酸抱合体）の総和との相関（r = 0.71；p < 0.0001）を報告している。これらは尿中だけでなく，唾液中にも検出可能であるのでコチニン同様の有用性が考えられる。しかし，図4[11]のROC曲線よりコチニン（AUC：0.993），NNK／コチニン比（AUC：0.974），NNK（AUC：0.965）の順に感度および特異度がよかった。

3.6 喫煙によるがんリスクやたばこ依存性に関係する遺伝子多型の有用性

喫煙者の肺がん発症には遺伝的要因も大きく，薬物代謝酵素，DNA修復酵素，細胞周期制御，アポトーシス，ニコチン依存に関わる遺伝子，たばこ煙に存在するベンゾピレンなどの芳香族炭化水素の薬物代謝活性化に関係したシトクロムP450（CYP）1A1と解毒の薬物代謝に関係するグルタチオン・S-転移酵素Mu1（GSTM1）の遺伝子多型は重要な役割を果たしている。

CYP1A1はたばこの煙の中に含まれる発がん物質を活性化する酵素の遺伝子で，GSTM1はその活性化した発がん物質を解毒する酵素の遺伝子である。CYP1A1にはチミンがシトシンに置き換わるMsp I 多型があり，C型（2本ともにシトシンに置き換わっているm2/m2型）でCYP1A1の活性が高い。Null型のGSTM1では活性がない。したがって，CYP1A1のC型（m2/m2型）やGSTM1（null型）のヒトがたばこを吸うと，活性化された発がん物質が蓄積さ

第4章 唾液検査によるヘルスケアと診断

れる。

　L-myc には 2,886 番目の塩基がグアニンのものとチミンのものがあり，両方ともグアニンの LL 型，一方がチミンの LS 型，両方ともチミンの SS 型に分類され，LL 型のヒトは他の型よりも食道がんになりやすい。

　たばこ依存症に関しても遺伝的要因が大きく，快感を感じる部位で神経細胞間の刺激伝達を行う物質であるドーパミンの吸収（DAT1）が遅いヒトやドーパミンの刺激を強く感じる受容体（DRD2，DRD4）を持っているヒトに喫煙者が多い。同様に，神経細胞への刺激を伝える役割をするセロトニン運搬酵素を作る遺伝子（5-HTT）が LL 型または LS 型のヒトは喫煙者で多い。ニコチン分解酵素の CYP2A6 活性が少ない多型では，体内でニコチンが分解されずに持続し依存度が強くなる。

　これらの測定は PCR-RFLP 法や PCR 法であり，非侵襲的に唾液や口腔粘膜から DNA を抽出し遺伝子多型を解析することも可能と考える。

3.7　その他の唾液中タンパク質の有用性

　8-Hydroxydeoxyguanosine（8-OHdG）は DNA の構成成分であるデオキシグアノシンが活性酸素などのフリーラジカルにより酸化されて分子内に生成する物質であり，唾液中 8-OHdG は酸化ストレスマーカーとしても有用である。喫煙は歯周組織を激しく破壊し，喫煙者は非喫煙者に比べ 2～8 倍で歯周病にかかりやすく，歯周炎患者の治療経過を唾液中 8-OHdG レベルで管理できる[12]。また，葛西ら[13] は非喫煙者が喫煙店に 8 時間滞在すると唾液中 8-OHdG が上昇するので受動喫煙に有用と報告している。

　喫煙時には炎症疾患として評価されている CRP やチオシアニンが唾液中で上昇するので，CRP を誘導するインターロイキン 6 も唾液検査として喫煙マーカーに有用と考える。

　その他に，炎症（サイトカイン等），がん（腫瘍マーカーやアポトーシス等），動脈硬化（レムナントリポ蛋白等）に関連する多くの項目が喫煙に関係すると考え，筆者らは喫煙中に存在する成分の抗体アフィニティー前後を試料として，喫煙時に対象となる炎症，がん，動脈硬化に関連する 108 項目からプロテインチップ技術により新規喫煙マーカーを探索している（図 5）。

3.8　唾液を試料とした喫煙マーカーの測定法

　喫煙発見のバイオマーカーとして広く使用されているコチニンの分析には質量分析（LC/MS や GC/MS），HPLC などがある。太田ら[14] は HPLC 法による喫煙者，非喫煙者の生体内コチニン微量分析法を行い，血清と唾液間の相関（r = 0.83）を認めている。その時の HPLC 条件は，移動相：0.1 mol/L 酢酸緩衝液（pH 4.0）に 0.03 mol/L オクタンスルホン酸 Na を加えた後，酢酸緩衝液：アセトニトリル = 78：22 になるように調製し，流速：0.8 mL/min，分析カラム：Shim-Pack HRC-ODS 4.6 × 250 mm（Shimadzu），励起波長 333 nm，蛍光波長 424 nm にて測定する。しかし，分離分析は特別の設備が必要となり，操作が煩雑である。それに対して，

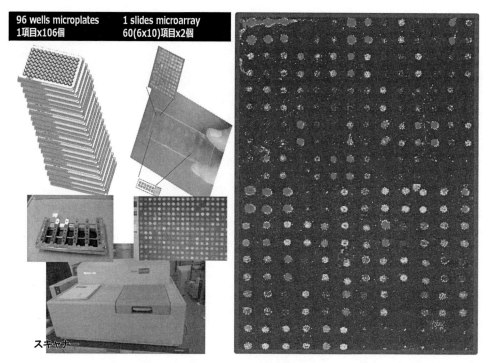

図5 プロテインチップ技術による新規喫煙マーカーの探索

EIA 法は非常に簡便である。

ニコアラート唾液テスト（NicAlert Saliva Test；Nymox Pharmaceutical Corporation）のようなイムノクロマト法も市販されており，48時間以内に被験者がタバコの煙にさらされたかを唾液中のコチニン量で判定する試薬であり，試薬中にはニトロセルロース（5 mm×90 mm），金コロイド・マウス由来コチニンモノクローナル抗体，ウサギ由来マウスポリクローナル抗体，1％コバルトブルー色素，カルボキシコチニン，ヨウ化カルボキシフェニルエチルコチニン，50 mM 硫酸 Na バッファー，pH 7.2 安定化剤，コットンパッド，フィルターが含まれる。唾液中コチニン測定の NicAlert Saliva Test の検出感度は 10 ng/mL で，2,500 ng/mL カット・オフなので感度が高い。操作は唾液採取管の上にふた付専用フィルターを閉め，唾液採取管の側面を指で押して，試験紙の末端の白い部分（2本の矢印の下）に検体を8滴ほど滴下し，コチニン判定する（図6）。

抗アミノエチルコチニン抗体および抗 6-アミノニコチン抗体を用いる非競合法の ELISA 法も開発され，コチニン 0.03 fmol，ニコチン 0.01 fmol の測定感度であるが，コチニンの抗体特異性が低いことが問題となり市販化されなかった。また，ニコチンやコチニンは分子量が小さく，ハプテンとしての性質を有するので，結合させて高分子タンパク質とするところに試薬間差が生じている。

唾液用コチニン試薬（COSMIC 社，COZART 社，カイノス社）は競合 ELISA 法を原理と

第4章 唾液検査によるヘルスケアと診断

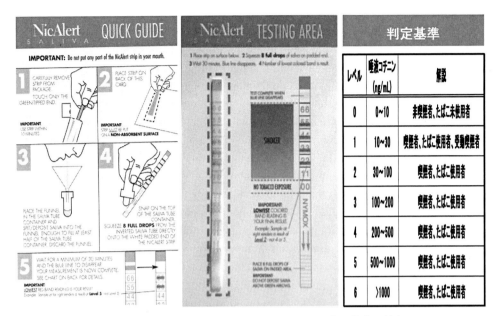

図6 唾液中コチニン測定「NicAlert Saliva Test」の操作と判定
(NicAlert Saliva Test 説明書より引用)

し,最小検出感度は 0.6 ng/mL である。喫煙レベルのコチニン濃度を2時間以内に測定できる性能を有しており,比較的高感度に測定することが可能である。文献より各種試薬の比較[1]や唾液採取方法[2]を参考にして選別することにより簡便に測定可能となる。測定原理は,検体中の抗原であるコチニンと試薬中のペルオキシダーゼ結合コチニンをマイクロプレートに固相化されているウサギポリクローナル抗コチニン抗体に競合反応させる。次に,固相に結合するペルオキシダーゼ量は測定すべき抗原量に反比例するので,過酸化水素や 3,3,5,5-テトラメチルベンジジンを基質として用い,遊離する TMBZ 酸化物(青色)を 0.5 mol/L 硫酸にて停止させ比色定量(黄色;波長 450 nm)する。コチニン標準液で求めた反比例シグモイド曲線より,唾液中コチニン濃度を算出する。

　COSMIC 社の受動喫煙用コチニン測定試薬は血清中・唾液中コチニン量の測定が可能であり,標準溶液(0〜60 ng/mL)の吸光度から標準曲線を作成し,検体中のコチニン量を求める。同時再現性は CV が 3.3〜8.8% である。COZART 社の唾液用能動的喫煙レベルの高感度コチニン ELISA 法は Negative Calibrator,Cotinine Saliva Calibrator(5, 10, 50 ng/mL)を使用し,試料を 10 μL ずつ各ウェルに分注すること以外は同様である。

文　　献

1) 米田孝司ほか，臨床検査, **53**, 799 (2009)
2) 米田孝司ほか，臨床検査, **53**, 823 (2009)
3) 米田孝司，薬事日報メディカル，p11267号 (2013)
4) N. Ikeda *et al., Lancet,* **378**, 1094 (2011)
5) A. Mazzone *et al., Clin. Chem. Lab. Med.,* **39**, 822 (2001)
6) M. Nakajima *et al., Drug Metab. Dispos.,* **24**, 1212 (1996)
7) M. Jarvis *et al., J. Epidemiol. Commun. Health,* **38**, 335 (1984)
8) 森勝伸ほか，分析化学, **57**, 35 (2008)
9) 奈良雅之ほか，日本分析化学会，http://www.jsac.or.jp/tenbou/TT55/P12.html
10) S. S. Hecht *et al., Cancer Epidemiol. Biomarkers Prev.,* **10**, 1109 (2001)
11) N. Benowitz *et al., Cancer Epidemiol. Biomarkers Prev.,* **19**, 2795 (2010)
12) M. Takane *et al., J. Periodontol.,* **73**, 551 (2002)
13) 葛西宏，広島県受動喫煙防止推進シンポジウム (2014)
14) 太田達宏ほか，日本薬学会第130年会，http://nenkai.pharm.or.jp/130abst/29TC-pm07.pdf

4 HIV 唾液検査の評価

髙木律男[*1]，山田瑛子[*2]，加藤眞吾[*3]

4.1 はじめに

　HIV 感染症に関連した唾液検体を用いる検査として，①感染しているか否かの定性検査，②血中ウイルス量を推し量るための定量検査，さらに③抗 HIV 薬の血中濃度を推し量るための薬剤濃度の検査が行われている。①はスクリーニング検査としての重要性があり，②および③は HIV 感染者の管理を行う上で重要な検査となる。抗 HIV 薬の進歩により HIV 感染者の生命予後は飛躍的に伸びているが[1)]，抗 HIV 薬を開始した以上，現状では一生飲み続ける必要があり，感染が判明して抗 HIV 薬を開始するための判定から，内服開始後も継続的に効果判定が続くことになる。唾液は体液の中でも非侵襲的かつ自己でも採取が可能な検体であり，検査方法や判定基準が確立することにより，患者さんは継続的な検査を受けることの苦痛から少しでも解放されるとともに，検査を実施する医療従事者の負担軽減，針刺し事故に代表される医療上の感染拡大防止にも貢献できるというメリットがある。これらのメリットはさらに医療体制の十分でない発展途上国での検査体制の改善，感染者のパートナーへの予防内服とその効果判定など，慢性疾患として蔓延する HIV 感染症の管理体制全体にも影響する多くの利点を有している。

　一方，唾液を用いた定性・定量検査が可能であることは，唾液中に HIV が認められるということであり，口腔内を治療の対象とする歯科医療従事者にとっては，自身の感染対策はもとより，歯科治療を介しての交差感染対策にも配慮する必要がある。しかし，これまで唾液を介しての感染拡大が確認された報告はなく，その感染性についても確認が必要であるものの，現段階では感染性に関する十分な検討は行われていないため，HIV に限らず「体液には何らかの感染性微生物が含まれていることを前提とした標準予防策」を講じることで安心かつ安全な歯科治療が提供されている。

　本節では HIV 唾液検査について①定性検査，②定量検査，③薬剤濃度検査など，筆者らが手掛けている研究の一部とこれまでの報告から，主に唾液を血液の代替え検体として使用できるか否かについて評価してみたい。

4.2 唾液（口腔液）を用いた HIV 検査

　HIV 感染症を効率よく管理するためには，HIV に感染している人が感染の事実を知り，適切な時期に抗 HIV 薬による治療を受けることが重要であるとされ，さらにパートナーへの予防内服も配慮される今日では，感染リスクのある人々にできるだけ多くの HIV 検査を提供することが課題となっている。検査の侵襲が少なければ，人々の検査を受けたいとする意志が強くなると

[*1] Ritsuo Takagi　新潟大学　大学院医歯学総合研究科　顎顔面口腔外科学分野　教授
[*2] Eiko Yamada　新潟大学　大学院医歯学総合研究科　顎顔面口腔外科学分野
[*3] Shingo Kato　慶應義塾大学　医学部　微生物学・免疫学教室　講師

いうエビデンスも報告されているが[1~3]，侵襲を最小限にし，検体採取が容易になるという点で，唾液（口腔液）を用いたHIV検査はハイリスク群にとって優先的な検査手段となりうる[2~4]。用いる検体は正確には「唾液」でなく，歯肉の外側を擦り取った「口腔粘膜浸出液」としている。これは，唾液腺で作られた唾液中よりも，血清が歯肉を通じて口腔内に浸出した口腔粘膜浸出液に多く抗体が含まれているためとされている[5]。

このような唾液（口腔液）を用いたHIV感染検査方法としてOraSure社のOraSure® HIV-1 Oral Specimen Collection Device，Avioq社のAvioq HIV-1 Microelisa System，BioMerieux社のVironostika® HIV-1 Microelisa Systemなどが用いられている。唾液（口腔液）を用いた検査では初期抗体はIgGとしている[2,3]。このうち唾液（口腔液）を用いた検査法に適しているとされるOraSure® HIV-1 Oral Specimen Collection Deviceは，抗体レベルを増強し，IgGにより特化しており，タンパク質分解酵素を抑制し，十分な検体量を確保できることを特徴とし，唾液（口腔液）を用いた検査の向上に貢献してきた[2,5]。その結果，これまでに唾液（口腔液）を用いる検査と血液検査とを比較した様々な研究が行われてきている。その中には，血液検査に比べ感度も特異度もほぼ100％に近いとする報告[2,6]や，267検体のうち血液検査と唾液（口腔液）検査の相違はわずか3検体のみであったとするHamersらの報告[7]もある。一方，中には望ましい結果が得られなかったというものもある[1,8,9]。このような血液検査と唾液（口腔液）検査を比較した研究での結果の違いは，対象とした被験者群によるものとしている報告があり，LuoらはHIV感染直後には唾液（口腔液）中にIgG抗体が出現しないためとしており，唾液中への抗体出現の遅延の中央値は29日と報告している[10]。また，唾液（口腔液）中のIgGは血中の約300分の1としているものもある[11~13]。さらに，小児では血液検査に比べ唾液（口腔液）検査では感度が低かったという報告もある[9]。

なお，同OraSure社のOraQuick *ADVANCE*® Rapid HIV-1/2 Antibody Testは2004年に米国食品医薬品局（FDA）に認可された迅速検査キットであり，米国ではすでに広く使用されており，薬局等で購入することもできる。検査方法は非常に簡便であり，先端のパッド部分で口腔内を擦過したのち，パッドを付属の液体部分に約20分間浸漬することでHIV検査が可能となる。我が国では現在，検査イベント等で試験的に用いられているのみであるが，受検者には受け入れられやすいという報告もある[14]。いずれ我が国での使用が認められたら，検査の簡便さから，多くの人々にとって検査が受けやすくなるだろう。ただし，唾液（口腔液）の検査はあくまでスクリーニング検査であり，偽陽性・偽陰性も含めた配慮が必要であるため，検査結果に対して医療機関での血液を用いての確定診断を得ておく必要があることを忘れてはならない。

4.3 HIV-1感染者における唾液中ウイルスの定量

血中HIVの定量は，HIV感染の確認検査や進行度予測，抗HIV薬による治療時期の判断や治療の効果判定などに用いられる重要な指標である。HIV-1 RNA定量検査法として，我が国ではRoche Diagnostics社のAmplicor HIV-1 Monitor®やCOBAS® TaqMan® HIV-1 Test（以

第4章 唾液検査によるヘルスケアと診断

下，コバス TaqMan），また Abott 社の AccuGene® m-HIV-1® といったいくつかの方法が用いられている。しかし唾液中のウイルス量を測定できる信頼のおける方法はこれまでになかった。そこで，筆者らは唾液中の遊離型と細胞内のウイルス量を正しく測定するための方法を開発した。さらに，この方法を用いて HIV 感染者の唾液中ウイルス量を測定し，血中ウイルス量との相関や，口腔内の炎症や清掃状態との関連も調べた。

唾液中ウイルスの定量は，ポアソン分布を求める方法とコバス TaqMan 法の2つの方法を用いて行った。のべ44人の患者の唾液のうち，ポアソン分布では17名，コバス TaqMan 法では7名から HIV-1 が検出された。ポアソン法とコバス TaqMan 法の定量値の間には強い相関があり，ポアソン法の方が高い定量性を与えた。さらに，ポアソン法とコバス TaqMan 法の2つの方法により得られた唾液中 HIV 値は血中 HIV 値との間に相関が認められた。

次に，唾液中にどの程度の HIV 感染細胞が存在するか調べるため，唾液中 HIV 量が 100 copies/mL 以上と高かった5名を対象に，唾液中のプロウイルス（レトロウイルスにおいて宿主ゲノム DNA に組み込まれた状態で，RNA に転写される前にあるウイルス）DNA 量を測定した。その結果，4名ではプロウイルス量が全ウイルス量の1％以下であったが，1名ではプロウイルス量が全ウイルス量（1,900 copies/mL）の75％という高値であった。

さらに，唾液中ウイルス量に影響を与える因子として口腔内の炎症と血中ウイルス量を候補として検討した。口腔内炎症は，CPI（Community Periodontal Index）を用いて歯周疾患の程度を0から4の5段階にて評価した。唾液中ウイルス量，口腔内炎症，血中ウイルス量の3つの結果について重回帰分析にて解析した結果，唾液中ウイルス量の予測には血中ウイルス量のみが有意（$p < 0.01$）であり，口腔内の出血量とは有意な相関はみられなかった。これらのデータは日本エイズ学会において数回にわたり報告してきたが，未稿了のデータも含まれ，詳細については今後論文として公表する予定であるので，参照されたい。

一般的に唾液中のウイルス量は血中よりも低値を示すとされているが，2001年 Shugars らは NASBA 法（検出限界 400 copies/mL）を用いて唾液中に血中の4倍以上のウイルス量がみられた場合を Hyper-excretion と定義した[15]。筆者らも，被験者17名の血中と唾液中ウイルス量を定量した。唾液中ウイルス量はポアソン分布にて（検出限界 5 copies/mL），血中ウイルス量はコバス TaqMan 法を用いたところ，被験者17名のうち3名にて血中より唾液中ウイルス量が高かった。これは，Shugars らの仮説（HIV-1 複製器官説）[15]と同様，唾液中ウイルス量は口腔内の出血などによる血管からの滲出とは関連が低く，唾液腺や扁桃腺などから口腔内に放出される独自の機序があることを示唆している。しかし，純粋な唾液中には，血液が混入していない限り HIV が含まれることはないとする報告もある[16]。

このように唾液を用いた HIV の定量検査では，まだまだ十分な結果が出ているとは言えず，今後さらなる検討が必要と思われる。

4.4 血中と唾液中の抗HIV薬濃度の関係

抗HIV薬は高いアドヒアランスを維持することが治療成功のカギとなる。そのため，血中の薬剤濃度測定は薬物動態や治療効果の把握に非常に重要だが，頻回な採血は医療従事者の針刺し事故の危険性や患者の苦痛，さらに病院でなければ採取できないなど時間や場所の制約も受けてしまう[17]。

これまで，抗HIV薬では血中はもちろんのこと，精液中や脳脊髄液中，母乳中の薬剤濃度について検討されてきた。さらに，非侵襲的かつ自身にて自宅でも採取可能な唾液を用いた薬物動態試験に関しても研究されている。たとえば非ヌクレオシド系の逆転写酵素阻害剤であるネビラピンは，唾液中薬剤濃度が血中の45％から90％と高く，血中薬剤濃度と高い相関関係があるとされている[18〜20]。Liuらは，唾液の方が血液よりpHが低いため，ネビラピンがイオン化しやすく唾液中に高濃度で薬剤が確認できるとしている[21]。また，唾液中のネビラピン濃度は91人中79人（86.8％）において有効濃度を超えていたとするものもある[22]。一方，ヌクレオシド系の逆転写酵素阻害剤であるテノホビルは，唾液中には血中のわずか3％の薬剤濃度しか確認されず，さらに唾液中の薬剤濃度がIC_{50}（50％阻害濃度）を上回っていたのは41人中1人のみという報告もある[23]。また，テノホビルはイオン化しにくいためになかなか生体膜を通過できず，唾液中にほとんど滲出してこないのではないかとするものもある[24]。さらに，CCR5阻害剤薬であるマラビロクは唾液中には血中の約30％の薬剤がみられ，血中と唾液中の薬剤濃度に相関関係が確認されている[25]。

これまでの報告では，現在のガイドラインでは推奨されていない薬剤が多いため，現在我が国で推奨されており，かつ頻繁に用いられている薬剤を対象に筆者らは血中と唾液中の薬剤濃度について液体クロマトグラフィー・タンデム質量分析計（LC-MS/MS）を用いて測定し検討した。また，血液から精製した血漿の一部は濾過フィルターを用いてタンパク質とタンパク質に結合した薬剤を除去し，実際に有効となるタンパク質非結合型薬剤濃度についても測定した。

対象とした薬剤はプロテアーゼ阻害薬であるダルナビル，インテグラーゼ阻害薬のラルテグラビル，ともに逆転写酵素阻害薬であるアバカビルとテノホビルの4剤を選択した。結果，テノホビル以外のダルナビル，ラルテグラビル，アバカビルでは血中と唾液中の薬剤濃度に相関関係が認められた。また，血中のタンパク質非結合型薬剤濃度と唾液中薬剤濃度にも相関関係があり，それは血中と唾液中よりも相関係数は強い結果となった。すなわち，唾液中の薬剤濃度は血中のタンパク質に結合していない非結合型の薬剤濃度をより反映していると考えられる。一方テノホビルは上記の報告と同様に，唾液中には血中の数％の薬剤しか確認できず，唾液中の薬剤濃度は血中濃度とも血中の非結合型濃度とも相関関係がみられなかった。

血中と唾液中の抗HIV薬濃度については，上記以外の他のいくつかの抗HIV薬に関しても唾液中にはある程度の薬剤が確認されている。さらにそれらは血中と唾液中の薬剤濃度に相関関係が認められており，唾液を用いて十分血中薬剤濃度が評価できる可能性が示唆されている。今後，研究を重ねて血中と唾液中の薬剤濃度の薬物動態の違い（最高血中濃度到達時間や半減期，

第4章 唾液検査によるヘルスケアと診断

血中薬物濃度時間曲線下面積など）を把握し，薬剤濃度を求めるための方程式のようなものがわかれば，自宅で唾液を採取するだけで血中の薬剤濃度がわかる時代がくるかもしれない。さらに文頭でも触れたが，発展途上国ではHIV感染者に対し抗HIV薬の投与は行われているものの，物資が限られているため採血が思うように行えず，その治療効果判定は十分に行われていないのが現状である。唾液であれば専門的な医療スタッフや物資を必要とせず採取可能であり，発展途上国のHIV感染者における抗HIV薬治療の予薬管理や薬剤選択に生かせるのではないかと期待される。

4.5 おわりに

唾液はその採取方法の簡便さや，採血のように痛みを伴わない非侵襲性から，血液に代わる検体として注目されている。特にHIV感染者は早期に感染を知ることで，さらなる感染拡大を防止する対策をとることが可能となり，自身の健康管理への対応も早期から可能になる。いわゆる定性試験に関しては，唾液または口腔液を用いた検査によりある程度のスクリーニングが可能になっている。一方，感染判明後の定期的なHIVの定量検査や，抗HIV薬治療開始後の薬物濃度測定などについては，治療が成功するか否かを頻回の検査により判定する必要があるものの，現段階では唾液のみでは十分な検査結果が出ていないと言わざるを得ない。現在筆者らもこれらの検査を唾液により可能にするように研究を進めている。今後，より非侵襲的なHIV定量検査が受けやすくなり，病態把握や抗HIV薬による治療効果判定が容易となるため，慢性疾患となったHIV感染者および周囲の人への大きな福音となる。

文　献

1) J. Debattista et al., *Sex, Health.*, **4**, 105（2007）
2) D. Gallo et al., *JAMA*, **3**, 254（1997）
3) C. Major et al., *J. Infect. Dis.*, **4**, 699（1991）
4) D. Pugatch et al., *Am. J. Drug Alcohol Abuse*, **27**, 491（2001）
5) HIV Oral Fluid Testing February 2013, http://www.aphl.org/AboutAPHL/publications/Documents/ID_Feb2013_Testing-of-Oral-Fluid-for-the-Presence-of-HIV-Antibodies-Brief.pdf#search='FDA+testing+oral+fluid+fot+the+presence+of+hiv+antibodies+2013'
6) M. Cordeiro et al., *Ann. N. Y. Acad. Sci.*, **694**, 330（1993）
7) R. Hamers et al., *J. Acquir. Immune Defic. Syndr.*, **1**, 116（2008）
8) F. Behets et al., *J. Acquir. Immune Defic. Syndr.*, **4**, 183（1991）
9) G. Sherman et al., *Pedi. Infect. Dis. J.*, **2**, 169（2010）
10) W. Luo et al., *J. Clin. Virol.*, **58**（Suppl. 1），e113（2013）

11) P. Brandtzaeg *et al., Scand. J. Haemotol.,* **12** (Suppl), 1 (1970)
12) E. Soderling, Practical aspects of salivary analysis, In: J. O. Tenovus ed., Humansaliva: clinical chemistry and microbiology, vol. 1. p.1, Boca Raton, FL, CRC Press (1989)
13) P. P. Mortimer *et al., Clin. Diagn.Virol.,* **2**, 231 (1994)
14) 佐野（嶋）貴子ほか，厚生労働科学研究費補助金エイズ対策研究事業「HIV 検査相談機会の拡大と質的充実に関する研究」平成 18～20 年度総合研究報告書，p.198 (2009)
15) D. C. Shugars *et al., J. Dent. Res.,* **80**, 414 (2001)
16) B. F. Gooch *et al., J. Am. Dent. Assoc.,* **126**, 1237 (1995)
17) R. E. Aarnoytse *et al., Drugs,* **63**, 741 (2003)
18) A. Gras *et al., Curr. HIV Res.,* **9**, 223 (2011)
19) N. Y. Rakhmanina *et al., Ther. Drug Monit.,* **29**, 110 (2007)
20) R. P. van Heeswijk *et al., Ther. Drug Monit.,* **23**, 255 (2001)
21) H. Liu *et al., Clin. Pharmacokinet.,* **36**, 453 (1999)
22) L. George *et al., Ther. Drug Monit.,* **36**, 366 (2014)
23) V. de Lastours *et al., Antimicrob. Agents Chemother.,* **55**, 4905 (2011)
24) M. R. Blum *et al., J. Clin. Pharmacol.,* **47**, 751 (2007)
25) K. C. Brown *et al., J. Infect. Dis.,* **203**, 1484 (2011)

5 感染症診断における唾液検査の有用性—糖鎖固定化ナノ粒子を用いた感染初期からのインフルエンザウイルス,およびエイズウイルス(HIV-1)の検出—

隅田泰生[*1], 西 順一郎[*2], 岡本実佳[*3]
馬場昌範[*4], 古川良尚[*5], 橋口照人[*6]

5.1 はじめに

ウイルスの感染には糖鎖が関与している[1]。即ち,ウイルスはその感染時に,低親和性のレセプターとして細胞表層の糖鎖に結合して細胞表層に集積し,次いで細胞へ侵入する。この際には,HIVではCXCR4やCCR5[2],単純ヘルペスウイルスではHVEMやPILR[3]のように,高親和性レセプターである細胞表層のタンパク質を介する場合も多いが,インフルエンザウイルスのように介さない場合もある。筆者らは,独自開発した糖鎖アレイチップ(シュガーチップと称する)を用いて,ウイルスの結合する糖鎖をスクリーニングし,その糖鎖を固定化したウイルスよりも小さな金ナノ粒子(Sugar-chain immobilized Gold Nano-Particle, SGNPと称する)を調製した。そして,SGNPを用いて,ウイルスを捕捉・濃縮し,濃縮したウイルスを加熱によって破壊してウイルスの遺伝子を溶液中へ放出させる。それをさらに精製することなくリアルタイムPCRまたは,逆転写反応後にリアルタイムPCRに供して,ウイルスを同定・定量する方法を開発した[4]。SGNPによる捕捉・濃縮法はウイルス以外の核酸を省くことができることから,リアルタイムPCR反応の際のノイズを省くことができる。その結果,S/Nを向上させ,感度をカオステリック効果を利用した核酸抽出法と同等あるいはそれ以上に高めることができた。また,核酸抽出法と比べれば操作が非常に簡単であることからメリットが大きい。さらに,高感度のため,検体として唾液を使用し,唾液中の微量のウイルスを同定することに成功した。本稿では,インフルエンザウイルスとHIVについて述べる。

5.2 インフルエンザウイルス
5.2.1 結合糖鎖のスクリーニング

インフルエンザウイルスは,シアル酸結合糖鎖に結合することが報告されている。しかし,特

---

* 1 Yasuo Suda 鹿児島大学 大学院理工学研究科 教授
* 2 Jun-ichiro Nishi 鹿児島大学 大学院医歯学総合研究科 教授/医学部・歯学部附属病院 部門長
* 3 Mika Okamoto 鹿児島大学 大学院医歯学総合研究科 准教授
* 4 Masanori Baba 鹿児島大学 大学院医歯学総合研究科 教授
* 5 Yoshitaka Furukawa 鹿児島大学 医学部・歯学部附属病院 部長
* 6 Teruto Hashiguchi 鹿児島大学 大学院医歯学総合研究科 教授/医学部・歯学部附属病院 部長

にA型ウイルスは，変異が起こりやすいことが知られており，同じ亜型でも結合糖鎖は異なることが鈴木らの実験によって明らかとなっていた[5,6]。そこで，糖鎖の相対結合性からウイルス株を推定することを目的として，約240株の新旧のワクチン株や臨床分離株を培養し，12種類の糖鎖を固定化したアレイ型シュガーチップとSPRイメージングを用いて，ウイルスの糖鎖結合性を検討した[7]。図1にSPRイメージングの原理，シュガーチップ上の固定化糖鎖のアドレス，例として2株の臨床分離株の結果を示した。

SPRイメージングでは，チップ上の糖鎖リガンドと，アナライトであるウイルスが結合すると，濃い白色の点となって観測される。色の濃淡は結合の強さを示しており，濃い白色ほど，高結合であることがわかる。A/OSAKA/422/2007/H1N1とA/OKINAWA/12/2007/H3N2を比べるとシアル酸や中性糖に対する結合性は異なっていることがわかる。結合性をデータベース化した結果に関しては，本稿の趣旨から離れるのでここでは省略するが，どちらの株もヘパリンに強く結合していることがわかった。

5.2.2　SGNPによるウイルス捕捉・濃縮

予備的な実験として，インフルエンザウイルスのレセプターと報告されていたシアル酸を含むオリゴ糖鎖を固定化した直径10 nm程度のSGNPとヒト型インフルエンザウイルスを混合してショ糖密度勾配／超遠心にかけると，チューブの底に沈殿物が観測された。しかし，ナノ粒子だけではショ糖密度勾配／超遠心にかけても沈殿は観測されず，さらにレセプター糖鎖ではない糖鎖を固定化したSGNPとウイルスを混合してショ糖密度勾配／超遠心にかけても沈殿は生じな

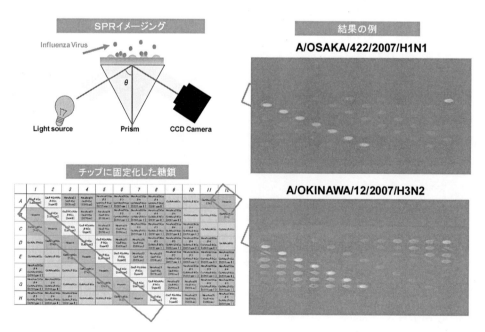

図1　SPRイメージングの原理，シュガーチップ上の固定化糖鎖のアドレス，2株の臨床分離株の糖鎖結合性

第4章 唾液検査によるヘルスケアと診断

かった。これらから，ウイルスに結合する糖鎖を固定化したSGNPがウイルスを捕捉したことが推測されていた。2.1でインフルエンザウイルスがヘパリンに結合したことから，ヘパリンを固定化したSGNPを調製した（Hep-GNPと称する）。この際，10,000 G程度の遠心力でSGNPが沈殿するように，直径15 nm程度の金ナノ粒子とした。これを用いて，図2の左に示す系を考案した。即ち，ウイルスを含むテストサンプル溶液とHep-GNPを混合すると，溶液中でウイルスにHep-GNPが結合して，ウイルスを捕捉する。この溶液を遠心分離すると，Hep-GNPに捕捉されたウイルスはナノ粒子とともに沈殿する。上清を除き，沈殿に少量のRNase free水を加えて加熱すると，ウイルス粒子が破壊され，溶液中にウイルスRNAが抽出される。その溶液をさらに精製することなく逆転写反応とリアルタイムPCR（タカラバイオ社製 One Step SYBR PremixScript RT-PCR Kit IIを使用）を行った（以下，RT-qPCRと略する）。

　図2右に，旧ワクチン株を用いた結果を示した。即ち，培養ウイルスを100 HAU，10 HAU，1 HAUに希釈して，そのままRT-qPCRに供した場合には，100 HAUではqPCRで19サイクル（以下，Ct = 19と略する），10 HAUではCt = 23，1 HAUではCt = 30でウイルスRNAが検出された。一方，Hep-GNPをウイルス溶液の1/50量を入れた場合には，100 HAUではCt = 14と5サイクル早く，10 HAUではCt = 17と6サイクル早く，1 HAUではCt = 20と10サイクル早くcDNAが観測された。即ちHep-GNPによって，ウイルスが捕捉・濃縮されたことが明らかとなった。この際，加熱のみによってウイルス粒子を壊しているため，金ナノ粒子が結合した場合，熱効率が高まるためウイルスが熱で破壊されやすくなり，理論値よりも濃縮効率が増加する場合があることが示唆され，ヒトヘルペスウイルスを用いた実験でそれが実証された。

　続いて，臨床検体として確定診断がなされた鼻腔粘膜拭い液5検体を用いて，Hep-GNPによるウイルスの捕捉・濃縮を検証した。検体をリン酸緩衝液で希釈し，Hep-GNPを加えた場合と加えない場合とでRT-qPCRの結果を比較した。5検体中の4検体は，Hep-GNPを加えた場合は，1/1,000に希釈してもウイルスRNAが検出されたが，濃縮しない場合は1/100に希釈するとウイルスRNAは検出できず，プライマーダイマーが測定されてしまった。一方，1/1,000に希釈してもウイルスRNAが検出され，SGNPによる捕捉・濃縮が必要ないほど高濃度の検体が1例あった。これらの結果から，Hep-GNPを用いれば，少なくとも100倍は感度を向上させることができることが示唆された。

　インフルエンザウイルスの検査では，通常鼻腔粘膜拭い液を検体として使用し，イムノクロマト法で検出する。しかし，検体採取には苦痛が伴うため，唾液を代替検体として使用することを考えた。まず*in vitro*実験で，15 HAUという高濃度のインフルエンザウイルスの希釈液に唾液を20%加えて，Hep-GNPによる濃縮効果を比較した。その結果，濃縮効率は唾液を加えた場合と加えない場合で差がなく，唾液を検体として使用できることが示唆された。唾液を検体として使用できることは，簡便に検査ができることを意味する。

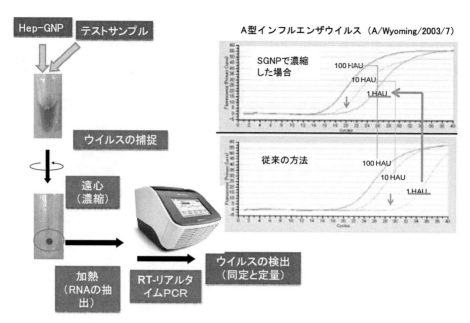

図2 SGNPを用いたウイルスの捕捉・濃縮とリアルタイムPCRを組み合わせた高感度ウイルス検出システムとインフルエンザウイルスへの適応（*in vitro* 実験）

2009年8月には，某大学運動系クラブ員28名の協力を得て，唾液中のインフルエンザウイルスの検査を行うことができた。即ち，上記クラブの夏合宿中に，新型インフルエンザウイルスの罹患者が出たため，合宿を中止して大学に戻った健常人28名の唾液を採取した。唾液に等量の抗生剤入りMEM培地を加えて希釈し，遠心分離して不溶部を除去，その後はHep-GNPを入れてウイルスの捕捉・濃縮，RT-qPCRに供した。新型インフルエンザ罹患者の発病前2日ほど団体行動をしていたクラブ員であるので，感染の可能性は否定できなかったが，28名全員全く風邪症状もなく，元気そのものであった。しかし，検査の結果，28名中9名の唾液中にインフルエンザウイルスRNAが観測された。この結果は，筆者らの糖鎖固定化金ナノ粒子によるウイルスの捕捉・濃縮とRT-qPCR法（以下，SGNP/RT-qPCR法と略する）は，不顕性感染または潜伏期患者の同定も可能であることを示唆した。

5.2.3 患者検体への適応例

2010年度からは，鹿児島大学医学部歯学部附属病院倫理委員会等の許可を得て臨床研究を開始した。2011～2012シーズンには，鹿児島大学病院の医療従事者と患者，および村上こどもクリニックを受診した15才未満の患者を対象に，鼻腔粘膜拭い液と唾液を採取し，前者は簡易迅速キット（イムノクロマト法）で，後者はSGNP/RT-qPCR法でインフルエンザウイルスを同定した。表1には成人（15才以上）と小児（15才未満）の結果をそれぞれ示している。簡易キットで陰性と判断された成人患者46名中24名（52.2％），小児患者の46名中26名（56.5％）の唾液にはインフルエンザウイルスが存在した。また，唾液が検体であるので，複数回の検査も

第4章 唾液検査によるヘルスケアと診断

抵抗感なく行うことができた。図3には、2010～2011シーズンに行った、患者23名の唾液中のウイルスRNAの存在の推移を示している。発症後10日以上経っても、まだウイルスが唾液中にある場合も23例中4例あった。これらの結果から、①唾液検体を用いたSGNP/RT-qPCR法は、検体採取が容易であるとともに、感度も良好でありインフルエンザの早期診断に有用である。②回復後も長期間唾液中にウイルスが検出されており、発症後の職員がハイリスク患者をケアする際は伝播予防に注意が必要である。③本法は、基礎疾患のある患者の早期診断や院内感染対策に応用可能であることが明らかとなった[8,9]。

5.3 HIV

高感度PCRで唾液中のHIVを検出できたという報告[10]があること、またインフルエンザウイルスのようなRNAウイルスを筆者らのSGNP/RT-qPCR法で唾液から感度高く検出することができたので、同様に唾液中のHIVを検出可能か検討した。まず、47種類の糖鎖が固定化されているシュガーチップ（SUDx-Biotec製）を用いて、HIVの糖鎖結合性を調べたところ、HIVは多くの報告にあるようにヘパリン、またヘパラン硫酸の合成部分構造に主として結合することが確かめられた。そこで、インフルエンザウイルスで使用したHep-GNPを用いて、唾液の存在下でHIV-1を捕捉・濃縮できるか、*in vitro*実験を行った（図4）[11,12]。この際、1つの細胞に2

表1 インフルエンザウイルス検査の比較（2011～2012シーズン）

患者	簡易迅速キット イムノクロマト法（鼻腔粘膜拭い液）	SGNP/RT-qPCR法（唾液）		
		A	B	－
大人 (N = 74)	A＋	25	0	0
	B＋	1	2	0
	－	24	0	22
小児 (15才未満) (N = 109)	A＋	54	0	2
	B＋	1	5	1
	－	23	3	20

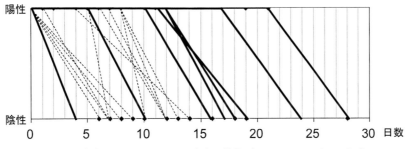

図3 唾液中のウイルスRNAの存在の推移（2010～2011シーズン）
上段を陽性、下段を陰性として、同一患者の検体を線で示した（n = 23）。破線はH1N1pdm09、実線はH3N2が検出された患者。

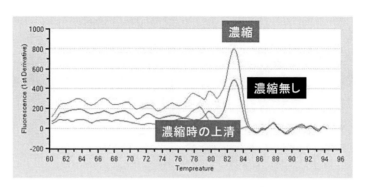

図4　唾液と混合したHIV-1のRT-qPCR（Tm解析）

コピーのHIV-1が感染していることがわかっているライン化した細胞を用いて，完全にHIV-1を定量して検出限界を調べた。その結果，50％唾液の存在下において，少なくとも10コピーのHIV-1をSGNP/RT-qPCR法で検出することが可能であった。今後，実験方法の最適化をすすめることによって，さらに感度を上げられる可能性がある。

2011年度からは，鹿児島大学医学部歯学部附属病院倫理委員会の許可を得て，臨床研究を開始し，HIV感染者の唾液中から同様な感度を持って，HIV-1 RNAの検出が可能かどうか，評価法も含めて慎重に検討を重ねている。

5.4　今後の展望

唾液を検体として使用できることは多くのメリットがある。例えば，インフルエンザの場合は，痛みを伴わない非侵襲性検査を受けることによって，発症する前の未病状態で感染が判明する。即ち，予防的に検査が可能になるため，上述のメリットに加えて，受験生やVIPなどへも応用できる。HIVの場合には，病院以外の場所でも検査可能となるため，僻地や発展途上国でも検査が可能になり，さらに受診者の心理的負担が少なくなる。近年の医学の進歩により，HIV感染者も頻繁に血液中のHIV抗原（HIV RNA）を検査しながらHAART療法を行えば，AIDSの発症をかなりの確率で抑えることができるようになっている。唾液を用いる利点は大きいと考える。ただし，検査結果は患者の心理に測り知れない影響を与えるので，その臨床応用にあたっては必要十分な検討が必要であることは言うまでもない。

全てのウイルスが唾液で検出されるわけではない。例えばヒトヘルペスウイルスでは，HHV-5（CMV）とHHV-6は唾液中に出現するが，HHV-1/2やHHV-3は稀である。筆者らの方法は，尿にはそのまま適用でき，また血液に対しても適用できるように現在検討を重ねており，近い将来簡便なウイルス抗原検出・定量法として確立させたい。

謝辞

本研究は，JST（科学技術振興機構）の革新的ベンチャー開発事業（2007～2010年度），ならびに厚生労

第4章 唾液検査によるヘルスケアと診断

働省科学研究費補助金の医療機器開発推進研究事業（2009～2011年度）のサポートを得て，遂行した．インフルエンザウイルス株は，大阪府公衆衛生研究所の加瀬部長から提供を受けた．研究開発は，鹿児島大学隅田研究室の学生・院生と㈱スディックスバイオテックの研究員によって遂行された．また，臨床検体の収集には，村上こどもクリニックの村上直樹先生のご協力も頂いた．臨床研究に協力いただいた患者様に深謝します．

文　　　献

1) http://glycoforum.gr.jp/science/glycomicrobiology/GM01/GM01J.html
2) 村上努，山本直樹，蛋白質核酸酵素，**42**（9），1427（1997）
3) 佐藤毅史，荒瀬尚，生化学，**81**（3），200（2009）
4) X. Zhang *et al.*, *Polymer Preprints*, **53**, 671（2012）
5) K. Ryan-Poirier *et al.*, *Virus Res.*, **56**, 169（1998）
6) Y. Suzuki *et al.*, *J. Virol.*, **74**, 11825（2000）
7) 隅田泰生ほか，糖鎖結合性に基づくインフルエンザウイルス株の類型化と予測，第58回日本ウイルス学会学術集会，徳島（2010）
8) 西順一郎ほか，糖鎖固定化金ナノ粒子（SGNP）RT-qPCR法による患者唾液中のインフルエンザウイルス遺伝子の検出，第44回日本小児呼吸器疾患学会，宇都宮（2011）
9) 西順一郎ほか，糖鎖固定化金ナノ粒子（SGNP）RT-qPCR法による唾液中のインフルエンザウイルス遺伝子の検出―入院患者と病院職員における検討―，第27回日本環境感染学会総会，福岡（2012）
10) D. C. Shugars & S. M. Wahl, *JADA*, **129**, 851（1998）
11) M. Okamoto *et al.*, The binding specificity of HIV-1 to sugar-chains and the concentration of HIV-1 using heparin-immobilized gold nanoparticles toward the discovery of anti-HIV-1 effects of sugar-chains and a super high sensitive diagnosis, XVth International Congress of Virology, Sapporo（2011）
12) 岡本実佳ほか，糖固定化金ナノ粒子技術を用いたHIV-1感染症新規予防法および早期診断法の開発，第25回日本エイズ学会，東京（2011）

6 唾液を用いた個人識別

櫻田宏一*

6.1 はじめに

犯罪捜査において，唾液は重要な証拠試料とされ，犯行現場に捨てられていたタバコの吸い殻，コップの飲み口，切手，あるいは性犯罪における被害者の皮膚表面など，そこに付着する唾液を明らかにし，その持ち主を同定する個人識別は，従来から重要な科学捜査として位置づけられてきた。

一般には，液体そのものを検査することはほとんどなく，斑痕となっている唾液試料からの検査となる。血液のような明らかな色調を持たず，また同じ体液でも精液のような独特な臭いや衣類に付着して乾燥した時のごわごわ感や光沢もないことから，しばしばその付着部位を明らかにしながら唾液証明をする必要がある。唾液が証明されれば，その血液型やDNA型を決定し，個人を明らかにすることができる。検査を進める上で，必ず必要となるものが陽性および陰性コントロール試料であるが，特に陽性試料としての唾液は，血液等の他の体液とは異なり，口腔内に貯留してくる唾液をそのままチューブ等に吐き出すだけで採取できることから，最も非侵襲的な検査試料といえる。

一方，犯罪関連の証拠試料から検出されたDNAが捜査の過程で浮上した被疑者のものと一致するか明らかにしたい場合，その対照となる人物のDNA型を検査する必要がある。そのような対照試料には，採血による血液が以前は用いられていたが，現在は本人が簡便・迅速に採取できる口腔内スワブを用いることが多い。

本節では，唾液を用いた個人識別として，犯罪捜査で用いられる唾液斑からの唾液証明，血液型検査およびDNA型検査について，その一部を解説する。

6.2 唾液の証明

唾液の証明は，古くから血液についで多く行われる検査であり，ほぼ透明，無味，無臭の体液斑がターゲットであることから，外観からその付着部位を推定後，唾液に含まれる特徴的なタンパク質に着目した検査法により行われることになる。

6.2.1 肉眼的検査

体液斑を観察する場合には，尿や精液などではそのままでも付着部位を推定できることもあるが，より明瞭に斑痕部位を特定するために，紫外線から赤外線領域までの様々な波長の光源を照射できるPolilight (Rofin Australia Pty Ltd社) あるいはCrimeScope (SPEX Forensics社) などの特殊な照明器具を用いて行われることも多い。特に唾液斑では，490 nmや505 nm波長でオレンジ色のゴーグルを掛けて観察すると，きれいな蛍光を見ることができる。ただし，他の体液でも同様の蛍光が見えることもあり，また付着担体自体が蛍光を発する場合もあるので，そ

---

* Koichi Sakurada 警察庁科学警察研究所 法科学第一部 生物第三研究室 室長

第4章　唾液検査によるヘルスケアと診断

の点も十分に注意して観察する必要がある。

6.2.2　アミラーゼ検査

唾液の付着部位がある程度推定されたら，その試料の一部を用いて唾液らしさを調べることになる。すなわち，人の体液中にはアミラーゼが含まれるが，特に唾液中には大量のα-アミラーゼが存在することから[1]，その活性を用いた検査法が古くから用いられている。代表的な検査法として，ブルースターチ（青色色素を化学結合させて作った青色デンプン）を唾液中のα-アミラーゼが分解することで，溶解した青色色素の吸光度を比色するPhadebas® Amylase Test（Magle Life Sciences社）が広く知られている。日本の警察では，このブルースターチとアガロースゲルを組み合わせたブルースターチ・アガロース平板法[2]といわれる方法を古くから採用している。

ブルースターチ・アガロース平板法

（原理）ブルースターチの粉末をアガロース溶液と混ぜて平板状にゲル化し，小さく切り出した唾液斑を直接のせ，青色色素の溶解を肉眼で観察し判定する。

（試薬・方法）

① ブルースターチ1錠を乳鉢ですり潰し，これを煮沸溶解した1％アガロース生食液50 mLに加えて良く撹拌する。

② 8 cm×8 cmのガラス板を準備し，約6.5 mL（約55℃）を速やかに板上に拡げ（厚さ約1 mmになる），室温で冷やしてゲル化させ，固まったら使うまで湿箱に保管。

③ 約1 mm角の唾液斑を切り取り，平板上にそのままのせ（液体試料であれば直径約2〜3 mmの試料孔を開け，その孔に直接入れる），湿箱に入れて37℃で1時間インキュベートする。

（判定および注意点）斑痕の周りに青色色素の溶解が認められれば陽性である（図1）。イン

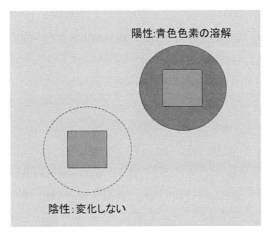

図1　ブルースターチ・アガロース平板法
斑痕の周りに青色色素の溶解が認められれば陽性である。陰性では溶解が認められない。

キュベート時間を厳守することで本法の斑痕からの感度レベルでは，他の体液斑から陽性は認めない。

6.2.3 血清学的検査

アミラーゼ検査で陽性となれば，必要に応じてより特異性の高い検査法での唾液証明を行うことになる。血清学的検査法として，抗ヒト唾液沈降素，抗ヒト唾液α-アミラーゼ沈降素あるいは抗ヒトsIgA沈降素などのポリクローナル抗体を用いた沈降電気泳動法が古くから用いられている。また，唾液中にはリン酸カルシウム結晶阻害ペプチドとして知られるスタセリンが存在することから，我々はこれを間接ELISA法によって検出する検査法を開発し，実務に応用している[3]。さらに，より迅速・簡便なイムノクロマト法による検査キットも開発・販売されており，RSID™-Saliva（Independent Forensics社）は法医学専用の唾液証明キット（写真1）として実務に用いられている。ここでは，沈降電気泳動法および間接ELISA法について簡単に紹介する。

沈降電気泳動法

（原理）1%アガロースゲルに2組の穴を開け，試料を陰極側の穴に，抗血清を陽極の穴に入れて通電すると，アルブミンなどのタンパク質は陽極側に，抗血清は陰極側に泳動され，出会ったところに沈降線が観察される。

（試薬・方法）

① 1%アガロース/ベロナール緩衝液（アガロース1g＋ベロナール緩衝液50 mL＋蒸留水50 mL）を加熱溶解し，約6.5 mL（約55℃）を8 cm×8 cmのガラス板上に拡げ，室温で冷やしてゲル化させる。

② 固まったら，直径約2〜3 mmの2組の孔を約2〜3 mm離して向かい合うようにして開け，使うまで湿箱に保管。

③ 陰極側の孔には斑痕から抽出した試料を，陽極側の孔には抗血清をそれぞれ約4-5 μL入れ，ゲル板を電気泳動槽に置く。

④ 濾紙を用いてゲル板と電極槽とをブリッジし，2 mA/cmゲル幅の通電で約20分泳動を行う。

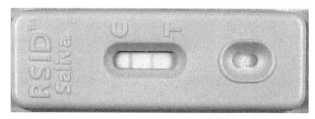

写真1 イムノクロマト法による唾液証明キット

ヒト唾液α-アミラーゼに特異的とされる2種類のモノクローナル抗体を用いたキットで，コントロールウインドウ（C）に赤色のラインが認められ，その上でテストウインドウ（T）に赤色のラインが認められれば陽性と判定される。

第 4 章　唾液検査によるヘルスケアと診断

（判定および注意点）2つの穴の間に白い沈降線が生じたら陽性である。生じた沈降線が極めて薄く，真の沈降線か否か疑われる場合には，泳動後のゲル板をそのまま一晩生食に浸けて観察すると明らかになる場合がある。

間接 ELISA 法

（原理）段階希釈した液体試料を ELISA プレートに固相化。未反応の表面をブロッキング後，一次抗体を反応させる。酵素標識した二次抗体を反応させ，発色基質を添加した後，硫酸で酵素反応を停止させ，490 nm の吸光度を測定する（図 2）。

（試薬・方法）

① ELISA プレート（SUMILONMS-7296F，住友ベークライト社）上で試料を 0.05 M Bicarbonate 緩衝液（pH 9.6）を用いて段階希釈し，37℃で 1 時間インキュベートして固相化する。

② 1% BSA/PBS を用いて 37℃で 1 時間ブロッキング。

③ Tween-PBS で 3 回洗浄後，一次抗体である Goat Anti-Statherin（Tween-PBS で適宜希釈して使用）を 37℃で 1 時間反応させる。

④ Tween-PBS で 3 回洗浄後，酵素標識二次抗体である HRP-Anti-Goat IgG（Tween-PBS で適宜希釈して使用）を 37℃で 1 時間反応させる。

⑤ Tween-PBS で 5 回洗浄後，二塩酸 O-フェニレンジアミンを用いた発色基質溶液を 5 分間反応させ，1 M 硫酸で発色停止。

⑥ 490 nm の波長で吸光度を測定する。

（判定および注意点）判定閾値以上の濃度依存的な発色が認められれば，スタセリンの存在が明らかとなり，唾液陽性となる。ただし，唾液中のスタセリン量には個人差があり，また鼻汁中にも多く含まれることを考慮する必要がある。さらに，使用する抗体のメーカーおよびロットによって反応性が異なることに注意が必要である。

6.2.4　分子生物学的検査

各種体液に特異的なタンパク質の mRNA 発現レベルを用いたリアルタイム PCR による体液

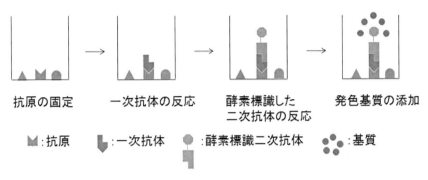

図 2　間接 ELISA 法の原理

証明法の開発が国内外で行われており，唾液ではスタセリン（STATH）に加え，抗菌ペプチドとして知られるヒスタチン3（HTN3）などの遺伝子マーカーが唾液証明に有効である[4,5]。

リアルタイム PCR 法

（原理）体液に特異的なタンパク質の mRNA 遺伝子および内部標準遺伝子をリアルタイム PCR で検出するもので，検出閾値に達した PCR サイクル数である Ct（Threshold cycle）値で発現量を評価し，この値が低ければより発現量が大きいものとされる。

（試薬・方法）
① 体液斑試料から Total RNA を抽出後，DNase 処理により Genome DNA を除去する。
② 逆転写反応により，mRNA から cDNA を合成する。
③ TaqMan プローブや SYBR Green によるリアルタイム PCR を実施。
④ 得られた STATH や HTN3 などのターゲット遺伝子の Ct 値を，ACTB などの内部標準遺伝子の Ct 値で補正した値（dCt 値）により発現量を評価する。

（判定・注意点）dCt 値による相対比較では，値が小さければ小さいほど発現量が大きい。STATH は唾液と鼻汁に検出され，また HTN3 は唾液にのみ特異的に検出されることから，ほぼ on-off で唾液陽性か否かを判定できる（図3）。

6.3 血液型検査

血液型というと，一般には血液を用いて判定するものと考えられているが，実際には，身体のいたるところに ABO 式血液型物質が存在し，生体のあらゆる組織から血液型判定を行うことが可能である。当然，唾液中にも血液型物質が存在し，特に大量に分泌している人を分泌型，ほと

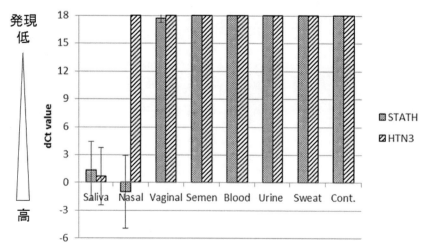

図3 各種体液における STATH および HTN3 の発現量

各種体液（n = 5-10）における STATH および HTN3 の dCt 値を示している。発現しない場合の dCt は便宜的に 18 に設定され，Cont. は逆転写なしでは発現しないことを示す。以前の報告[5]を一部改変。

第4章　唾液検査によるヘルスケアと診断

んど分泌していない人を非分泌型といい[6]，日本人ではその割合がおよそ8：2とされている。

　血液と唾液では，その型物質の発現に関与する遺伝子が一般に異なっている。血液中の型物質の多くは赤血球膜に存在するが，その発現に関与する遺伝子は主としてH遺伝子（FUT1）であり，Bombay型以外の全ての人に必ず発現している。一方，唾液中では，型物質が唾液ムチン上に糖タンパク質として共存し，その発現にはSe遺伝子（FUT2）が関与している[7]。白人の非分泌型は完全な非分泌とされ（428番目の塩基がG→Aに置換され，143番目のアミノ酸がTrp→終了となって酵素活性なし），日本人の非分泌型はわずかに活性が残されている（385番目の塩基がA→Tに置換され，129番目のアミノ酸がIle→Pheとなって酵素活性が数％）ことが報告されている[8]。その人が分泌型か非分泌型かを簡便に検査する方法として，古くからLewis式血液型といわれる型物質を調べる方法が知られている。すなわち，Lewis遺伝子（FUT3）によって発現するLe^a抗原およびLe^b抗原をそれぞれの抗体で検査することにより分泌か非分泌かを簡便に推定できる。したがって，分泌型であれば犯罪現場の唾液斑にはたくさんの型物質が存在することになり，ABO式血液型を迅速に判定することができる。検査法には，解離試験法，吸収試験法，凝集阻止試験法，MCAR法，ELISA法などの様々な方法が古くから用いられており，試料の状態に応じて使い分けられている。ここではMCAR法について解説する。

MCAR法（Mixed Cell Agglutination Reaction：微量混合凝集反応法）

　（原理）反応板に体液の付着した繊維を固定し，抗体を感作させる。洗浄して余分な抗体を除去した後，指示血球を感作させる。洗浄して結合していない血球を除去後，顕微鏡で繊維上への血球の付着を観察する。

　（試薬・方法）

① スライドガラス上に作製した各ホールの粘着面に，グルタールアルデヒド等で固定済みの唾液斑繊維をほぐしてのせる。

② 調整済みの抗A抗体溶液，抗B抗体溶液および抗Hレクチンをそれぞれ各ホールに滴下する。

③ 湿箱中で，4℃一晩感作させる。

④ 生食にて未反応の抗体を洗浄後，各抗体に対応する指示血球（3〜5％）を滴下し，湿箱中で5分感作させる。

⑤ スライドガラスの試料面を下にして生食中に10〜15分静置する。

⑥ 繊維上への血球の付着の有無を顕微鏡で観察し，判定する。

（判定・注意点）繊維上に血球が観察されれば陽性であり，できるだけ単繊維の部分における血球の付着の有無を確認する。A型唾液では，抗A抗体および抗Hレクチンが繊維にそれぞれ結合することから，対応するA型およびO型の指示血球を加えると繊維への付着がそれぞれ認められる。B型血球の付着は認められない。また，O型唾液では，抗Hレクチンのみ繊維に結合することから，O型血球の繊維への付着が認められ，A型およびB型血球の付着は

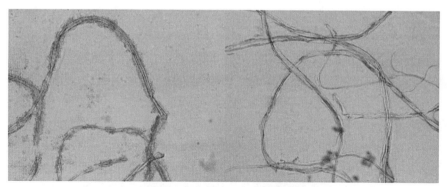

写真2　MCAR法による血液型判定
繊維の周りに血球の付着が認められれば陽性と判定される。左側が陽性，右側が陰性を示す。

認められない。写真2に陽性像および陰性像を示す。

6.4　DNA型検査

　DNA型検査には，大きく分けて核DNAを用いたSTR型検査とミトコンドリアDNA検査があり，その識別力の高さからSTR型検査が個人識別の主流となっている。STRとはShort Tandem Repeatの略で，2～5塩基の繰り返し配列（一般には4塩基の繰り返し）の違いによって識別を行い，その遺伝子座位はイントロンなどの遺伝情報を持たない場所が用いられている。現在，日本の警察では，AmpFℓSTR® Identifiler® Plus（ライフテクノロジーズ社）という試薬を主に用いており，この試薬は15座位と歯のエナメル質形成に関与するAmelogenin遺伝子（性別推定に有効）を同時に検査するキットであり，15座位における最も出現頻度の高い型を掛け合わせた場合の確率は，理論上約4兆7,000億人に1人とされている。このSTR型検査は，フラグメントアナラーザーといわれる分析機器を用いて自動的に判定がなされている。

　一方，陳旧試料である場合には，斑痕中の細胞が壊れ，核も分解されてしまうことがしばしば想定される。すなわち，細胞には核が1個しかないことから，これが分解されてしまうとSTR型検査は成功しない可能性が高い。そこで，しばしば行われるのがミトコンドリアDNA検査である。ミトコンドリアは細胞中に数百存在し，それぞれに数個の環状DNAが含まれることから，細胞1個に数千コピーのDNAが存在する計算になり，核DNAに比べ検出される可能性は極めて高くなる。ミトコンドリア検査では，ミトコンドリアDNAのコントロール領域に高変異領域（Hypervariable region：HV）が2ヵ所存在し，このHV1領域（16024～16365）およびHV2領域（73～340）の塩基配列を調べて個人識別を行うことになる。塩基配列解析を行うことにより，ミトコンドリア参照塩基配列（Cambridge Reference Sequence, 1999）に対して異なった部位の塩基位置とその塩基が明らかとなり，試料間の異同識別が可能となる。しかしながら，ミトコンドリアは母系遺伝であり，母親が同じ兄弟姉妹ではすべて同じパターンを示し，また母方の親族も同じ型を持つ場合があるので，その識別力はSTR型とは比較にならないほど低

第4章 唾液検査によるヘルスケアと診断

いものとなる。

ここでは，STR 型検査法の流れについて簡単に紹介する。

STR 型検査法

（原理）試料から DNA を抽出し，DNA 濃度を調べた後，必要な部位のマルチプレックス PCR 増幅を行う。次に，増幅した DNA を電気泳動により分離・検出し，データ解析装置に

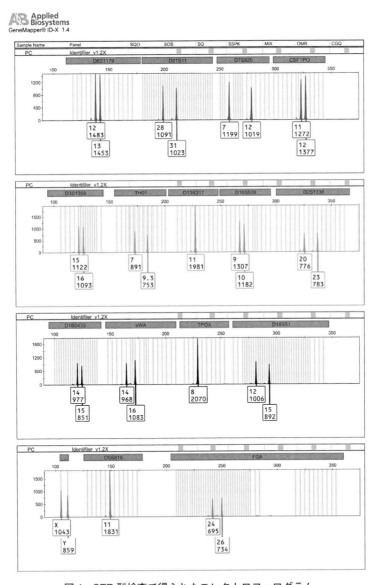

図4　STR 型検査で得られたエレクトロフェログラム

AmpFℓSTR® Identifiler® Plus（ライフテクノロジーズ社）を用いて得られた STR 型判定例を示す。15座位およびアメロゲニンすべてにおいて，正確な型判定が可能である。

より自動でDNA型を判定する。

(試薬・方法)

① 唾液斑試料の一部を検査試料とする．また，対照試料である場合には，EasiCollect（ワットマン社）のような口腔内細胞採取キットが用いられる．本キットでは，スポンジ状のアプリケーターチップとFTAカードが一体になったもので，チップ部分で両頰粘膜を十数回擦り，十分唾液がしみこんだ状態で，柄を折り曲げてチップ部分をFTAカードにしっかりと圧接して試料を転写する．その後，カードを乾燥してその一部を検査試料とする．

② 検査試料に抽出試薬を反応させ，DNA自動抽出装置を用いてDNAを抽出する．

③ DNA濃度をリアルタイムPCR等の定量装置を用いて測定し，PCR増幅に適するDNA量を決定する．

④ AmpFℓSTR® Identifiler® Plus（ライフテクノロジーズ社）等の試薬を用いて，判定に必要な部位をPCR装置にて数百万倍に増幅する．

⑤ 増幅したDNAをフラグメントアナライザーで電気泳動して，分離・検出する．

⑥ データ解析装置にて，自動で型判定をする（図4）．

(判定・注意点) 電気泳動結果に基づき，適正な泳動か否かを判断し，DNA型を判定する．図4に示したエレクトロフェログラムでは，D8S1179型は（12, 13型），D21S11型は（28, 31型）のように判定される．極めて微量な試料から検出できることから，コンタミには細心の注意が必要である．

文　　　献

1) A. E. Kipps & P. H. Whitehead, *Forensic Sci.*, **6**, 137 (1975)
2) 三輪純吉, 日大歯, **56**, 413 (1982)
3) T. Akutsu *et al.*, *Int. J. Legal Med.*, **124**, 493 (2010)
4) K. Sakurada *et al.*, *Leg. Med.*, **11**, 125 (2009)
5) K. Sakurada *et al.*, *Jpn. J. Forensic Sci. Technol.*, **18**, 1 (2013)
6) R. J. Kelly, *J. Biol. Chem.*, **270**, 4640 (1995)
7) R. J. Kelly, *Proc. Natl. Acad. Sci, USA*, **91**, 5843 (1994)
8) T. Kudo *et al.*, *J. Biol. Chem.*, **271**, 9830 (1996)

7 唾液検査と歯科〜齲蝕活動性試験と歯周病検査〜

花田信弘*

7.1 はじめに

齲蝕と歯周病の予防と治療のための唾液検査導入については多くの研究が行われている。ここでは，唾液検査の開発過程を整理し，現状を紹介するとともに今後の展望について述べたい。

7.2 古典的な唾液検査

齲蝕活動性試験は古くから様々な検査方法が開発されてきた[1]。最も初期には乳酸菌数の測定方法であるハードレイテスト（乳酸菌数測定試験，Hadley, 1933）が用いられた。同時期に唾液中の細菌によるカルシウム溶解性を調べるフォスディックテスト（Fosdick's calcium dissolution test），唾液緩衝能を測定するドライゼンテスト（Dreizen, 1946）が報告されている。次に有機酸産生によるpH低下をpH指示薬で判定する唾液検査方法が開発された。代表的なものはスナイダーテスト（Snyder's test，酸産生能測定試験）である。日本では，歯垢を検体とするカリオスタットが発売された。そのほかに，グルコースクリアランステスト（グルコースの口腔内残留時間の測定），唾液中の酸化還元電位を測定するRDテスト（酸化還元指示薬レサズリンの変色を見る）が開発されている。齲蝕活動性試験は口腔衛生の指標として現在でも使用されることがある。

7.3 現在の唾液検査

齲蝕の主要な原因菌がミュータンスレンサ球菌であることがわかると，1980年代に選択培地によるミュータンスレンサ球菌の培養法や抗原抗体検査方法の開発が行われた。現在でも使用されているサリバテスト（Strip mutans）は1989年に開発されている[2]。

1980年代に複数の歯周病菌が特定され，モノクローナル抗体やDNA-DNAハイブリダイゼーションで唾液や歯肉溝浸出液から歯周病菌を検出する手法が開発された。1987年には歯周病菌が分泌する酵素を検出する方法が考案された。ミシガン大学歯学部のLoesche教授らは，*Treponema denticola*, *Porphyromonas gingivalis* および *Bacteroides forsythus* の3菌が合成ペプチドの Benzoyl-DL-Arginine-NaphthylAmide (BANA) を分解することに着目して，BANA hydrolysis test を発表した[3]。

潜血反応に着目した検査方法も古くから開発されてきた。この検査法は便潜血検査の技術を唾液に流用したものである。ヘモグロビン（Hb）は，「ヘムタンパク質」の成分で，赤血球の赤い色素成分である。唾液腺から分泌される唾液にヘモグロビンは含まれていない。唾液ヘモグロビン検査は血液由来のヘモグロビンを検査する手法である（図1）。サンスター㈱から金コロイド標識した抗ヒトヘモグロビン・モノクローナル抗体（マウス）を利用し，免疫学的に唾液または

---

* Nobuhiro Hanada 鶴見大学 歯学部 教授

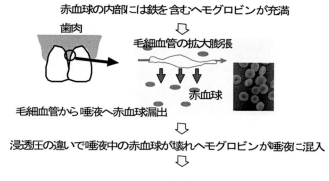

図1　唾液ヘモグロビン検査
混合唾液（全唾液）中に漏出した赤血球由来のヘモグロビンを検出する。

洗口吐出液中のヘモグロビンを検出する唾液ヘモグロビン検査キット（ペリオスクリーン）が販売されている。

　1990年代には特定の塩基配列だけを増幅するDNA増幅法（PCR法）が開発された。PCR法では長大なDNA分子の中から，自分の望んだ特定のDNA断片（数百から数千塩基対）だけを選択的に増幅させることができるので，微生物菌種の特定が容易にできるようになった。続くリアルタイムPCR法の開発で定量検査も可能になり，バイオマーカーとしてミュータンスレンサ球菌や特定の歯周病菌の唾液中の菌数を正確に測定できるようになった。

7.4　バイオマーカーの様々な用途

　生物学的指標（バイオマーカー）は人の身体の状態を客観的に測定し評価するための指標である。バイオマーカーは「通常の生物学的過程，病理学的過程，もしくは治療的介入に対する薬理学的応答の指標として，客観的に測定され評価される特性」と定義され，疾患の診断に用いる診断マーカー（diagnostic marker），特定の治療による効果を予測する予測マーカー（predictive marker）と特定の治療によらない疾病の経過を予測する予後マーカー（prognostic marker）がある。次に，臨床試験の真のエンドポイントを代替する代替マーカー（surrogate marker），治療への反応を見るモニタリングマーカー（monitoring marker）などがある。遺伝子（DNA，RNA），タンパク質，ペプチド，画像病理診断（CT, PET, MRI）等がバイオマーカーとして用いられる。

7.5　真のエンドポイントと代理エンドポイント

　医学，歯学や薬学の研究において，真のエンドポイントを測定することが倫理的に適切でない場合が増えている。齲蝕・歯周病は，真のエンドポイントが不可逆的に進行する疾患である。元

第4章 唾液検査によるヘルスケアと診断

の健康状態に戻せる段階で薬剤効果を評価するために，適切な代替マーカーを用いた代理エンドポイントの設定が必要である．齲蝕の真の疾患は齲窩であり，代替のバイオマーカーは唾液中のミュータンスレンサ球菌量である．臨床研究における代替マーカーを疾病の予測マーカーとして活用し，最終的に疾患診断名にしたのが現代医学である．内科では脳卒中など真の疾患のバイオマーカーを代替マーカーではなく，糖尿病，高血圧症，高脂血症など疾患診断名として，その数値を改善する治療法や治療薬を開発している．これからの歯科はこれまでの内科の発展方法を学び，齲蝕・歯周病が発症する前に予測マーカーを指標に医療介入する新しい歯科医療の展開が必要である．ただし，予測マーカーの改善を代理エンドポイントとして有効性を示した治療法や治療薬が，真のエンドポイントの改善につながらない場合も多いことに注意しなければならない．予測マーカーを指標にして医療を行う場合は，有効性が期待できる症例に限定することも大切である．

7．6 齲蝕・歯周病のバイオマーカー

乳酸桿菌は健全なエナメル質には定着できず，すでに発症した齲窩に定着するため，乳酸桿菌数検査は齲蝕の予測マーカーではなく齲窩の存在を示す診断マーカーである．しかし，齲蝕の診断は視診・触診での診断が比較的容易であるため，齲蝕診断マーカーの臨床的有用性は低い．一方，疾病発症を予測するバイオマーカーは検査価値が高い．この要望に応える齲蝕の予測マーカーは唾液中のミュータンスレンサ球菌数である．

なお，齲蝕診断のバイオマーカーでは，唾液検査のほかに画像病理診断法も開発されている．QLF（Quantitative Light-induced Fluorescence）が代表的な画像病理診断技法である．なお，QLFではフッ化物による再石灰化療法が対応策である．

一方，歯周病のバイオマーカーは齲蝕よりも複雑である．複数の歯周病菌，唾液ヘモグロビン，唾液中の複数の酵素，歯周病菌の複数の酵素が有用なバイオマーカーになる．

歯肉炎の診断マーカーとして唾液ヘモグロビン，乳酸脱水素酵素が有用である．また，歯周炎の予測マーカーとして，唾液ヘモグロビン，乳酸脱水素酵素を用いることもできる．

複数の歯周病菌または細菌酵素の唾液検査を歯周炎の予測マーカーとして使用することもできる．

7．7 齲蝕に対する感染症と生活習慣病アプローチ

齲蝕は細菌感染症であるが，その発症には食品や生活習慣が大きく関与し，生活習慣病としての側面を持っている．

小児齲蝕（early childhood caries：ECC）は，もともと小児の口腔内に生息していなかったミュータンスレンサ球菌が，歯の萌出後に外部から唾液感染をして小児齲蝕を引き起す．その主要な感染時期も明らかになっている[4]．このように外から侵入してきた菌による感染は外因感染である．幼児期に砂糖制限や仕上げ磨きの励行などの保健対策が実施されればその後の感染リス

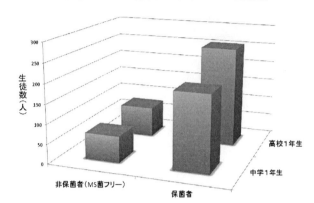

図2 高校1年生でもミュータンスレンサ球菌を保有しない生徒が一定数存在する
（文献5のデータから作図）

クは低い。

　ミュータンスレンサ球菌の保菌者と非保菌者を調査した鶴見大学歯学部保存修復学講座（桃井保子教授）の研究成果をもとに作成した図を示す（図2）。中学1年生（12〜13歳）と高校1年生（15〜16歳）の若年者における唾液中のミュータンスレンサ球菌（Streptococcus mutans と Streptococcus sobrinus）の量をPCRで定量的に調べた結果，12〜13歳のグループで25.6％（262名中67名）がミュータンスレンサ球菌フリー（検出できず）であった。15〜16歳のグループでも23.4％（334名中78名）がミュータンスレンサ球菌フリーであった[5]。

　近年の若年者のエナメル質齲蝕の減少には，ミュータンスレンサ球菌の保菌者率の低下が関わっている（図3）[6]。永久歯列が完成する中学1年生（12〜13歳）までミュータンスレンサ球菌の唾液感染を予防するために母子歯科保健でも感染症対策が必要である。

　このように若年者のエナメル質齲蝕は，ミュータンスレンサ球菌の早期感染を疾病リスクとする外因感染論で説明が可能である。ところが，高齢者の根面齲蝕には，「もともと体内で生息していた細菌によって引き起こされる感染症」という内因感染論が適用できる。実際に高齢者のミュータンスレンサ球菌の感染率は100％に近く，高齢者にとってミュータンスレンサ球菌は「もともと幼少期から口腔内に持続感染していた細菌」であるから，持続感染症や健康保菌者に外因感染論を適用することは困難である。

　したがって，高齢者の根面（セメント質）齲蝕予防には生活習慣因子である砂糖摂取回数，フッ化物の効果的な使用の有無などが予測因子になる。

　ミュータンスレンサ球菌の感染時期は生後19ヵ月から31ヵ月の間の「感染の窓」といわれる時期に集中している。この時期にミュータンスレンサ球菌の早期感染の有無をモニタリングすることが地域診断や予防対策の立案に有効である（図4）。

第4章　唾液検査によるヘルスケアと診断

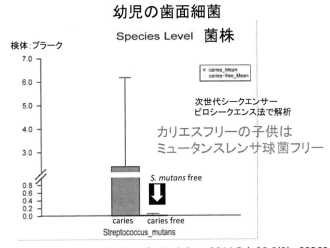

図3　乳歯齲蝕の発症とミュータンスレンサ球菌の感染の有無の関係
（文献6より改変して引用）

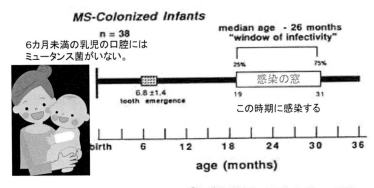

図4　ミュータンスレンサ球菌の感染時期

7.8　歯周病に対する感染症と生活習慣病アプローチ

　歯周病菌の感染には，ミュータンスレンサ球菌のように特定の「感染の窓」の時期がないため，感染予防対策は困難である。歯周病菌の感染は唾液を介した人から人への感染なので成人後はそのようなリスクを回避する知識を啓発することが大切である。特定の歯周病菌の感染を唾液検査で確認した場合，日本歯周病学会の歯周病患者における抗菌療法のガイドラインに従って感染症に対する対応を実施する。

歯周病の生活習慣病アプローチの一つは禁煙である。喫煙はタバコ煙の入口となる口腔，特に歯肉を含めた歯周組織が，直接その影響を受けることになる。タバコ煙による免疫能・微小循環系・好中球機能・サイトカイン産生などへの影響により，歯周組織における宿主応答（抵抗性）や治癒に悪影響を及ぼす。その結果，喫煙者では歯周炎が進行する。

歯周病の生活習慣病アプローチの二つ目は栄養である。抗酸化物質の摂取は活性酸素によるDNAの損傷を回避する。オメガ3脂肪酸の摂取は血管の健康度を向上させ，歯周病の進行を抑制する。

7.9 唾液を検体とした歯周病菌の受託検査

歯周病菌の唾液検査は，㈱ジーシー，㈱ビー・エム・エル，㈱プロップジーンなど数社が受託している。㈱ジーシーの場合，「歯周病原細菌」検査の受託項目は *P. gingivalis* 菌／*T. denticola* 菌 ／*Tannerella forsythia* 菌 ／*Aggregatibacter actinomycetemcomitans* 菌 ／*Prevotella intermedia* 菌，「う蝕関連細菌」検査の受託項目は，*S. mutans* 菌／*S. sobrinus* 菌／*Lactobacillus* 菌である。

7.10 唾液ヘモグロビン受託検査

唾液中のヘモグロビン（Hb）および乳酸脱水素酵素（LDH）の濃度を指標として，これに問診スコアを加味して，重度歯周病（CPI3または4）患者のスクリーニング検査を実施する方法もある。薬事法その他の体外診断用医薬品の規制をクリアした唾液ヘモグロビン検査キットの内，我が国の検査会社が使用しているものは，栄研化学㈱による唾液検査とアルフレッサファーマ㈱による唾液検査である。

栄研化学㈱は，便潜血検査用試薬「LZテスト'栄研'HbAo」，「OC-ヘモディア®オートⅢ'栄研'」および「OC-ヘモディア®オートS'栄研'」の使用目的の薬事法追加承認（体外診断薬としての唾液中のヘモグロビンの検出）を得て発売している。検査会社および健診施設では，㈱ビー・エム・エルおよび岩手県予防医学協会が栄研化学㈱の唾液中ヘモグロビンの検出キットを使用している。

同様にアルフレッサファーマ㈱は，唾液中ヘモグロビン測定試薬「ネスコート サリバヘモPlus」を薬事法に基づく体外診断薬承認を得て発売している。検査会社では，㈱四国中検がアルフレッサファーマ㈱の検査試薬を使用している。

精度検定を実施した結果，カットオフ値を 2 μg/mL とした場合の両者の一致率は94.4％であった。

7.11 検査検体として刺激唾液採取に関する検討

検査検体に当初は綿棒で歯面を擦過してデンタルプラークを取る方法が検討されたが，デンタルプラークの採取量を一定にすることができず，データのばらつきが多いため無味無臭のガムを

第4章 唾液検査によるヘルスケアと診断

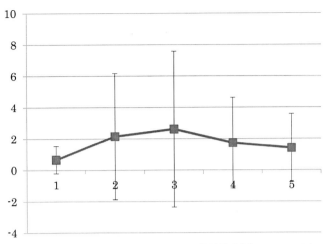

図5　唾液採取時間による唾液中ヘモグロビンの数値の変動の集計値（試薬メーカーよりデータ提供を受けた）
縦軸はヘモグロビン値（μg/mL），横軸は時間（分）。

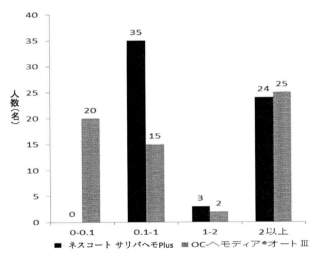

図6　成人62名の唾液中ヘモグロビンの検査値のヒストグラム

3〜5分噛んでデンタルプラークの細菌を唾液中に拡散させ，細菌を含む唾液を検査検体として用いる方法が開発された。

　齲蝕細菌の唾液検査は従来から5分間の刺激唾液採取が標準プロトコールになっているが，唾液中の生化学物質の検査でも採取時間の妥当性の検証が必要である。そこで5分間の唾液採取に対し，1分間ごとに分けて採取し，時間ごとの唾液中ヘモグロビン量を測定した。唾液中ヘモグロビンの変化を図5に示す。この結果から3分または5分で最大値を示すケースが存在し，1分，2分では充分にヘモグロビンが唾液中に出ていない症例が存在する。唾液採取には図5で最大値を示す3分間のガム咀嚼が最低限必要である。

7.12 唾液中ヘモグロビンの検査値のヒストグラム

愛媛県における成人62名の唾液中ヘモグロビンの検査値のヒストグラムを作成した（図6）。この結果からも唾液中ヘモグロビンの基準値を2 μg/mLに設定することが妥当だと考えられる。適切な医療介入で，唾液中ヘモグロビンが検出されない成人を増加させることが望ましい。

7.13 おわりに

唾液検体を用いたバイオマーカーには様々な用途がある。目的に応じたバイオマーカーを選択し，適切な臨床対応を実施することが大切である。

文　　献

1) J. van Houte, *Adv. Dent. Res.*, **7**, 87 (1993)
2) B. Jensen & D. Bratthall, *J. Dent. Res.*, **68**, 468 (1989)
3) W. J. Loesche *et al.*, *J. Clin. Microbiol.*, **28**, 1551 (1990)
4) P. W. Caufield *et al.*, *J. Dent. Res.*, **72**, 37 (1993)
5) 深谷芽吏ほか，日本歯科保存学雑誌，**56** (6), 623 (2013)
6) H. Xu *et al.*, *PLoS One*, **9**, e89269 (2014)

第5章　新規唾液検査法の開発動向

1　sIgAを指標とした免疫力評価

山本裕子[*1]，槻木恵一[*2]

1.1　分泌型IgA（sIgA）の概要

　分泌型immunoglobulin A（sIgA）は，体液性免疫物質の一つである。常に外界と接し感染防御の第一線であるヒトの広大な粘膜面に分泌され，外来微生物の粘膜上皮接着抑制作用，ウイルス・酵素・毒素に対する中和作用，細菌・ウイルスの凝集作用など，生体にとって極めて重要な防御機能を担っている。sIgAは特に感染のない生理的な状態でも粘膜面に多量に分泌されており，自然免疫的な役割も担っている。ヒトの粘膜面に分泌される分泌液中には，全アイソタイプの免疫グロブリンが存在しているが，涙・唾液・初乳・母乳・鼻腔や腸管内の分泌液といった全ての分泌液中において，最も多量に含まれるのがIgAであることは非常に特徴的である[1]。1日の免疫グロブリンの総生産量は，体重70 kgのヒトで約8 gであるといわれている。IgAが約5 g，IgGが約2.5 g，IgMが約0.6 g，微量のIgDとIgEが日々生産されているが，IgAの生産量が全免疫グロブリンの中で最も多い。IgAの約1/3は主に肝臓で代謝され，残りの2/3，1日3 g以上の多量のIgAが，粘膜面に分泌されている[1]。ヒトでは血清中のIgAの約90％が単量体であるが，反対に分泌液中に含まれるIgAの約90％が多量体（二量体や三量体）であり，通常は二量体である[1]。

　sIgAは多量体IgA（pIgA）・J鎖・上皮内輸送に必要となる分泌成分（Secretory Component：SC）の3種から構成されている。ヒトIgAは分子量約17万で，形質細胞によって産生されている。IgAにはIgA1（α1）とIgA2（α2）の2つのサブクラスがあり，抗原性・糖鎖および細菌の産生するタンパク質分解酵素に対する抵抗性に相違が認められる[2]。IgA1とIgA2の違いは，抗体のヒンジ領域においてα2鎖ではα1鎖に比較して13個のアミノ酸配列が欠損している点である。そのためIgA2は一部の病原性細菌の産生するIgA分解酵素であるIgAプロテアーゼの影響を受けることがない。ヒトでは血清中IgAの約85％がIgA1サブクラス，約15％がIgA2サブクラスである。分泌液中では，IgA1サブクラスとIgA2サブクラスの比率が約1対1となっているのが特徴的である。様々な外来性微生物にさらされる粘膜面において，IgAプロテアーゼの影響を受けないIgA2サブクラスが高レベルで存在することには，生体防御

[*1]　Yuko Yamamoto　医療法人社団オリエント　後藤歯科医院
[*2]　Keiichi Tsukinoki　神奈川歯科大学大学院　歯学研究科　口腔科学講座　環境病理学・口腔病理診断学分野　副学長・歯学研究科長・教授

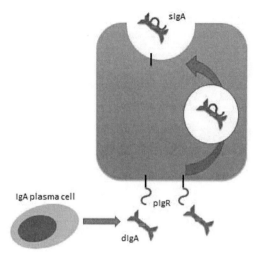

図1　IgA の細胞内輸送

の観点から重要な意味がある[2]。J 鎖は pIgA や IgM 中にある分子量 15 kDa のポリペプチド鎖であり，形質細胞によって産生されている。IgA はこの J 鎖を介して結合することにより pIgA を形成している。また pIgA は J 鎖が存在しないと SC と結合することができない。SC は分子量約 80 kDa のポリペプチドで，polymeric immunoglobulin receptor（pIgR）の細胞外部分である。腺上皮細胞で産生され，J 鎖を取り込んだ pIgA と結合し，細胞内を輸送する。sIgA は，形質細胞質内において J 鎖を介して形成された pIgA が，上皮細胞の基底膜側に発現する pIgR に結合し，上皮細胞内輸送過程で pIgR が切断されて pIgA と SC の複合体が形成され，sIgA として管腔側に放出されているのである[1,2]（図1）。

sIgA は全身免疫系とは異なる生体防御機構である粘膜免疫系の主役であるが，粘膜免疫応答の誘導には，粘膜関連リンパ組織（MALT）と総称される誘導組織（リンパ組織）と実行組織（非リンパ組織），そしてこれら組織間を橋渡しする共通粘膜免疫システム（CMIS）が重要である。MALT には消化管を担当する腸管関連リンパ組織（GALT）や，呼吸器を担当する鼻咽頭関連リンパ組織（NALT：齧歯類に特有のリンパ組織であり，ヒトでは扁桃やアデノイドに相当するとされている）などがある。実行組織には粘膜固有層（消化管・呼吸器・生殖器）や，分泌に特化した腺組織（涙腺・唾液腺・乳腺）などがあり，そこで IgA$^+$ B 細胞から IgA 産生形質細胞への最終的な分化や，粘膜面への sIgA 分泌が誘導されている。sIgA の産生には，誘導組織と実行組織の両者が必要である[1]（図2）。

1. 2　唾液中 sIgA とそれを増減させる要因

呼吸器と消化管の入り口として重要な役割を果たしている口腔には，唾液中に多量の sIgA が存在している。1 日の唾液分泌量は 1,000〜1,500 mL であるが，その内 50〜200 mg もの sIgA

第5章　新規唾液検査法の開発動向

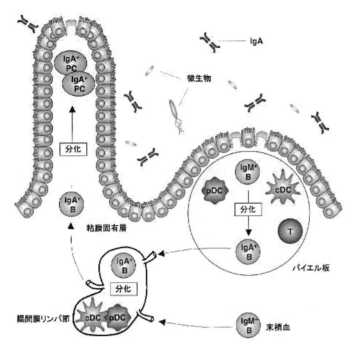

図2　腸管粘膜において恒常的に産生されるIgAの産生誘導機構
(科学技術振興機構(JST)平成23年2月18日プレスリリースより引用)

が分泌されている。この唾液中sIgAが，口腔から連なる呼吸器と消化器といった，その先の粘膜臓器への外来微生物による感染を，いち早く第一線で防止しているのである。唾液中の免疫グロブリンの約95％は唾液腺から分泌されたものであり，血清由来のものは約5％である。90％以上がsIgAで，単量体IgAは約5〜10％である。口腔はCMISの実行組織として存在しているが，口腔粘膜では，腸管におけるパイエル板のようなIgA産生の誘導組織という意味での粘膜免疫誘導リンパ組織は存在しない。唾液腺の腺房細胞が実行組織としてsIgAの分泌に関わっている。口腔粘膜上皮細胞はpIgRを持たず，J鎖を持つ二量体IgAをsIgAとして運搬・分泌する機能はない。sIgAの分泌は全て唾液腺が行っている。腸管あるいは鼻咽頭粘膜を介して侵入した抗原に対する特異的免疫応答は，GALTやNALTで誘導され，誘導されたIgA⁺B細胞がホーミングによって唾液腺内に到達し，最終分化を遂げたIgA産生形質細胞から産生されたJ鎖二量体IgAは，唾液腺の腺房細胞に発現するpIgRと結合し，sIgAとして唾液中に分泌される[1]。

唾液中へのsIgAの分泌は，粘膜免疫系の影響だけでなく，自律神経の影響を大きく受けている[3]。唾液腺は交感神経と副交感神経の2重支配を受けているが，交感神経刺激により，より唾液中にsIgAが分泌されることが報告されている[4]。唾液中sIgAの変動には心理社会的要因も関与していると報告されており，また身体的・精神的健康状態の影響も大きいと考えられている[5,6]。精神的ストレスと唾液中sIgAに関する研究は盛んに行われており，一般的に唾液中

sIgA は慢性ストレスにより減少し，急性ストレスの内，対処・予測などが可能なストレスである能動的ストレスでは上昇し，制御不能なストレスである受動的ストレスでは減少するとされている[7]。これは，能動的ストレスでは交感神経が優位に働き，逆に受動的ストレスでは副交感神経が優位に働くことが要因と考えられている。

運動と唾液中 sIgA に関する報告も数多くある。高強度の運動を連日繰り返すことにより，安静時の唾液中 sIgA 分泌は低下する。このようなオーバートレーニングと唾液中 sIgA に関する研究は，各競技のトップアスリートを対象に盛んに行われており，オーバートレーニング状態と認められた選手は，体調が良好な状態の選手に比べて，安静時の唾液中 sIgA レベルが低い傾向にあることが報告されている[8]。逆に運動習慣のない身体活動量が低レベルの者に，中等度の運動を負荷することで，唾液中 sIgA が増加することが報告されている[9]。中等度運動負荷と唾液中 sIgA に関する研究は，身体活動量が低下する中高年を対象に数多く行われている。運動が全身免疫に影響を与え，それに伴い唾液中 sIgA レベルも変化すると考えられている。

食事要因と唾液中 sIgA に関する研究も数多くなされている。特定の乳酸菌をヨーグルトや乳酸飲料の形で摂取することで，唾液中 sIgA が増加したとの報告がある[10]。また β グルカン摂取で唾液中 sIgA が増加したとの報告がある[11]。これらはパイエル板を介した腸管免疫賦活化の影響で唾液中 sIgA が増加したのではないか，と考えられている。

さらに加齢に伴い，唾液中 sIgA が減少することも知られている。

1.3　唾液中 sIgA と免疫能との関係

前述の通り，各粘膜組織は CMIS により関連性を持ち，ある粘膜組織（誘導組織）で誘導された IgA$^+$ B 細胞は，他の粘膜組織や腺組織（実行組織）にもホーミングする。もちろん実行組織の一つである唾液腺にも，腸管や扁桃で誘導された IgA$^+$ B 細胞がホーミングし，IgA 産生形質細胞へと最終的に分化し，二量体 IgA を産生している。よって粘膜免疫の活性化が，唾液中 sIgA 分泌量に関係し，唾液中 sIgA が粘膜免疫の状態を表している可能性は高いが，この点に関してはまだわかっていない点も多くある。ただ，腸管免疫を活性化するとされる乳酸菌摂取で，唾液中 sIgA が増加したとの報告は数多くある。これらの報告では，腸管免疫活性化が腸管のsIgA を増加させるだけでなく，全身の粘膜面においても sIgA を増加させている，なので唾液中 sIgA も増加している，と推測している。

唾液中 sIgA と全身の免疫能の関係は，スポーツ分野において盛んに研究されている。トップアスリートのコンディション評価を行う際に，唾液中 sIgA は免疫学的指標として有用とされ，多くの研究で用いられている。前述の通り唾液中 sIgA は運動量と運動強度によって変動することが知られている。Mackinnon らは，唾液中 sIgA は高強度持久性の運動により一時的に低下すると報告しており[12]，秋本らは，高強度トレーニングによる唾液中 IgA の慢性的な低下を報告している[13]。そしてトップアスリートは上気道感染症の発症率が高いのだが，病原性細菌やウイルスの粘膜下への侵入を防いでいる唾液中 sIgA の分泌低下が，上気道感染症の発症率を高め

第 5 章　新規唾液検査法の開発動向

ていると考えられている。Fahlman らの報告では，フットボールプレイヤーを対象とした 1 年間の研究において，高強度のトレーニング期間では上気道感染症の発症率が増加し，かつ安静時の唾液中 sIgA の低下が認められている[14]。よって，唾液中 sIgA が上気道感染症発症のリスクを予測する免疫学的指標となりうる，アスリートにおける免疫能評価の指標となりうる，としている。

　免疫系と神経系が相互作用しているという報告が，これまで数多くされており[15]，また人間の体内に分泌される種々の生化学物質（免疫物質・ホルモン）が，人間の心理状態によって変動していることも判明してきている。全身の心理状態・ストレス状態の評価を唾液中 sIgA 分泌量で行っている研究も数多くある。唾液中 sIgA の増加は，免疫系がストレスに対して一時的に反応していることを示しており，ストレス反応の重要な指標とみなされている。最近では心理状態やストレスが身体に与えるシグナルが，精神から神経系や免疫系にも影響し，それが複雑に関与して健康維持や発病，病気の治癒に関係している事実が研究され，「精神神経免疫学」という学問分野も存在している。心理社会的要因が神経系を介して免疫系に影響する状態を分析し，その作用メカニズムを明らかにするアプローチである。この分野の研究によって，現在では心と脳や自律神経系，さらに内分泌系や免疫が密接に関連し，人間の身体を外来性細菌やウイルスによる感染症から守って，良好な状態に維持しようとするシステムがあることがわかってきている。この精神神経免疫学の研究者達は，唾液中 sIgA をストレス免疫指標として用いて，多くのストレスに関する研究を行っている[16]。

　Karlsson らは，持続的に IgA が低値である選択的 IgA 欠損症では上気道感染症の罹患率が高いことを報告している[17]。Isaacs らは，健常人における sIgA 減少による上気道感染症罹患率増加の関係を報告しており[18]，唾液中 sIgA の減少は上気道感染症罹患の危険因子の一つと想定される。唾液分泌速度と sIgA 濃度との積から算出する唾液中 sIgA 分泌速度は，高齢者では加齢とともに減少することが報告されており，高齢者の唾液中 sIgA 分泌速度の減少は免疫機能の低下を反映していると考えられている。

1.4　唾液中 sIgA を指標とした唾液検査の有用性と測定における留意事項

　血液とは違い，唾液は採取する際に痛みなどの侵襲が少なく，かつ医師や看護師でなくても採取が可能な点が利点である。また血液のようにサンプルの採取が被採取者のストレスにならないという点も大きなメリットである。sIgA は唾液中に含まれる免疫グロブリンであり，前述の通り粘膜免疫・腸管免疫の活性化度合や，全身的な心理状態・ストレスと免疫状態を推測できる物質である点が，唾液検査として非常に有用である。また唾液中 sIgA は長期に渡るストレスとの関連性がある程度示されているため，慢性ストレスの指標として用いることができる。近年ストレス社会といわれているが，企業が社員の精神的ストレスの指標として，唾液中 sIgA を用いた検査を利用することは，非常に簡便で有効であると考えられる。

　唾液中 sIgA 濃度は唾液分泌速度に依存することがいわれており，唾液中 sIgA レベルは唾液

中 sIgA 濃度だけでなく，単位時間あたりの唾液分泌速度と sIgA 濃度の積から算出する唾液中 sIgA 分泌速度で評価することが一般的である。よって唾液中 sIgA を測定する際には，単位時間あたりの唾液分泌速度も測定する必要がある。唾液中 sIgA は個人差が大きく，同じ年齢層でも数値の個人差が大きく出る。特に唾液分泌速度が低下する高齢者では，より個人差が大きく出る。よって唾液中 sIgA を免疫やストレスの指標として使用する場合は，平時における個人の唾液中 sIgA レベルを事前にきちんと把握しておく必要性がある。唾液中 sIgA は日内変動が大きく，起床時に最も多いことが報告されている[19]。また食事や運動や入浴による変動も考慮しなければならないため，起床直後や食事直後や入浴直後を避けた毎回一定の時間に，安静状態で唾液を採取する必要がある。唾液中 sIgA は季節によって変動しないという報告もあるが，唾液中 sIgA の季節変動に関してはまだはっきりしていないことが多い。唾液検査の際の唾液採取は，サリベット®（SARSTEDT）を用いて行うことが多いが，サリベット®（コットン・クエン酸含有）のコットン素材のスポンジでは sIgA がコットンに付着してしまうため，唾液中 sIgA 測定唾液採取の際には，化学合成繊維のスポンジのサリベット®（化学合成繊維・サリキッズ®・サリソフト®）を使用する必要がある。

分泌型 IgA 濃度の測定方法として，現在 ELISA 法が多く使われているが，測定には長時間が必要で，かつ操作が複雑で簡便には測定できない。また，唾液中には sIgA が多量に含まれているため，ELISA 法を行う際には，必ず唾液を高倍率で希釈する必要性が生じてしまう。さらに唾液中 sIgA は個体差が大きく[20]，特に高齢者唾液における sIgA 濃度は個体差が大きいため，ELISA 法を行う際には唾液のサンプル毎に希釈倍率を変更しなければならない可能性もある。

1.5 今後の展望

超高齢社会を迎えた日本では，高齢者の医療費抑制・介護費用抑制が国家として取り組むべき重要な命題となっている（図3）。高齢者には自分で自分の健康度合・免疫力の度合いを判断し，予防につとめる自助努力が求められている。また，ストレス社会といわれ，自殺者の人数が年間2万7,000人を超えている現在，企業には従業員に対するメンタルヘルス対策が要求されている（図4）。このような超高齢社会・ストレス社会である日本で，唾液中 sIgA を測定し，被験者の免疫状態・精神状態を含め，健康状態をモニタリングし推測することができれば，医療費抑制・介護費用抑制・自殺者抑制につながる可能性は大きい。

現在のところ，「検査キットをなめることで，唾液中 sIgA を測定できる」というような簡便な「唾液中 sIgA 測定キット」は残念ながら存在していない。近い将来，簡便・安全かつ安価に唾液中 sIgA を測定するキットが開発され，唾液から誰もが自分の免疫状態・精神状態を簡単かつ速やかに判断し，早期の予防対策が取れるようになることが望ましい。

第 5 章　新規唾液検査法の開発動向

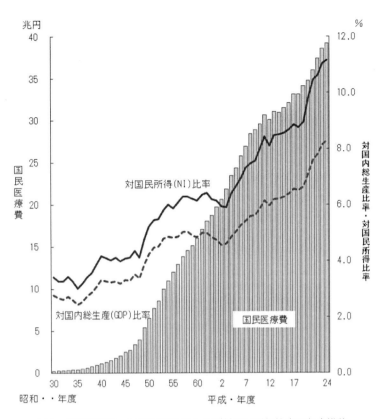

図 3　国民医療費・対国内総生産および対国民所得比率の年次推移
（厚生労働省「平成 24 年度 国民医療費の概況」より引用）

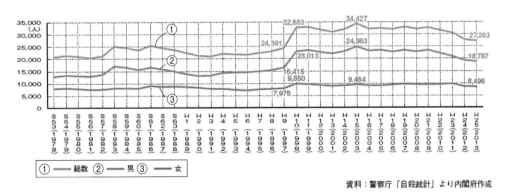

図 4　自殺者数の推移（自殺統計）
（内閣府「平成 26 年版自殺対策白書 概要」より引用）

文　　献

1) 清野宏 編, 臨床粘膜免疫学, シナジー (2010)
2) 清野宏ほか 編, 粘膜免疫　腸は免疫の司令塔, 中山書店 (2001)
3) G. H. Carpenter et al., Exp. Physiol., **85**, 281 (2000)
4) 藤原修治ほか, 生理心理学と精神生理学, **29** (3), 193 (2011)
5) P. Klentrou et al., Eur. J. Appl. Physiol., **87**, 153 (2002)
6) P. Evans et al., Br. J. Clin. Psychol., **32**, 227 (1993)
7) 藤原修治ほか, 同志社心理, **50**, 57 (2003)
8) L. T. Mackinnon et al., Int. J. Sports Med., **15**, S179 (1994)
9) 赤間高雄ほか, スポーツ科学研究, **2**, 122 (2005)
10) K. Shimizu et al., J. Clin. Biochem. Nutr., **54**, 61 (2014)
11) B. K. McFarlin et al., J. Diet. Suppl., **10**, 171 (2013)
12) L. T. Mackinnon et al., Eur. J. Appl. Physiol., **67**, 180 (1993)
13) 秋本崇之ほか, 体力科学, **47** (1), 53 (1998)
14) M. M. Fahlman, Med. Sci. Sports Exerc., **37**, 374 (2005)
15) 村本賢三, 日本薬理学雑誌, **140** (5), 206 (2012)
16) 岡村尚昌ほか, 行動医学研究, **15** (1), 33 (2010)
17) G. Karlsson et al., Arch. Otolaryngol., **111**, 290 (1985)
18) D. Isaacs et al., Clin. Exp. Immunol., **58**, 335 (1984)
19) 松本直也ほか, 桃山学院大学総合研究所紀要, **38** (1), 71 (2012)
20) A. K. Blannin et al., Int. J. Sports Med., **19**, 547 (1998)

2 アンチエイジング医学と唾液検査

梁　洪淵[*1], 斎藤一郎[*2]

2.1 はじめに

アンチエイジング医学は健康と若さを保ちながら年を重ねることを目的とし，寿命の延伸だけでなく，老化による心身の衰えを防ぎ，生活の質（QOL）を高く保つことを目指した医学である。

アンチエイジング医学に基づく健康増進のための指導や療法は，厚生労働省が掲げる「健康日本21（第二次）」を実現させるための具体的な取り組みでもあり，このことから歯科領域においても学術的な検証結果（EBM）に基づいたアンチエイジング医学の実践が望まれている。

口腔が全身の健康に深く関与していることは周知であり，「食べること」と「話すこと」は人生の終局に至るまで求められていることから，味わう，飲む，歌うなどの人間の根本的欲求を満たし，喜怒哀楽の表情を作るなどに欠かせない口腔を専門とするスペシャリストである歯科医師の役割は大きい。このようなアンチエイジング医学の達成には歯科と医科との連携が不可欠であり，本稿ではアンチエイジング医学における歯科の役割と口腔機能の維持に重要な唾液検査について概説する。

2.2 口腔から全身を考えるアンチエイジング医学とは

口腔は眼と共に全身の老化を早期に体感する臓器であることから，歯科医療従事者は抗加齢医学の最前線にいる。歯の喪失，歯周病，口臭，味覚障害，口腔乾燥症で老化を自覚することが多く，歯科医療従事者の抗加齢医学における役割は大きい。このような口腔の機能の低下が全身の老化を促進させることは明らかであり，このことから筆者らの外来では受診者の老化度を把握するために口腔機能の検査とともに抗加齢医学に基づいた筋年齢，骨年齢，ホルモン年齢，神経年齢，血管年齢を算出するための全身検査を実施し，その検査結果から栄養や運動，ライフスタイルについて受診者に提案を行っている。

2.3 口腔の機能維持における唾液の役割

生命維持に不可欠な摂食嚥下機能では，複雑な高次機能が連携している。咀嚼運動自体は脳幹にプログラムがあり，末梢からの感覚情報により作動することが知られているが，摂食時には視覚，嗅覚，味覚を介して食欲が亢進される。まずは視覚そして嗅覚，触覚も動員して摂食が可能か否かの判断をし，その食物の摂取方法など，様々な条件を満たした上で開始される知覚的，認知的な行為とともに食物の食感，温度などにより変化する味覚などは全て大脳が司る。咀嚼は食物を砕き，唾液と混ざることにより嚥下しやすい形態へ変化させることが主な役割であるが，咀

---

*1　Koufuchi Ryo　鶴見大学　歯学部　病理学講座　講師
*2　Ichiro Saito　鶴見大学　歯学部　病理学講座　教授

嚼している間に味や食感が生じ，脳神経を動員し脳幹網様体を賦活することで覚醒レベルを上げることも知られている。

一日に約1.5 L分泌される唾液は99％以上を占める水以外に，生体の恒常性に重要な種々の成長因子や生理活性物質，抗菌物質，免疫グロブリンなどを多種多様に含み，洗浄，溶解，消化，粘膜保護作用などを有している。

口腔は外界と通じていることから，様々な微生物などは口腔からも進入しやすく，唾液1 mL中に数億個の細菌が生息していると報告されており，このことから要介護者などの多くには摂食・嚥下機能の低下による不顕性誤嚥を認め，免疫機能の低下を伴うと誤嚥性肺炎を発症する。このような誤嚥性肺炎発症の予防として口腔ケアの奏効を認めた論文が1999年のLancet誌に報告されて以来[1]，口腔機能の維持が全身疾患の予防に役立つことが周知され，特に唾液分泌の促進は全身の健康維持の実践に欠くことのできない課題と考えている。

唾液中に存在する神経成長因子（nerve growth factor：NGF）や上皮成長因子（epidermal growth factor：EGF）が顎下腺から単離されたことは有名であるが，その後Fischerらは迷路学習障害のある老化ラットにNGFを投与することにより学習能力の改善が報告され[2]，さらに2005年にはアルツハイマー型認知症患者に対して，脳内にNGFを投与した結果，8例中6例に認知機能の改善が認められたことから[3]，NGFは脳の老化過程で残存する前脳基底部のコリン作動性ニューロンを肥大化させ，機能の改善に働くことが示唆され，唾液分泌の促進は超高齢社会に増加する認知症の抑制に有効手段となるかが検討されている。

この他，唾液の中にはテストステロン，エストロゲンなどの性ホルモンの他に，松果体からのホルモンであるメラトニンなど種々の生理活性物質を含有していることが報告されていることから，唾液によりself check，self careの自己管理を目的とした非観血的検査の有用性の検討が進んでいる。

加えて，唾液はコルチゾールなどのストレス物質や薬物動態を把握する検体だけでなくウイルスの検出，抗酸化・酸化ストレス度などの評価も行え，近年では口腔がんや膵臓がんなどに対する診断への有用性を示唆する報告[4]があることから，将来的には唾液を用いた様々な老化を把握するための検査が普及すると思われる。

2.4　ドライマウスはエイジングのサイン

ドライマウス（口腔乾燥症）は老化関連疾患（age-related disease）として知られ，唾液の分泌量が減少し，唾液の質が変化する疾患と定義されている。ドライマウスの患者数の詳細な本邦での疫学調査はないが，少なくともドライアイと同数の程度であると考えられている。さらに，欧米の疫学調査では国民の約25％がドライマウスに伴う様々な症状をもつという報告から[4]算出すると，日本では3,000万人の潜在患者がいることになる。本症の原因は多様で，自己免疫疾患の一つであるシェーグレン症候群（Sjögren syndrome：SS）の他に，多くは生活習慣病など複合的であり（図1），降圧薬や抗うつ薬等の服用で本症を発症するなど薬剤性のドライマウ

第5章　新規唾液検査法の開発動向

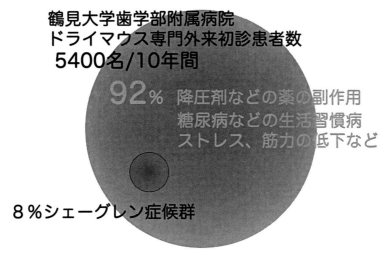

図1　鶴見大学歯学部附属病院におけるドライマウス要因

スが多く，その他にも糖尿病，高脂血症，動脈硬化などアンチエイジング医学の対象となる生活習慣病に起因することが従来より報告されている。さらに，食習慣や筋力の低下，精神的ストレスによるドライマウスも少なくないことから，日常的な生活習慣を介して発症するケースが大半を占めている。このことから，アンチエイジング医学の基本となる運動，栄養を含むライフスタイルの提案はドライマウスへの対処にも重要となり，様々なアンチエイジング医学の実践を介したアプローチがドライマウスの改善に求められている。

2．5　口腔から全身を考えるアンチエイジング医学の実践

筆者らの外来では日本抗加齢医学会が推奨する検査を基に全身の老化度検査として筋年齢，骨年齢，ホルモン年齢，神経年齢，血管年齢を診断評価すると同時に，口腔の老化度として歯年齢，唾液年齢，のみこみ年齢，咬合年齢，歯周年齢の5項目を用いて検査を行っている（図2）。口腔の老化度を評価する5項目は年齢と相関する基準値の設定を行うための基礎データが必要であり，文献や実態調査報告書の中から加齢変化が推定できる項目を暫定的に選出し検討を行ってきた。その結果，現在まで約400症例の解析により，設定した検査項目は年齢に相関して変動することが明らかとなり，口腔の老化度の評価法として適切であると考えられた。そのうち，唾液検査は安静時唾液と刺激時唾液ならびに口腔 *Candida* 菌数を測定するが，口腔 *Candida* 菌は加齢に伴う口腔内の免疫力の評価でもあり，唾液量の減少とともに口腔の不快感をはじめ舌痛症や粘膜疾患など様々な病態を招くことが知られている。このことから，唾液分泌量と *Candida* 菌数の測定は，全身の免疫力のバランス等を把握し，全身の老化度を評価する指標となる。このような検査結果を基に，唾液の分泌を促進させ口腔清掃や義歯清掃指導を徹底させることにより *Candida* 菌をコントロールし，QOL を向上させることが可能となる。

a）安静時唾液検査

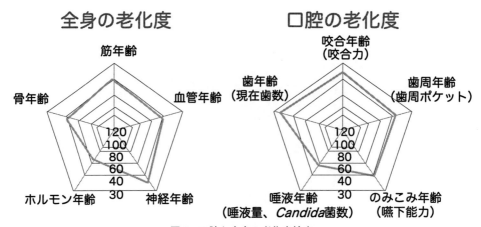

図2　口腔と全身の老化度検査

受診者は座位で安静な状態で，15分間自然に流出する唾液を測定する。1.5 mL/15 min 以下で唾液分泌量低下の一つの基準と考える。

b）刺激時唾液検査（ガムテスト）

ガムを噛み，咀嚼運動と味覚の刺激により流出する唾液を測定する。10 mL/10 min が基準となっている。

c）刺激時唾液検査（サクソンテスト）

ガーゼを2分間噛み，吸収した唾液量を測定する。2 g/2 min 以下で唾液分泌量低下とされる。

d）*Candida* 菌検査

舌背を滅菌綿棒で軽くこすり培地に塗布，48時間培養後に測定する。

このような唾液分泌量の検査はシェーグレン症候群の診断として利用される検査であるが，最も重篤な疾患の診断ができることからこの検査法を用いることが望ましいと考えている。

当外来で現在までに得られたデータを元に老化度の詳細を検討したところ，筋年齢と歯周年齢（r = 0.268, P = 0.015），筋年齢とのみこみ年齢（r = 0.287, P = 0.009），血管年齢とのみこみ年齢（r = 0.264, P = 0.017），神経年齢と歯周年齢（r = 0.290, P = 0.008），神経年齢と唾液年齢（r = 0.222, P = 0.045），骨年齢と咬合年齢（r = 0.221, P = 0.046），ホルモン年齢と咬合年齢（r = 0.227, P = 0.040），ホルモン年齢と唾液年齢（r = 0.219, P = 0.048）に相関が認められた（図3）。

これらのことにより，口腔の老化度から全身の老化をある程度把握できる可能性が示唆され，さらに症例数を重ね全身と口腔との関連について解析を行っている。

2.6　おわりに

唾液は生命維持に必要とされる多種多様な生理活性物質を含む外分泌液であることから，老化度の把握や適切な健康維持のための提案を行うためのアンチエイジング医学を実践するには不可

第5章　新規唾液検査法の開発動向

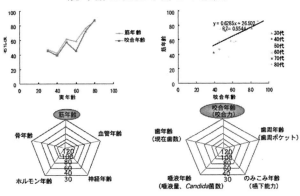

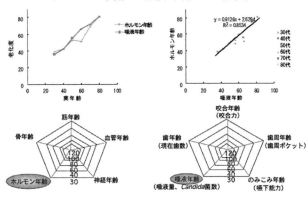

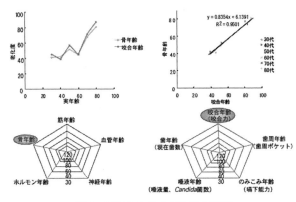

図3　口腔と全身の老化度の相関

欠である．本稿で紹介した唾液検査を用いて唾液分泌量を把握し，口腔内の衛生管理を行うことがアンチエイジング医学に重要であると思われる．

文　　献

1) T. Yoneyama *et al., Lancet,* **354**, 515 (1999)
2) W. Fischer *et al., Nature,* **329**, 65 (1987)
3) M. H. Tuszynski *et al., Nat. Med.,* **11**, 551 (2005)
4) J. Guggenheimer & P. A. Moore, *J. Am. Dent. Assoc.,* **134**, 61 (2003)

3 臨床検査としての唾液検査の応用と可能性

中島　啓[*1], 井上　孝[*2]

3.1　はじめに

　唾液は大小の唾液腺で血液由来成分より作られ，口腔内へと分泌されている。唾液のように血液より作られる外分泌液は様々あり，消化管が分泌する消化液，乳腺より分泌される母乳，涙腺より分泌される涙などが挙げられる。また外分泌ではないものの，血液成分由来という観点で考えれば，腎臓が濾過し排泄される尿もその一つとして考えられる。尿を採取し検索する尿検査は，腎機能や肝機能および糖尿病などの判定に用いられ，一般の定期健康診断においても実施されるなど非常に身近な検査となっている。このことから，他の血液由来の外分泌液からも全身の状態について有益な情報を入手することが可能と考えられる（図1）。

　唾液は場所を選ばず非侵襲的に採取可能であり，口腔内環境を表す指標として，う蝕や歯周病などの歯科疾患のリスク検査に用いられてきた。近年の研究により，唾液中にも疾病因子となる物質が潜んでいることが示され，悪性腫瘍やストレスの指標となる物質も発見されている。本節では唾液検査の可能性として，インプラント治療の判定への応用および味覚検査の可能性について述べる。

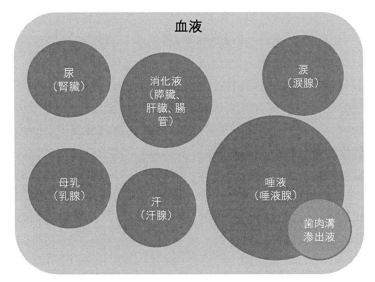

図1　血液由来成分を含む分泌液の例
唾液は唾液腺で血液由来成分から作られる。唾液中には，歯肉溝より染み出る歯肉溝滲出液を含む。

[*1] Kei Nakajima　東京歯科大学　口腔科学研究センター　リサーチレジデント
[*2] Takashi Inoue　東京歯科大学　口腔科学研究センター／臨床検査病理学講座　教授

3.2 インプラント治療における唾液検査の可能性
3.2.1 インプラント治療の病態

歯の欠損による咀嚼機能障害に対して，ブリッジ，義歯を用いて機能を代替する治療が長く行われてきた。これらの治療法に代わるものとして，チタン・ジルコニアやアパタイト製のデンタルインプラント治療が開発された。インプラント治療は，顎骨とインプラント体とが緊密に接着したオッセオインテグレーションにて維持され，隣在歯を傷害することなく単独で植立し咬合機能に寄与することが可能なため，歯科臨床において急速に広まった。しかし，インプラントは非自己であり，生体はインプラントを非自己と認識して骨組織による被包という処理機転をとっている。そのため，インプラントを埋入する前はもちろんのこと，埋入後の咬合付与，細菌数を含めたメインテナンス管理を実施することは，インプラントが口腔内で維持される条件となる。

3.2.2 インプラント治療における臨床検査

インプラントが広く行われるようになった現在では，治療後の経過不良を回避するために，インプラント治療前の検査を実施する病院，診療所が増えてきている。放射線による画像検査はもちろんのこと，骨代謝，吸収を調べ，検体検査として一般血液検査，凝固検査，免疫学的検査が行われている。そして，尿検査および必要であれば粘膜の病理検査も実施している。このように，インプラント埋入前の検査については，埋入後に起こり得る合併症などのリスクを事前に認識するために，一般の歯科診療所においても実施され始めている。

しかしながら，インプラント埋入後における治療判定としては，エックス線画像やインプラント周囲歯肉の状態を機械的に測定しているのみであり，インプラント周囲組織の状態を客観的に判断できる検査は行われていない。非自己であるインプラントを長期維持するためには，口腔内および全身状態の把握とその管理は必要であるため，歯科において実施可能な検査を応用することが求められる。その中で唾液検査は，歯科医師，歯科衛生士が容易に実施可能であり，口腔内状態を示すことが可能である。インプラント治療においては，治療前だけでなく治療後のメインテナンス時においても，唾液を採取しリスク判定を実施していくことが望まれる。

インプラント周囲に炎症が存在した場合（図2），インプラント周囲歯肉より炎症性の滲出液が漏出し唾液中に存在している（図3）。炎症が悪化するとインプラント周囲滲出液中のタンパク質量が増加することで比重が上昇する。この中には，インターロイキン-1（IL-1），TNF-αなどの炎症性サイトカインやLPSなどの細菌由来物質，細菌に対する抗体が微量に存在するため，これらを検出することで周囲歯肉の状態を把握することが可能であると考える。また，測定機器の精度が上昇すれば，高感度CRPのように，炎症性物質やNTx，CTxおよびDPDなどの骨吸収マーカーの検出が唾液中からも可能になると思われる。これらが客観的に数値で示されることにより，状態把握だけでなく，客観的に口腔内環境を良好に維持することが可能になると考える。

第 5 章　新規唾液検査法の開発動向

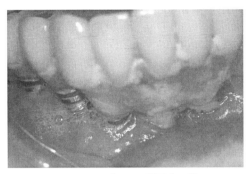

図2　インプラント周囲炎の例
インプラント周囲にプラークが大量に付着し，炎症により周囲歯肉の腫脹および歯槽骨の吸収が認められ，インプラント本体が露出している。

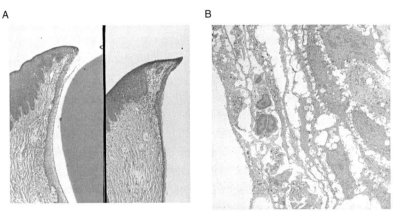

図3　インプラント周囲歯肉の組織解析
(A) 天然歯およびインプラントにおける周囲歯肉の HE 染色を示す。インプラントには，天然歯に存在するエナメル質と歯肉上皮を強固に結合させる付着上皮はない。(B) インプラント周囲歯肉の電子顕微鏡像を示す。インプラント周囲に炎症が存在すると上皮細胞間の間隙が拡大し，血中より好中球を含む滲出液が歯肉溝へ漏出する。左の空虚な部がインプラントがあった部位。

3.3　味覚における唾液検査の可能性

3.3.1　味覚の受容

　口腔から食物を摂取すると，その食物の情報が味覚として感知され，摂食可能かどうかを判断している。味覚は，栄養として必要なものや生体にとって害になるものを判断するために獲得した重要な機能である。味覚には，"甘味""塩味""酸味""苦味"そして"うま味"という5つの基本味が存在している。これらの味物質は，唾液中に溶出した後に口腔内に存在する"味蕾"によって受容される。味蕾は，舌乳頭に最も多くみられ，軟口蓋，咽喉頭の上皮組織内にも存在している。舌には，糸状乳頭，茸状乳頭，葉状乳頭，有郭乳頭の4種類の舌乳頭が存在する。このうち糸状乳頭以外の3つの乳頭に味蕾があり，茸状乳頭は舌背全体に，葉状乳頭は舌側縁部，有郭乳頭は舌後方に認められる。

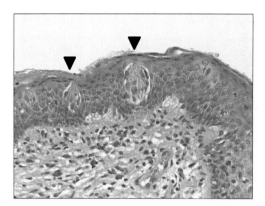
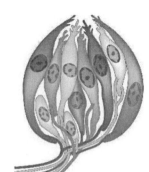

図4 蕾と模式図味
(A) ヒトの舌に存在する味蕾を示す。矢頭：味蕾。
(B) 味蕾の模式図を示す（文献10より引用）。味細胞はいずれか1種類の基本味を受容し、味神経に信号を伝達する。1つの味蕾は5種類の基本味を受容する味細胞の集合体である。

　味蕾は、味覚を受容する味細胞と支持細胞からなる鼓状の器官である。1つの味細胞は、"甘味""塩味""酸味""苦味""うま味"のいずれか1つの味を受容する役割を持ち、それぞれの味神経へと信号を伝達しており、1つの味蕾は5種類すべての味細胞から構成されている（図4）。基本味の受容体は、明らかになってきており、甘味、苦味、うま味については、Gタンパク質共役型受容体であるT1RファミリーとT2Rファミリーが受容していることが示されている。酸味に関しては、TRPチャネルの一つであるPKD2L1が受容に関与していることが示されている。また塩味の受容については不明であったが、ノックアウトマウスを用いた研究により、上皮性ナトリウムチャネル（ENaC）が低濃度の塩味を受容し、高濃度の塩味は酸味と苦味の受容体を有する味細胞が反応して塩分濃度の快・不快を判断していることが明らかになっている。さらに「カルシウム味」「脂肪味」という、第6、第7の基本味の存在も近年報告されており、味覚受容体の研究が進められている。
　味細胞は味の強度に応じて基底部より化学伝達物質を放出し、味神経へと刺激を伝達する。そこから味覚情報は、延髄孤束核、視床後内側腹側核、大脳皮質一次味覚野と伝わり認知される。味覚を感知すると、摂食行動が誘発され、反射的に口腔内に唾液が分泌される。

3.3.2 味覚障害について

　味覚の受容経路のいずれかに異常が発生すると味覚障害が起こる。味覚障害には、味が弱く感じる「味覚減退」、常に何かしらの味を感じる「自発性異常味覚」、特定の味が判定できない「解離性味覚障害」、特定の味を他の味と感じる「味覚錯誤」などが挙げられる。ファーストフードの増加や食生活の変化に伴い、味覚異常患者の数は増加傾向にある（図5）。
　味覚障害の原因として、嗅覚の消失、舌の感染症、亜鉛の欠乏、唾液量の減少や腎機能障害と

第5章 新規唾液検査法の開発動向

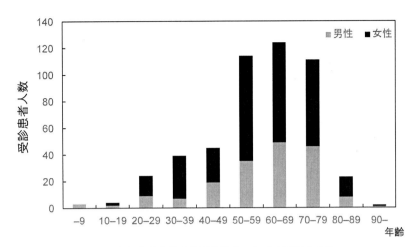

図5 東京歯科大学味覚異常外来における受診患者数
グラフは，平成18年10月から平成22年6月までに受診した374名の内訳を示す。50代以上の患者が多い傾向にある。

の関連も報告されている。味細胞の分裂および成長発育には亜鉛は欠かせず，欠乏による味細胞の消失は味覚障害の大きな原因とされている。また唾液が少ないと，食物中の味物質が溶け出さず，味細胞が受容できないことから，唾液も重要な役割をしている。

3.3.3 味覚の検査

味覚障害を訴える患者に対して，味覚の状態を把握するために，味覚検査を行う必要がある。現在一般に行われている味覚検査には，濾紙ディスク法と電気味覚検査がある。

濾紙ディスク法は，現在最も行われている味覚検査であり，直径5 mmの濾紙に甘味，塩味，酸味，苦味の4つの基本味の試薬を染み込ませて行う。各味質を濃度の低い方から舌（鼓索神経領域，舌咽神経領域）や口蓋（大錐体神経領域）に貼付し，口を閉じずに患者が味を感じたかどうかを記録する。味を感じない場合は，より高い濃度の試薬を使用する。また，これらの試薬を一定量口腔内にふくませ，口を閉じて判定する全口腔法もある。

電気味覚検査は，電気味覚機器を用いて，舌や口蓋に微弱な電流を流して検査を行う。刺激強度を上げながら，舌，口蓋の味覚領域に専用のプローブをあてて，金属味がする値を記録する。本検査は，味質ごとの検査はできないが，短時間で容易に検査することが可能である。

この他に，唾液の分泌量低下による味覚障害が起こっている場合などに，唾液分泌量の検査を行っている。また舌に付着した細菌およびそれに伴う炎症に起因していると考えられた場合は，唾液中の細菌検査（主にカンジダ菌培養検査）を実施している。

3.3.4 味覚判定における唾液検査の応用

味覚障害における唾液検査は，上記の通り唾液分泌量や唾液中のカンジダ菌培養検査などが行われている。唾液は，味物質を溶出させ味覚を受容する助けになるだけでなく，味覚の感知に対する反射として分泌されることより，新たな味覚検査として応用できる可能性がある。これまで

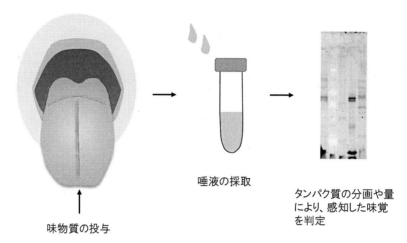

図6 唾液を用いた新たな味覚検査の模式図

味物質を感知した後に唾液を回収する。回収した唾液中のタンパク質などを検索することで，実際に感じた味覚を客観的に示すことが可能となると考えられる。

の報告によると，味覚を感じたことに対して，分泌される唾液の量が異なることが示されており，酸味や苦味を与えた場合，唾液分泌量が増加することが明らかとなっている。また，それぞれの味質を与えた場合に，分泌される唾液中のタンパク質の量などに違いが認められている。このことから，味覚を与えた後に回収した唾液中の物質を検索することによる，新たな味覚検査の可能性が考えられ，味覚障害を客観的に判断する方法として開発が望まれる（図6）。

3．4　今後の展望

組織工学技術の発展により，唾液腺の元となる細胞を組み合わせて，成体マウスに移植することで，唾液腺を再生させることの可能性が示されるなど，唾液，唾液腺に関する研究が大きく注目されている。再生した唾液腺には，神経が接続し，味覚刺激により再生唾液腺からも唾液が分泌することが明らかとされた。一方，再生唾液腺は自律神経（交感神経，副交感神経）の配分が天然唾液腺と異なることがわかり，分泌された唾液は天然唾液腺由来のものとタンパク質分画が異なることが示されている。研究が進めば，唾液分泌に関わる神経についても唾液検査による自律神経の状態などの把握に役立つものと考えられる。

これまで唾液検査は，採取された唾液を検索することで，う蝕，歯周病などの歯科疾患の判定に用いられてきた。唾液は，血液成分を反映していることより，唾液の検索から全身状態を把握することが進められている。現在では，唾液のメタボローム解析や唾液中のエクソソームを分析することにより，がん細胞マーカーの探索研究が盛んに行われている。また，唾液から血糖値など血液検査に代わる検体検査としての研究開発も進められている。今後の研究により，患者にとって医科よりも身近に通院することができる歯科において，がんを含めた唾液による全身リスク検査ができるようになることが望まれる。

第 5 章　新規唾液検査法の開発動向

文　　献

1) 井上孝，松坂賢一，口腔医療に必要な臨床検査，デンタルダイヤモンド社（2012）
2) 井上孝，歯科医師とスタッフのための臨床検査，医歯薬出版（2012）
3) M. Edgar *et al.*, 唾液 歯と口腔の健康 原著第 3 版（渡部茂 監訳），医歯薬出版（2008）
4) 鴨井久一，花田信弘，唾液検査ハンドブック，ヒョーロンパブリッシャーズ（2008）
5) 井上孝，武田孝之，口腔インプラントの常態と病態，南山堂（2008）
6) 下野正基，新編 治癒の病理 臨床の疑問に基礎が答える，医歯薬出版（2011）
7) 井上孝ほか，インプラントのセーフティーネット 臨床検査のある風景，デンタルダイヤモンド社（2009）
8) 都甲潔，感性バイオセンサ，朝倉書店（2001）
9) 東京都学校歯科医師会，味覚とおいしさの科学，一世印刷（2014）
10) J. Chandrashekar *et al.*, *Nature*, **444**, 288（2006）
11) Y. Oka *et al.*, *Nature*, **494**, 472（2013）
12) 武田侑大ほか，日本口腔検査学会雑誌，**4**, 39（2012）
13) N. A. Hodson & R. W. A. Linden, *Physiol. Behav.*, **89**, 711（2006）
14) M. Ogawa *et al.*, *J. Prosthodont. Res.*, **58**, 17（2014）
15) M. Ogawa *et al.*, *Nat. Commun.*, **4**, 2498（2013）
16) M. Sugimoto *et al.*, *Metabolomics*, **6**, 78（2010）

4 全身性疾患の唾液検査

杉本昌弘*

4.1 はじめに

　唾液は，尿などと同じく非侵襲に採取できる体液であるために，疾患診断が可能となれば，様々なメリットがある．特に，血液と違って医療機関でなくとも検体採取できる点と，高頻度に検査を行っても被験者に負担をかけない点が大きい．従って，齲蝕や歯周病の検査などの口腔内の状態を診断する検査だけでなく，糖尿病などの慢性疾患やがんなどの全身性疾患の検査ができれば，極めてその価値は高いと考えられる．一方，唾液のデメリットとして血液よりも様々な要因によってその成分が変化することが容易に想像できるため，唾液検査の精度は血液検査にとって代わるものにはならないかもしれない．しかし唾液は，医療機関で行う血液検査よりさらに前に行うスクリーニングや，あるいは高頻度に行うスクリーニングとしては最適な試料であると考えられる．

　この唾液検査による全身性疾患診断のメリットに早くから注目して，米国UCLA大学のDavid T. Wong博士らは精力的に研究・開発に取り組み，口腔がんをはじめとして様々ながん疾患の分子マーカー探索を行ってきた[1~4]．Wong博士は唾液を「Saliva is a mirror of the body」と表現している[3]．つまり，唾液は体を映し出す鏡というぐらい，生体の様々な状態を情報として含む可能性があると主張している．唾液成分の多くは，口腔内細菌や歯肉浸出液からだけでなく，唾液腺から分泌されるために血液成分由来であることが知られているため，唾液は口腔領域内外の情報を持ち合わせた情報量が豊富な体液であると考えられる．ここでは，生体試料から新規分子マーカーを探索するオミックス測定技術とともに，本技術を用いて筆者らが取り組んできたがんの診断技術の開発に関して紹介する．

4.2 分子マーカーを網羅的に測定するオミックス測定技術

　近年，様々な分子測定技術の飛躍的な向上により，単一分子を測定するだけでなく，多数の分子を同時に測定することができるようになってきた．このような技術をオミックス測定技術と呼ぶ．ただ，1つの方法論で網羅できる範囲は，ある程度限られており，例えばリボ核酸（RNA）を対象としたトランスクリプトームや，タンパク質（プロテイン）を対象としたプロテオームなどがこれまで主流であった．筆者らは，代謝物（メタボライト）を対象として一斉分析を行うメタボローム測定技術を用いたマーカー探索を実施してきた．

　メタボロームの測定で対象とするのは代謝物で，おおよそ分子サイズにして1,500 Da以下程度を指す．例えば，アミノ酸，有機酸，糖，脂質などがその代表的なものである．ヒトでは

---

*　Masahiro Sugimoto　慶應義塾大学　先端生命科学研究所　特任准教授；神奈川歯科大学　顎顔面診断科学講座　病理学分野　唾液腺健康医学研究所　非常勤講師

第5章　新規唾液検査法の開発動向

3,000程度の代謝物の種類があるといわれており，機能性RNAやタンパク質の種類に比べて圧倒的に少ないが，現在の技術では単一の手法で全ての代謝物を同時に測定することが困難であるため，測定対象の分子群に合わせて適切な機器や方法論を使い分ける必要がある。つまり，厳密にはどの方法も完全には網羅的できておらず，メタボロームを達成できていないのが現状であるが，できるだけ対象分子の範囲が広くなるような機器や方法の研究・開発が行われてきている。

現在，メタボロームで使われている主流な測定装置は質量分析装置（MS）であり，高感度で広範囲の物質を検出できることが特徴である。一方，メタボノーム（「ロ」でなくて「ノ」）という用語で核磁気共鳴（NMR）を用いた代謝物の測定研究も多くある。NMRは非破壊的に測定できるので，どのような試料も簡便に行うことができ，口腔がんや歯周病に特異的な唾液中の代謝物を測定した研究例[5,6]も報告されている。ただし検出感度が悪いために高濃度の数種類の物質しか測定できず，具体的なメカニズムの解明などは難しい。その上，疾患の識別には，高額なNMRを用いて得られたピークの高度なパターン認識技術を用いるということでは，他の簡便な方法への展開ができず，臨床応用できないという問題点がある。一方，MSも単独で用いることは少なく，生体試料にある同じ質量の物質を分離するために，各分子の化学的な特徴を利用して分子を分離する装置をMSの前に取り付けて利用することが一般的である。揮発性物質にはガスクロマトグラフィー（GC）がもっとも古くから普及しており，脂質や糖などより様々な分子を測定できる液体クロマトグラフィー（LC），イオン性代謝物を測定できるキャピラリー電気泳動（CE）が主な分離装置である[7]。MSや分離装置との接続部分にも目的に応じて様々なタイプがあるが，筆者らの研究所ではCEと飛行時間型質量分析装置（time-of-flight-MS：TOF-MS）を組み合わせたCE-TOFMS（図1）を用いた測定方法を，そのデータ解析方法やソフトウェアも含めて開発してきた[8〜13]。エネルギーの消費や生成に関する解糖系やTCA回路，また

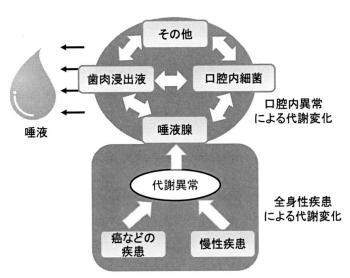

図1　唾液中の分子情報，全身性疾患，口腔内環境の関係

核酸やアミノ酸の合成経路など，一次代謝物の80％近くがイオン性代謝物質なので，これらの代謝パスウェイ全体の変化を俯瞰的に見るには最適なツールである。特に唾液はその大部分が水であるために，水溶性であるイオン性物質のプロファイリング（一斉定量）に向いていると考えられる。

4.3 唾液中の疾患分子マーカーの探索

オミックス技術を用いた唾液中の疾患診断マーカーを探索する研究例は近年飛躍的に増えてきている。例えば，シェーグレン症候群[14]，義歯性口内炎[15]，歯周病[16,17]，口腔がん[2,18～20]などが報告されている。対象とする試料が唾液であるため，口腔内疾患の診断を目指すものが多い。これらの研究では，タンパク質やmRNAを一斉測定して疾患に特異的に変動しているものを探索し，疾患患者の唾液を健常者の唾液から識別する感度と特異度を算出する[21～23]といったものが大部分である。Wongらは，同じ技術を用いて，口腔領域以外の疾患として，膵臓がん患者で特異的に変動しているmRNAを探索している[24]。これらのマーカーは，比較的少数の（例えば5個程度）分子の組み合わせで数理モデルを作り，受診者操作特性曲線を描いてその面積の大小で良し悪しを判断する。さらに，数理モデルを作るときに使わなかった別の症例を用いてモデルの汎用性の評価を行う。Wongらの研究成果ではモデルの精度は疾患ごとにばらつきがあり，大規模な症例で評価試験をしている最中のものが多い。

一方，筆者らが測定を得意とする代謝物は，タンパク質によって制御され，ゲノム，mRNA，タンパク質よりさらに下流に位置し，より現在の疾患状態を直接反映する可能性があると考えられている。この技術を用いた唾液検査の開発事例はまだ少ない。そこで，筆者らは唾液中の代謝物を一斉探索して，様々な疾患で特異的に変動している物質の探索を試みた。

Wong博士から口腔がん，乳がん，膵がん，また，比較対象として健常者と歯周病の唾液（合計215検体）の提供を受け，CE-MSを用いてメタボローム解析したところ，各疾患に特徴的に変化する物質があることを発見することができた[25]。唾液から数千のシグナルが得られるが，その中から代謝物に付随するものやノイズを除き，約500のシグナルが代謝物由来のものだと推定できた。このうち，57物質に関して，疾患ごとに統計的な有意差が認められ，3種のがんで特に濃度の高い物質が多い結果であった。これらの分子にはアミノ酸やジペプチドだけでなく，様々な一次代謝物が含まれていた。ただし，これらの検体は全てアメリカ人の症例であり日本など他国の症例でも同じような結果が得られるか不明であった。また，年齢・性別などを除き，ステージ情報などの症例の臨床情報が得られなかったために，どこまで早期診断ができるのかなどわからない問題があった。そこで，東京医科大学，八王子医療センター，杏林大学，山梨大学など多数の医療機関の協力を得て，膵がん患者，膵管内乳頭粘液性腫瘍，慢性膵炎，健常者で合計約200症例の唾液を収集し，再度解析を実施した。先の研究と同様多くの物質が変動しており，少なくともステージIII以降（ステージIVaとIVbを含む）では統計的有意差をもって顕著に上昇が確認できる物質が得られた。切除症例で同一患者から手術前後に唾液を採取し，全症例では

第5章 新規唾液検査法の開発動向

ないが多くの症例で術後に濃度が低下していることも確認した。また，歯周病の検体ではこれらの物質がほとんど変動しないことを確認した。この物質には，濃度変動が大きく高感度に検出できる慢性膵炎など他の疾患でも上昇が認められる特異性の低い物質と，一方，濃度が低く（中には濃度変動が検出できない患者もいる）感度が低いが，ほぼがん患者のみで上昇が認められる特異度の高いものが含まれている。従って，これらの物質の組み合わせを例えば決定木や多重ロジスティック回帰のようなアルゴリズム（または数理モデル）にて組み合わせ，マルチマーカーでの識別方法を開発する必要ある。

　これまでの臨床試験により，ステージⅢ以降では濃度上昇する物質は見つけたものの，ステージⅠとⅡはそもそも症例がそれぞれ3症例ずつしか唾液が集まらず，本物質がどこまで早期の

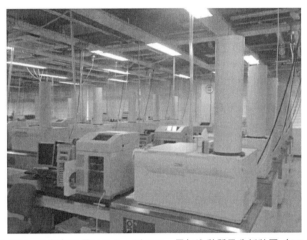

図2　メタボローム解析に用いるキャピラリー電気泳動質量分析装置（CE-TOFMS）
丸い煙突が付いた装置がMSで，その左側の装置がCE。

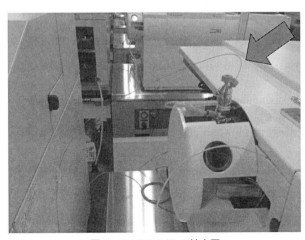

図3　CE-TOFMSの拡大図
矢印で示した細い線がキャピラリー（CE）で，この両端に高電圧を掛け分子を分離する。

段階で上がるかは評価ができていない。ステージⅢで発見するだけでも手術適応可能なために，患者のQOLの向上に寄与できると考えられるが，さらなる評価試験を継続する必要がある。また，本物質を他のがんでどのような動態を示すか調べており，現在乳がんや口腔がんをはじめ，様々ながんで評価試験が進行中である。特異性がある物質と特異性がない物質（どのがんでも濃度変動が認められる物質）を探し出し，これらも組み合わせて利用するアルゴリズムを開発することを目指している。

4．4 実用化に向けた取り組み

実用化に向けて，低コストに簡易な測定系でも検出可能な物質を絞り込む必要がある。さらに，現在では日内変動や食事の影響[26]を排除するために，かなり厳しいプロトコルで唾液を採取しているため，一般に唾液検査と聞いてイメージする簡便な検査から，ほど遠いのが実情である。より緩い条件で採取し，かつ唾液の保存条件もより簡便な方法[27]でも精度よく疾患を検出可能なマーカーを探索しなくてはならない。例えば喫煙の有無などの生活習慣と唾液中代謝物プロファイルの相関も見られる[25]ため，様々な条件で採取した唾液で評価試験を実施する必要がある。ただし，測定そのものは血液と違い，唾液のほぼすべてが水分であるためメタボロームの解析には非常に適している。MSの感度を補正する物質を入れて，限外濾過によって巨大分子を除くだけで，血液に比べて簡単な処理で測定ができる。

また，どのようなメカニズムで口腔から遠隔臓器のがんが唾液に影響を及ぼしているのかを明らかにする必要もある。例えば，唾液に乳がん特異的なタンパク質が見つかったことから，がん組織から分泌される分子が，血液と唾液腺を通って，唾液に出てくる可能性が考えられる[28〜30]。前立腺がんのマーカーとして使われているPSAも唾液で検出でき，唾液腺で本物質は発現していないため，同様のメカニズムが考えられる[31]。また，Wong博士らはがん細胞から分泌されるエキソソームを唾液腺にかけたところ，唾液腺から分泌される分子が異なることを発見している[32]。また，膵がん患者では口腔内細菌叢が変化していることも確認されており[33]，膵がん患者の唾液中代謝物の大きな変化はこの影響である可能性もある。従って，遠隔臓器から唾液中代謝物への影響は直接的・間接的に様々なルートが考えられる。唾液で見つかった代謝物マーカーの物質も，どのようなメカニズムで変化が表れているかを調べなければならない。

4．5 唾液中メタボロームの今後

近年，唾液を用いた遺伝子検査が様々な会社から販売されているが，これらは将来特定の疾患になるリスクを算出するため，生涯一度の検査しか行わない。メタボローム検査はこれらと違い，今現在の疾患罹患リスクを算出するものであり，定期的な検査を行ってメリットが初めて生まれる。従って，現在でも唾液を測定拠点に郵送して，質量分析を使って測定することはできるが，歯周病の唾液キット[34,35]のようにより勘弁に唾液を採取して，その場で結果がわかるものができれば，より多くの方に唾液検査にメリットを享受してもらうことができる。これまで唾液検

第5章 新規唾液検査法の開発動向

査は主に，齲蝕や歯周病など口腔領域を中心とした検査として開発されてきた。例えば，唾液と生活習慣病から齲蝕リスクを計算するソフト[36~39]などがその結果をレーダーチャートで可視化するツールとして開発されてきたが，今後は唾液の質をより高精度に調べることで，口腔内だけでなく全身性疾患の様々なリスクを計算できる巨大なレーダーチャートを作ることが必要だと考えている。様々な疾患のリスクを定期的にスクリーニングしてモニタリングすることで，疾患が進行する前の早い段階でより正確性の高い検査を促し，実際に疾患があった場合は治療を行うことで，個人のQOLだけでなく，長期的には医療経済に大きく貢献できる可能性があると考えている。

文　献

1) D. T. Wong, *J. Am. Dent. Assoc.*, **137**, 313（2006）
2) D. T. Wong, *Expert Rev. Mol. Diagn.*, **6**, 267（2006）
3) D. T. Wong, *Am. Sci.*, **96**, 37（2008）
4) D. T. Wong et al., *Pancreas*, **37**, 269（2008）
5) M. Aimetti et al., *Metabolomics*, **8**, 465（2012）
6) Q. Wang et al., *Sci. Rep.*, **4**, 6802（2014）
7) M. R. Monton & T. Soga, *J. Chromatogr. A*, **1168**, 237; discussion 236（2007）
8) T. Soga et al., *J. Biol. Chem.*, **281**, 16768（2006）
9) T. Soga et al., *J. Proteome Res.*, **2**, 488（2003）
10) M. Sugimoto et al., *Metabolomics*, **6**, 27（2010）
11) M. Sugimoto et al., *Electrophoresis*, **31**, 2311（2010）
12) M. Sugimoto et al., *Nucleic Acids Res.*, **40**（Database issue）, D809（2012）
13) M. Sugimoto et al., *Curr. Bioinform.*, **7**, 96（2012）
14) O. Deutsch et al., *Rheumatology*（*Oxford*）, pii: keu405（2014）
15) S. Bencharit et al., *Mol. Biosyst.*, **8**, 3216（2012）
16) E. Kaufman & I. B. Lamster, *Crit. Rev. Oral Biol. Med.*, **13**, 197（2002）
17) M. M. Grant, *J. Periodontal Res.*, **47**, 2（2012）
18) H. Ye et al., *BMC Genomics*, **9**, 69（2008）
19) B. G. Zimmermann & D. T. Wong, *Oral Oncol.*, **44**, 425（2008）
20) S. Hu et al., *Clin. Cancer Res.*, **14**, 6246（2008）
21) S. Hu et al., *J. Dent. Res.*, **85**, 1129（2006）
22) S. Hu et al., *Expert Rev. Proteomics*, **4**, 531（2007）
23) S. Hu et al., *Ann. N.Y. Acad. Sci.*, **1098**, 323（2007）
24) L. Zhang et al., *Gastroenterology*, **138**, 949（2010）
25) M. Sugimoto et al., *Metabolomics*, **6**, 78（2010）

26) M. Cooke *et al.*, *Arch. Oral Biol.*, **48**, 323 (2003)
27) B. S. Henson & D. T. Wong, *Methods Mol. Biol.*, **666**, 21 (2010)
28) C. F. Streckfus *et al.*, *Cancer Invest.*, **26**, 159 (2008)
29) E. Emekli-Alturfan *et al.*, *Tohoku J. Exp. Med.*, **214**, 89 (2008)
30) C. F. Streckfus *et al.*, *J. Oral. Pathol. Med.*, **35**, 292 (2006)
31) N. Shiiki *et al.*, *Biomarkers*, **16**, 498 (2011)
32) C. S. Lau & D. T. Wong, *PLoS One*, **7**, e33037 (2012)
33) J. J. Farrell *et al.*, *Gut*, **61**, 582 (2012)
34) Y. Nomura *et al.*, *Arch. Oral Biol.*, **57**, 413 (2012)
35) Y. Nomura *et al.*, *J. Oral Sci.*, **48**, 177 (2006)
36) J. Chang *et al.*, *Spec. Care Dentist.*, **34**, 201 (2014)
37) G. H. Petersson & D. Bratthall, *Swed. Dent. J.*, **24**, 129 (2000)
38) H. Daryani *et al.*, *J. Clin. Diagn. Res.*, **8**, 206 (2014)
39) A. Zukanovic, *Acta Med. Acad.*, **42**, 198 (2013)

5　前立腺がん診断への応用

東　雅啓[*1]，槻木恵一[*2]

5.1　前立腺がんの統計・動態

　前立腺がんは男性に特異的なものであり，日本ではその罹患率や死亡率の急速な増加が問題となっている。2013年の調査からも，近年における罹患率の上昇が著しいことがよくわかる（図1）。その原因としては，食生活の欧米化が一つに挙げられる。アメリカで前立腺がんが部位別がん罹患率の1位であることからも，その関連性は大きいと考えられる。さらに最近の日本では高齢化が進んでいることも罹患率の上昇に影響している可能性がある。実際に，前立腺がん患者の約8割が65歳以上であり（図2），これが死亡率の上昇に直結していることは間違いない。また，前立腺がんは進行が遅いために，高齢になってから発見されるケースがあるのも一つの要因であろう。

　そもそも発見が遅れる理由には，初期での自覚症状がないことが挙げられる。前立腺がんの多くは尿道や膀胱などから離れた位置に発生するため，排尿障害などの症状が起きにくい。また，症状が出ても前立腺肥大症と類似するため，針生検といった精密検査を実施する必要がある。さ

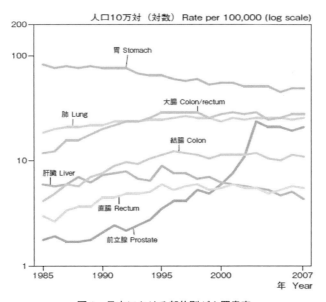

図1　日本における部位別がん罹患率
（出典：国立がん研究センターがん対策情報センター）

---

* 1　Masahiro To　神奈川歯科大学大学院　歯学研究科　口腔科学講座　唾液腺健康医学分野　特任助教

* 2　Keiichi Tsukinoki　神奈川歯科大学大学院　歯学研究科　口腔科学講座　環境病理学・口腔病理診断学分野　副学長・歯学研究科長・教授

らに前述の通り，前立腺がんは進行が遅いことから，他の疾患で死亡したケースで解剖した際に見つかることもあり（ラテントがん）[1]，潜在的な患者も含めるとかなりの数であろう。進行の遅い前立腺がんではあるが，発見が遅れる分，診断時にはかなり進行しているケースも少なくはない。リンパ節や他臓器への転移が起きてから発見されることもあり，骨転移による腰痛や下半身麻痺といった症状を訴えて来院する患者も存在する。また，治療においては，病期により手術以外に放射線療法や内分泌療法の併用も選択されるが，進行が遅いことや罹患者の年齢を考慮し経過観察をすることもある。

増加傾向にある前立腺がんには，以前より遺伝的因子が関係していることが報告されている。家族内発生が多数報告されている中で，原因遺伝子はいくつか研究されているが未だ同定されていないのが現状である。しかしながら遺伝性の前立腺がんは若年者に発生することが多く，糖尿病や高血圧などと同様に，スクリーニングの際に家族歴はハイリスク因子として考慮しなければならない。近年，これら因子を考慮した上で早期診断のためのスクリーニング検査が導入され，死亡率の低下への効果が期待されている。その代表的なものに前立腺特異的抗原（Prostate specific antigen：PSA）検査がある。

PSAは1979年にWangらが前立腺より抽出に成功した34 kDaの糖タンパク質で，前立腺上皮より産生され，セリンプロテアーゼ活性をもつ[2]。前立腺管腔内に分泌されたPSAは射精時に精液の液化を助ける役割を果たし，通常血中へはほとんど移行しない。しかし，がんの発生・増殖により前立腺導管の基底層が破壊されると，PSAが腺管から漏出し血中へ移行すると言われている[3]。そのことからPSAは前立腺がんに特異的な腫瘍マーカーとして有用であるとされている。また，血液中に存在するPSAには，プロテアーゼインヒビターであるα_1-

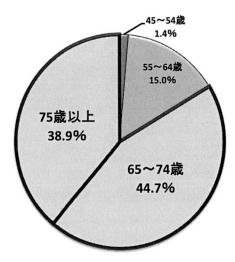

図2　前立腺がん罹患者の年齢分布
（出典：国立がん研究センターがん対策情報センター）

第5章 新規唾液検査法の開発動向

antichymotrypsin（ACT）と結合した ACT 複合体（PSA-ACT）と，遊離型 PSA（fPSA）の 2 種類がある。前立腺がんでは PSA-ACT の割合が増加し fPSA が減少することから，前立腺がんの診断に血中の％ fPSA の導入も検討されている[4]。

前立腺がんでは特に，罹患率・死亡率の上昇の予防策として早期診断・早期治療が必要であることから，現在前立腺がん検診の受診が強く推進されている。

5.2 前立腺がんの診断

前立腺がんの診断として主に用いられるものには，血液検査・触診・病理検査・画像検査がある。前述の通り，スクリーニング検査としてまず用いられるものが血液検査（PSA 検査）である。日本泌尿器科学会が推奨するガイドラインでは，血中 PSA が 4.0 ng/mL 以下を基準値としている[1]。これは全年齢層に適応可能とされ，加齢による PSA の変化も考慮しなければならないが，この基準をもとにその後の精密検査を行うか否かが決定されている。PSA 検査の目的は，がん診断感度の向上よりも，過剰診療の防止や適切な治療選択による死亡数の減少である[1]。この PSA 検査は診断に利用されているだけではなく，継時的測定により再発の可能性や治療効果の判定にも有効であるとされている[5]。

また，触診として直腸診の所見が取り入れられている。これにより，前立腺の大きさ（肥大症の有無），圧痛（炎症の有無），硬結（腫瘍の有無），腫瘍の広がりなどを検査する[3]。直腸診は客観性・再現性が低いことから軽視されがちではあるが，PSA 検査との併用で診断精度が上昇

表1 前立腺がんにおける TNM 分類

TX	原発巣の評価が不可能
T0	原発巣なし
T1	直腸診で触知不能，画像では診断不可能
T1a	経尿道的前立腺切除標本の 5％以下に腫瘍あり
T1b	経尿道的前立腺切除標本の 5％超に腫瘍あり
T1c	針生検により確認された腫瘍
T2	前立腺に限局した腫瘍
T2a	一葉の 1/2 以下を占める腫瘍
T2b	一葉の 1/2 超を占める腫瘍
T2c	両葉に浸潤する腫瘍
T3	前立腺被膜を超えて浸潤する腫瘍
T3a	被膜外へ進展する腫瘍
T3b	精嚢に浸潤する腫瘍
T4	精嚢以外の隣接臓器（外括約筋，直腸，膀胱，挙筋および／または骨盤壁）に固定または浸潤する腫瘍
NX	リンパ節の評価不可能
N0	画像上明らかな所属リンパ節転移なし
N1	画像上所属リンパ節転移あり
MX	転移巣の評価不可能
M0	画像上遠隔転移なし
M1	画像上遠隔転移あり

（文献3より引用改変）

することから重要である。

それ以外に，超音波検査やMRIといった画像検査も基本的に他の検査と併用され，診断材料として多く利用されている。特に前立腺がんの確定診断においては，病理検査（生検）が必須であり，悪性度や大きさの判定に有効である。もしこれで腫瘍が発見された場合には，リンパ節や骨への転移を調べるために，CTや骨シンチグラフィを追加する。

これらの検査から前立腺がんと診断を受けた場合には，「病期診断」により，疾患の広がりや予後予測から，適切な治療法が選択される。臨床的な病期分類としてTNM分類（表1）は勿論であるが，それに付随して治療方針の選択のためのリスク分類が使用されている[2]。しかしながら，このリスク分類は簡便ではあるが，ばらつきが大きく各症例における評価には限界があった。そこで，それとは別に用いられているものがノモグラムである。ノモグラムとは計算図表のことで，前立腺がんの診断に用いられるのは，PSA検査や直腸診所見などの結果・年齢などから予測値を導き出し，診断や再発予測を判定するというものである[3]。

このように前立腺がんは早期診断が必要であるが，それと同時に適切な病期診断も重要である。それを正確に行うことで，過剰診断・過剰治療を防止することに繋がるのである。

5．3　前立腺がん診断における唾液検査の有用性

前立腺がんの罹患者数とともに死亡者数は年々増加し，2012年に1万1,000人を超え2029年には1万5,000人を上回ることが予想されている（図3）[6]。その抑制のためにも早期診断・適切な病期診断が必要であり，それに最も貢献できるものがPSA検査であった。しかしながら，これまでは血液検査としてPSAの測定が実施されていた。血液検査は侵襲性があり検査技術を要することから，簡便な検査法の開発が求められていた。そこで2011年に椎木らが，PSA検査

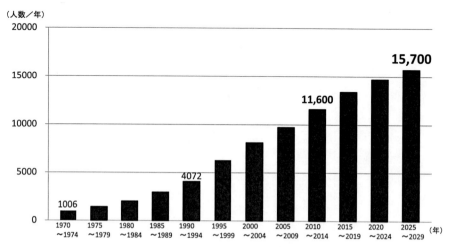

図3　前立腺がんによる年平均死亡者数の動向
（出典：国立がん研究センターがん対策情報センター）

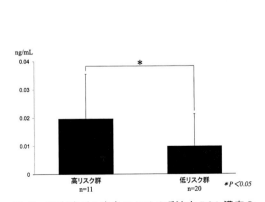

図 4A　前立腺がん患者における唾液中 PSA 濃度の比較
（文献８より引用改変）

血清：22.038±17.611 ng/mL (range, 3.837-55.779 ng/mL)
唾液：0.020±0.016 ng/mL　(range, 0.003-0.056 ng/mL)

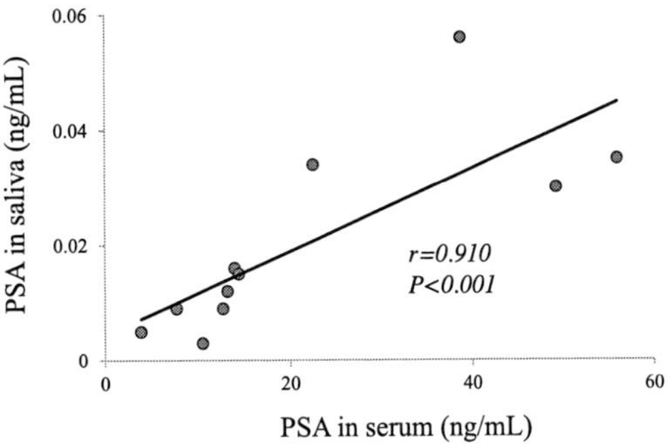

図 4B　唾液 PSA と血中 PSA の相関関係
（文献８より引用改変）

における唾液の有用性を見出した。唾液は様々な分子を含むことから，がんを含む種々の疾患のバイオマーカーとして有用なものがあることが近年報告されている[7]。

椎木らの報告では，前立腺がん患者において，再発や転移のリスクの高い群では，血中 PSA 濃度と同様に唾液中濃度も高く（図 4A），唾液中濃度が血中濃度を反映していたことが示されている（図 4B）[8]。ここで重要なことは，PSA は唾液腺ではほとんど産生されていないということである。これまでの報告でも，ヒトの唾液腺において PSA がほとんど発現していなかった。そこで椎木らはまず唾液腺で PSA が産生されないことを確認した上で，マウスにヒト前立腺がん細胞株を移植し，増殖したがん組織由来の PSA をマウス唾液中で検出することに成功した。さらに，前立腺がん患者 31 人の血中および唾液中 PSA の関係を調べた結果，再発や転移のリスクの高い 11 人では血中と唾液中濃度が正の相関を示した（図 4B）。一方，経過が良好な 20 人は血中濃度と同様に唾液中 PSA も低い数値を示した（図 4A）。さらに Ayatollahi らは健常者において，唾液中の総 PSA 濃度と fPSA 濃度との間に相関関係があり，さらに唾液中の fPSA の比率が血中における比率と密接に関係していることを見出している[9]。つまり，唾液中 PSA は血液由来であることから，血液検査による PSA 測定は唾液検査により代替可能であることが示された。

これらの研究では，既存の腫瘍マーカーを唾液に応用しており，唾液を用いたがん検査の中では実用化する可能性が極めて高い。これはつまり，非侵襲性である唾液検査により，前立腺がんの早期発見・治療効果の判定が簡便に行えるということになる。これが実現できれば，通院を必要とせずに在宅での検査が可能となり，日本泌尿器学会が推進している PSA 検査の普及に一役買うことは間違いない。椎木らの研究における今後の課題として，大規模での追加実験を行う必要があり，さらに，唾液中の PSA 濃度は血中に比べて低いことから，高感度に測定できる検出系を確立することが重要である。また，唾液採取方法により結果に多少なりとも影響を及ぼすこ

とから,患者への採取法の指導を行い,さらに泌尿器科医との連携も検討する必要がある。

5.4 今後の課題と展望

前立腺がんのスクリーニング検査として,PSAの有用性は広く知られるようになったが,日本では未だ全国的に普及していない。一方で,PSA検査の普及が進んでいるアメリカでは,前立腺がんによる死亡率の低下は認められたが(図5)[10],それによる弊害が生じていることも事実である。PSA検査の導入以降,患者数の急激な増加を招き,医療現場では過剰診断・過剰治療が問題となった。また,前立腺がんの精密検査においては,検査による前立腺の機能障害が発生するケースも報告されている。確定診断に用いられる生検では,前立腺組織に針を12ヵ所以上刺すことから,出血や有熱性感染症を伴うことも少なくない[11]。

そのような中で,唾液によるPSA検査は今後一層注目されるであろう。なぜならば,現状では経過観察中に頻回行われる血液検査や再生検は患者にとってかなりのストレスとなっており[12],侵襲性のない唾液検査は患者からも必要とされることが考えられる。また今後は,病態診断や治療効果の判定に唾液検査が応用できるように工夫する必要性がある。現在,前立腺がんの確定診断には生検が必須ではあるが,超音波検査などとともに低リスク検査である唾液検査が確立されれば,患者の心理状態を考慮して負担を減らすことができ,PSA検査の普及にも貢献できる。

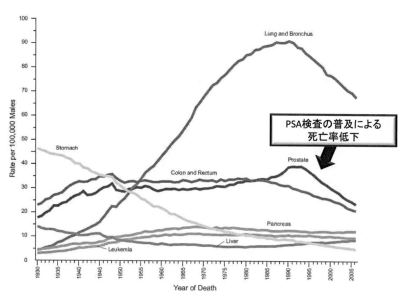

図5 アメリカでの前立腺がんにおける死亡率の推移
(文献10より引用改変)

第 5 章　新規唾液検査法の開発動向

文　　献

1) 中島耕一，総合健診，**41**（2），308（2014）
2) M. C. Wang *et al., Invest. Urol.,* **17**, 159（1979）
3) 権藤立男ほか，PROGRESS IN MEDICINE, **34**（1），17（2014）
4) 椎名浩昭ほか，臨床と研究，**88**（8），965（2011）
5) 伊藤一人，PROGRESS IN MEDICINE, **34**（1），77（2014）
6) 国立がん研究センターがん対策情報センター，http://ganjoho.jp/professional/statistics/statistics.html
7) M. Sugimoto *et al., Metabolomics,* **6**, 78（2010）
8) N. Shiiki *et al., Biomarkers,* **16**, 498（2011）
9) H. Ayatollahi *et al., Urol. J.,* **4**（4），238（2007）
10) A. Jemal *et al., CA Cancer J. Clin.,* **60**（5），277（2010）
11) 松田歩ほか，泌尿器外科，**26**（8），1253（2013）
12) 千葉量人ほか，癌と化学療法，**38**（13），2538（2011）

6 唾液を用いたアレルギー診断

木戸　博*

6.1 はじめに

　花粉症，喘息，食物アレルギー，アトピー等，何らかのアレルギー疾患に罹患している人は先進国の国民の約3分の1を占めるに至り，アレルゲン曝露を避けるために従来行われてきたアレルゲン検査法から，発症予防や治療方針の立案に繋がる検査方法の開発が求められている。また従来の抗原特異的IgE測定だけでは臨床症状との解離が見られることから，臨床症状をより的確に把握する検査法の開発が求められている。

　血液中のアレルギー発症関連因子には，図1（A）に示すように抗原特異的IgE，IgG1，IgG2，IgG3，IgG4，IgAとアレルゲン（遊離アレルゲンと各種抗原特異的抗体との結合型アレルゲン），サイトカイン等が挙げられ，これらの因子が複雑に相互作用した結果がアレルギーの病態である。現状ではアレルゲン特異的IgEの測定が実施され，時にアレルゲン特異的IgG4が測定されているに過ぎない。病態の正確な把握には，それぞれ役割を異にする各種抗原特異的抗体の測定と，免疫系に多彩な影響を及ぼす各種サイトカイン量の測定，さらにアレルギー反応の直接的な原因となる血中のアレルゲン量の測定が不可欠である。各種抗体は，抗原刺激を引き金とする免疫グロブリンの連続的クラススイッチによって，図1（B）に示すように各種抗原特異的抗体が順番に産生される。作られる抗体は，抗原刺激の質と頻度に依存した免疫グロブリン可変部の体細胞高頻度突然変異数が徐々に増加して，Low affinity抗体からHigh affinity抗体に成熟する過程を経て抗原との反応性が強固になる。抗原刺激の早期に出現するLow affinity IgEは，FcεRⅠとの結合はHigh affinity IgEと変わらないと推定されるが，抗原抗体反応の結果生ずるFcεRⅠ間の架橋反応は，免疫グロブリン可変部が示す抗原との親和性の弱さから不完全でアレルギー反応を導くシグナル伝達には至らない。そのため胎児では，Low affinity IgEによってむしろアレルギー反応は抑制されているが，生後の母乳と皮膚からの繰り返される抗原刺激によりLow affinity IgEはHigh affinity IgEに成熟すると考えられる[1]。一方，アレルギー反応に重要な体内の微量抗原量の測定については，高感度測定が検討されている。特に抗原-抗体複合体から効率良く抗原を解離させ，遊離型抗原を合わせた全抗原量を測定することが重要で様々な検討が行われている。

　以上の血液を検体とする新しいアレルギー検査の動向が，唾液を用いたアレルギー検査にも及びつつある。唾液腺から分泌される唾液にも各種抗原特異的抗体が検出されるが，血液中の含有量とは異なり血液検査の代わりにはならない。アレルギーの病態における唾液中の抗体と抗原測定の意義についての報告はこれまでにほとんどなく，測定の意義について今後の研究が待たれている。

＊　Hiroshi Kido　徳島大学疾患酵素学研究センター　生体防御・感染症病態代謝研究部門　特任教授（名誉教授）

第 5 章　新規唾液検査法の開発動向

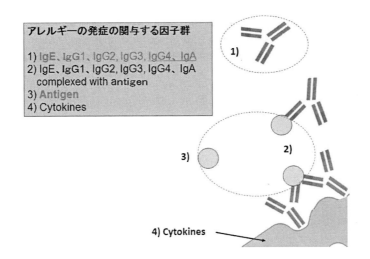

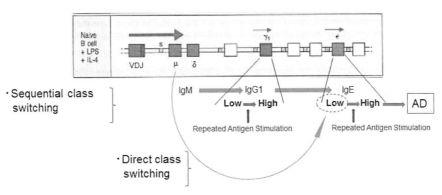

図1　アレルギーの発症に関与する血液中の因子群（A）と，クラススイッチによる各種抗体産生機序（B）

6.2　新規多項目アレルゲン特異的各種免疫グロブリン測定法

図2に示すように，アレルギー検査デバイス開発の現状は Microbeads 法，Microarray 法，従来の ELISA をより微細な Well で実施する酵素抗体法等が挙げられる。いずれの方法も患者の負担を少なくして，微量検体で各種抗原特異的抗体を定量するように工夫されている。これらの中で，わずか 1-20 μL の微量の血清で抗原特異的 IgE 抗体の定量測定ができ，血液含量の高い IgG，IgA 抗体種についてはさらに数十分の一量で測定できる高性能 Microarray 法が開発された[2]。さらにこの方法は，抗体の成熟過程で見られる Low affinity IgE と High affinity IgE 抗体をともに検出することができる[1]。測定の原理を図3（A）に示す。共有結合で高密度にアレルゲンタンパク質を固定化する高密度活性型カルボキシル基表面修飾（Densely carboxylated

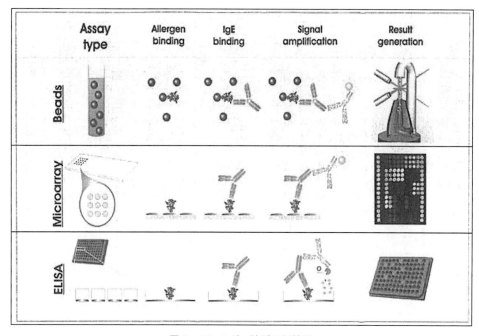

図2 アレルギー診断の新技術
低侵襲性,高感度化を追求する Microbeads 法,Microarray 法,ELISA 法が挙げられる。

protein：DCP）チップを用いることで，Low affinity IgE と High affinity IgE を微量検体で検出することを可能にしている。DCP チップは，これまでに Diamond-like carbon（DLC）チップと Densely carboxylated glass（DCG）チップがあり，性能はほぼ同等であるが測定系によって使い分けることができる。図3（B）には DLC チップを用いた測定例を示す。GD は，スポットをスキャナーで検出する際に必要な位置決めの Guideline dot である。この一枠に3点スポットで最大40種の抗原搭載が可能である。この測定法は，アレルゲンに結合した抗体を蛍光標識2次抗体で直接定量する方法で，酵素抗体法を用いないため標識酵素活性に影響する血液中の因子の影響を受けない。同じ枠内に内部標準を搭載して検量線を引くことで，各種アレルゲンに対する抗体価を正確に測定する利点がある。さらに，各種アレルゲンに対する反応性の全体像をパターン認識できることから，経時変化，経年変化，治療効果の推移を見逃すことなく的確に把握できる。なお，DCG チップでも DLC チップと同様な結果が得られている。最近，DCP チップを用いて胎児が胎内で産生する微量のアレルゲン特異的 IgE，IgA，IgG が臍帯血で測定され，出生時における新生児のアレルギー準備状態を正確に把握できるようになった[3]。従来臍帯血の IgE の由来について胎児由来説と母体血の混入説があったが，母体血の示すアレルゲンパターンの全体像と，臍帯血と新生児血が示すアレルゲンパターンの全体像が全ての母子間で異なることが DCP チップを用いた解析で初めて明らかとなった。即ち，胎児の IgE は胎児自身が産生した抗体で胎盤通過性はなく，母親から抗原-IgG 複合体として抗原が胎盤を通過して胎児に至り，

第 5 章　新規唾液検査法の開発動向

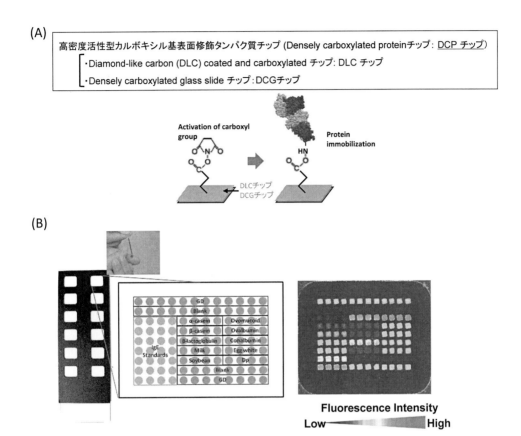

図 3　高密度活性型カルボキシル基表面修飾 DCP チップ (A) と，DLC アレルゲンチップによる各種抗原認識抗体価測定の 1 例 (B)

抗原感作を受けた胎児は胎内でアレルギーの準備状態になっていると判明した。実際に胎内抗原量も測定され，その存在量も無視できない量であることが判明している[4]。

6.3　唾液中のアレルゲン特異的各種免疫グロブリン測定

図 4 に，同一人の血清 IgE，total IgG，IgG1，IgG4，IgA と唾液の分泌型 IgA のアレルゲンパターンを示している。体内に侵入したアレルゲンに対して生体は IgM，IgE，IgG (IgG1，IgG2，IgG3，IgG4)，IgA 抗体を作るが，図に示すように各々の抗体は，同一人でもアレルゲンとの反応は抗体の種類によって異なる。即ちアレルギー状態は，常に変動を続けるそれぞれの抗体の反応の総和といえる。アレルゲン感作によって誘導された各種抗体は，それぞれの役割の中で絶えず変動していることがわかる。現状では，誘導される各種アレルゲン特異的抗体の生理的意義と病態との関係は明確になっておらず解析途上にある。さらに各種アレルゲン特異的抗体には，Low affinity 抗体と High affinity 抗体があり，アレルギーの発症との関係について，今後明らかにしなければならない。

非侵襲的検体検査の最前線—唾液検査・呼気検査を中心に—

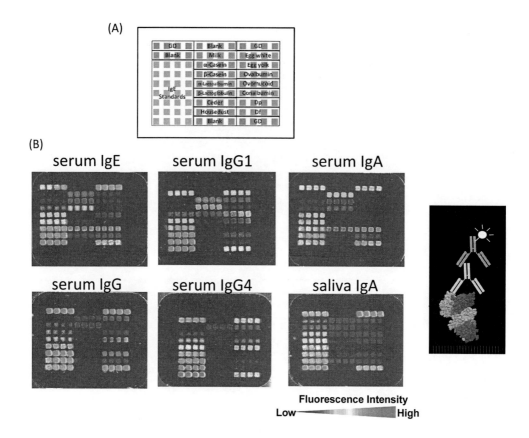

図4 アレルギー患者血液中の IgE, total IgG, IgG1, IgG4, IgA, 唾液の IgA のアレルゲンプロファイリング
A：アレルゲンと内部標準 IgE 抗体搭載のレイアウト。B：アレルギー患者血液中の IgE, total IgG, IgG1, IgG4, IgA, 唾液の IgA のアレルゲンプロファイリング。

　唾液中の抗体には，分泌型 IgA がその約90％を占めて最も多く，次いで IgG が続き，わずかに IgE が検出されるが，一般にアレルゲン特異抗体は血清に比べて検出されにくく，また検出されるアレルゲンパターンも血清の場合と異なる。アレルギーの病態における唾液の分泌型 IgA の意義もまだ明確に証明されているとはいえない。DCP チップによる検出感度の向上とともに，唾液のアレルゲン特異 IgE が検出されてきているが，血清の抗アレルゲン特異抗体の検出に唾液の検出が代用できるわけではない。即ち全身の免疫状態を示す血清データと局所免疫状態を反映する唾液のデータは，病態医科学的意義解明において相互に補い合う関係にある。

6.4　唾液の抗アレルゲン IgA 抗体の特徴

　唾液は耳下腺，顎下腺，舌下腺から分泌されるが，その濃度には日内変動や分泌腺による濃度の違いも知られている。また年齢による分泌量の違いもあることからアレルゲン特異的分泌型 IgA の測定は，Total IgA を分母にしてその中に含まれるアレルゲン特異 IgA 量を定量すること

第5章　新規唾液検査法の開発動向

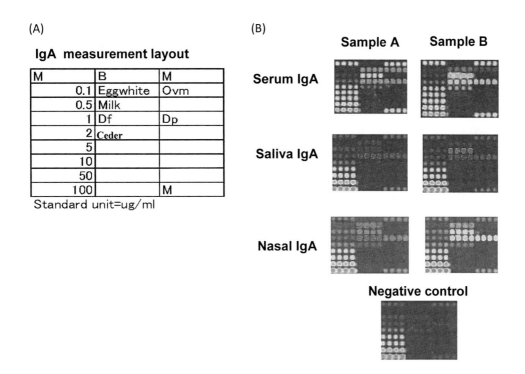

図5　アレルギー患者 Sample A と Sample B の血液と唾液, 鼻汁の IgA のアレルゲンプロファイリング
A：アレルゲンと内部標準 IgA 抗体搭載のレイアウト。B：アレルギー患者（A と B）の血液と唾液, 鼻汁の IgA のアレルゲンプロファイリング。

で，解析データの再現性が保たれ相互比較を可能にする。さらに唾液には食物残渣が含まれることが多く，これがアレルゲン特異的分泌型 IgA の測定を攪乱するため，口をすすいだ後で採取する必要がある。加えて口腔内の細菌叢が出すプロテアーゼによって IgA 抗体は分解され易く，採取後の保存方法や保存時間を管理しないと，測定値の評価が困難になる。ただし，唾液中にはセリン性プロテアーゼ阻害剤の Leukocyte protease inhibitor[5,6]が比較的高濃度含まれているため，唾液採取後に速やかに残存食物残渣や細菌を遠心除去して－20℃以下に保存すれば，分泌型 IgA の値に大きく影響することはない。

唾液中の分泌型 IgA は，病原性細菌を含む外来異物に対する粘膜における防御抗体としての意義が知られているが，実際のアレルギーの発症と治癒の病態にどのように関係しているかについては，解析が始まったところで未だ明確ではない。

唾液以外の体液中の抗アレルゲン特異的抗体の測定も有用で，鼻汁，涙液，腸管分泌液中に含まれる各種アレルゲン特異的抗体の検出が試みられている。花粉症やダニ抗原のように経気道で体内に侵入するアレルゲンの場合，炎症局所となる鼻粘膜が分泌する鼻汁，涙液の抗アレルゲン特異的抗体の測定がより直接的な意味を持つ。図5に同一患者から採取した血清，唾液，鼻汁の抗アレルゲン IgA 抗体のパターンを示す。唾液より鼻汁の方がより感度良く抗アレルゲン特

異的抗体を検出することができる例となっているが，血清と鼻汁でアレルゲンパターンが異なっており，それぞれの免疫系の違いを反映したもので，今後それぞれの意義づけと相互の関係解析が待たれる。

　腸管アレルギーの現場である腸粘膜が分泌する各種抗体を正確に把握することがこれまで困難であった。その理由は，便中に大量に含まれる大腸菌が分泌する各種プロテアーゼによって抗体やサイトカインが速やかに分解されてしまうからである。この問題を解決するための各年齢層の便に含まれる大腸菌の分泌するプロテアーゼとその阻害剤の解析が進み，採取直後の新鮮便を保存する保存液が開発されている。便や体液の安定保存溶解液で，腸管粘膜やその他体液の抗アレルゲン特異抗体の測定が可能になってきた。

6.5　血液，母乳，唾液，環境中の抗原量の測定

　アレルギー反応は，体内に侵入したアレルゲンによって惹起される。そのため坑アレルゲン特異抗体の測定とともに，アレルゲン量を測定する必要がある。体内に侵入した抗原は最も大量に存在するIgG，IgAと結合して，残る抗原が微量のIgEと結合し，遊離型の抗原は少ないと考えられる。抗原量の測定は，図6に示す抗原認識抗体と蛍光標識抗原認識抗体とのサンドイッチ法でDCPチップで測定可能である。これまでに抗原特異的抗体が開発され，DCPチップに搭載された特異的IgG抗体で，卵抗原のOvalbumin (OVA)，Ovmucoid (OVM)，牛乳抗原の

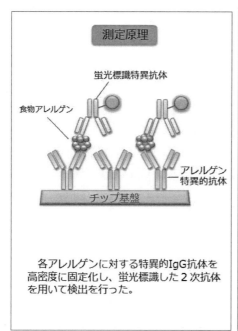
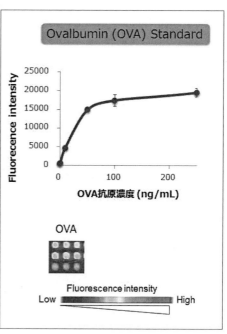

図6　高密度抗体固定化DCPチップでのアレルゲンの検出
測定原理（左）とOvalbumin (OVA) を例に取った検量線。

第5章　新規唾液検査法の開発動向

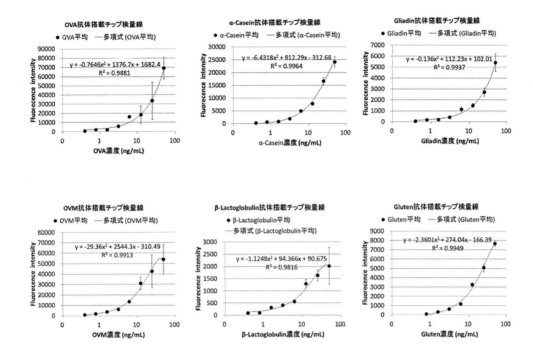

図7　高密度抗体固定化DCPチップで測定したOVA, OVM, α-Casein, β-Lactoglobulin, Gliadin, Glutenの検量線

α-Casein, β-Lactoglobulin, 小麦抗原のGliadin, Glutenを測定した結果を図7に示す。測定限界はそれぞれ約0.5 ng/mLで体内抗原量の測定には使用可能なレベルにあるが、さらなる高感度化が望ましい。抗原量の測定では、抗原-抗体複合体から抗原を遊離させ、DCPチップに固定化した抗原特異的IgG抗体に結合させる必要がある。母乳中の抗原-IgA複合体の場合、抗原を解離する条件が見出され、添加されている抗原をほぼ全てDCPチップ上のIgG抗体に捕捉することに成功している。しかし、血液中に大量に存在するIgG抗体に結合している抗原を全て解離させることは困難で、現在様々な方法が試みられている。近い将来、抗原を全て遊離型にして測定ができるようになることを期待している。

6.6　減感作療法の治療効果判定に役立つバイオマーカー開発の必要性

アレルゲンを経口摂取する減感作療法は、粘膜免疫の特徴を生かした治療法として期待されている。この場合でも図1（B）に示すように、抗原刺激によって免疫グロブリンのクラススイッチが連続して起きて、一連の各種抗原特異的抗体が産生されることが知られている。治療効果の感受性をできる限り治療開始の早期に見極める治療バイオマーカーの検索が血液と唾液で始まっており、その成果が期待される。

6.7 おわりに

アレルギー検査法は，これまでのアレルゲン検査法から，アレルギーの予防と治療に繋がる検査法，治療効果の早期判定・予測検査法の開発に移りつつある。また検査材料もこれまでの血液に加えて，唾液，母乳，涙液，腸管分泌液に広がってきている。測定法の技術革新が現場の診療と研究に大きな影響を及ぼすことはこれまで幾度となく経験してきたが，アレルギーの領域にも技術革新の波が押し寄せてきている。その技術革新の一つが高密度活性型カルボキシル基表面修飾 DCP チップで，微量検体から各種抗原特異的抗体を定量的にモニターしたり，抗体産生の初期に現れる Low affinity 抗体を検出することは，アレルギーの予防を考えるデータとして今後注目される。さらに食物アレルギーの抗原侵入門戸で分泌される唾液のアレルゲン特異的 IgA 抗体の高感度測定が始まっており，近い将来その測定意義が解明されると期待している。

文　　献

1) N. Kamemura et al., *J. Allergy Clin. Immunol.,* **133**, 904 (2014)
2) K. Suzuki et al., *Anal. Chim. Acta,* **706**, 321 (2011)
3) N. Kamemura et al., *J. Allergy Clin. Immunol.,* **130**, 113 (2012)
4) C. Loibichler et al., *Clin. Exp. Allergy,* **32**, 1546 (2002)
5) H. Kido et al., *Biopolymers,* **51**, 79 (1999)
6) Y. Beppu et al., *J. Biochem.,* **121**, 309 (1997)

第6章　唾液検査に用いる新規デバイスの開発動向

脇田慎一[*]

1　はじめに

　唾液検査に用いる計測デバイスは，大きくバイオセンサーと機器分析用チップに分類できる。前者のバイオセンサーは，生体機能を利用した計測チップである。後者の機器分析用チップは，DNAチップや電気泳動チップがよく知られている。ここでは，最先端の計測デバイス技術を理解いただくために，まず，最先端のバイオチップ製品を簡単に紹介する。そして，本題の唾液検査に用いる新規デバイスに関して，最新の研究開発動向をバイオセンサーとマイクロ流体デバイスに体系化して解説し，理解を深めるために，具体例として新規デバイスの開発動向を厳選して概説することにする。

2　バイオチップ

　近年，MEMS（Micro Electro Mechanical Systems）と呼ばれる微細加工技術を用いて，バイオセンサーを超小型化した電界効果トランジスター（Field-Effect Transistor：FET）型バイオセンサーや，分析機器を小型化したマイクロTAS（Micro Total Analytical Systems）の要となるマイクロ流体デバイス技術の進展[1)]が目覚ましい。

　遺伝子関連のバイオチップの多くは，最先端の計測デバイス技術により製品化されている。写

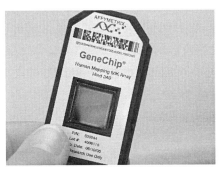 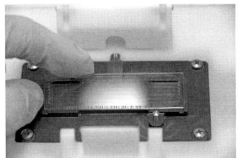

写真1　GeneChip®[2)]とIllumina フローセル[4)]

＊　Shin-ichi Wakida　㈱産業技術総合研究所　健康工学研究部門　生体ナノ計測研究グループ　総括研究主幹・研究グループ長

真1に典型的なDNAチップであるGeneChip®を示す[2]。ハイブリダイゼーションと呼ばれる塩基認識技術を利用したもので，1.28 cm² ガラス基板に25塩基長のmRNA認識プローブが50万個以上高密度に化学合成されたバイオチップである[3]。最先端のDNA配列解析機器の例として，写真1にDNA複製酵素を利用して超並列逐次DNA合成・光検出の場を担うIlluminaフローセルを示す[4]。このガラス製のマイクロ流体デバイスには8本の流路があり，そこには2種類のオリゴ塩基が無数に固定化され，ブリッジPCR法によりDNA断片の配列解析を行う。また，Ion Proton®は，17.5 mm角の基板に13メガ（10^6）のFET型pHセンサーによりDNA配列解析を行う高集積化バイオセンサー[5]である。

一方，血液試料を対象にした臨床検査装置には，バイオチップ技術を利用したPOCT（Point of Care Testing）と呼ばれる装置が上市されている。例えば，バイオセンサーが数種類ほど集積化されているi-STAT®などや，多項目自動分析を得意とするPiccolo Xpress®などのマイクロTAS装置である。前者のi-STAT®は，電気化学的なバイオセンサーが集積化されており，数滴の血液で血糖値や乳酸値ほか血液ガス・電解質など8項目を数分以内で測定することができる。後者のPiccolo Xpress®は，マルチローターと呼ばれる円盤型のディスクが回転することで生体溶液を送液する典型的な遠心送液型のマイクロ流体システムである。0.1 mLの血液試料で10数項目の生化学項目を12分で検査できる。

現在，唾液成分の計測デバイスとしては，HIV検査用イムノクロマトグラフィーや唾液アミラーゼ活性を計る副交感神経モニターなどが製品化されている。また，研究用のSalivary Immunoassay Kitと呼ばれる免疫アッセイ用のELISAキットが入手可能である。本稿で紹介できなかった唾液検査POCTは，総説[6]を参考にしていただければ幸いである。

ここでは，先端的なバイオチップ技術を体系的に概説し，新しいバイオセンサーやマイクロ流体デバイスに関する製品や開発動向をトピックス中心に紹介する。

3　バイオセンサー

バイオセンサーは，生体機能である分子認識能を利用した化学センサーである。バイオセンサーの模式的な構造を図1に示す。分子認識部と信号検出部から構成される構造である。分子認識部には酵素や抗体がよく利用される。信号検出部には電極が多く使用され，半導体素子であるFETやCCDなども利用される。本稿で紹介できなかった研究トピックスは，最新の英文総説[7]を参照していただきたい。

3.1　電気化学式バイオセンサー

電気化学式バイオセンサーには，電位検出法と電流検出法がよく用いられ，他に，電気伝導度や抵抗値を検出する方法が散見される。

電位検出法には，電極とトランジスターであるFETがよく知られており，例えば，pHガラ

第6章　唾液検査に用いる新規デバイスの開発動向

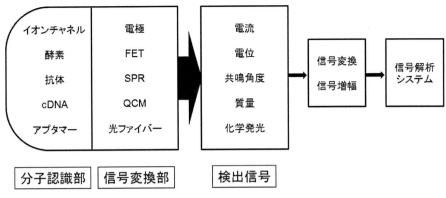

図1　バイオセンサーの模式的な構造

ス電極やFET型pHセンサーがよく利用される[8]。電界検知部であるゲート部に生体機能や生体機能を模倣した物質認識部を固定化することにより，非常に小型なFET型バイオセンサーを構築することができる。

電流検出法の多くは，酵素反応など化学反応で生じる生成物を，電極上で酸化還元反応による電流変化で検出する。糖尿病診断のための血糖値測定用グルコースセンサーは典型的な電流検出型のバイオセンサーである。

3.2　光学式バイオセンサー

光学式検出法には，DNAチップのように，あらかじめ生体成分に特異的な結合をするプローブ分子に化学的に結合した標識蛍光分子の蛍光検出を利用する方法や，タンパク質等の生体分子検出に有効な表面プラズモン励起を利用したセンサーなどがよく利用される。

4　唾液計測用電位検出型バイオセンサー

唾液計測応用はあまり多くないが，ここではトピックスとして，ハンディ型pH電極を上手く活用した唾液緩衝能を測定できるチェックバフ™と，筆者らが研究開発を行っている唾液硝酸イオン計測用FET型チェッカーを紹介する。

4.1　唾液緩衝能測定装置チェックバフ™

チェックバフ™は，むし歯の発症を防ぐために必要な唾液緩衝能を，簡便かつ迅速に高精度測定できるバイオセンサーシステムである（写真2）。唾液の緩衝能評価は，患者のむし歯発生の可能性を予測する上での重要な参考情報となる[9]。測定法は唾液を滴下して表示される唾液pH測定値と酸溶液を滴下して混合した後のpH測定値との違いの大きさにより，唾液緩衝能を評価する。

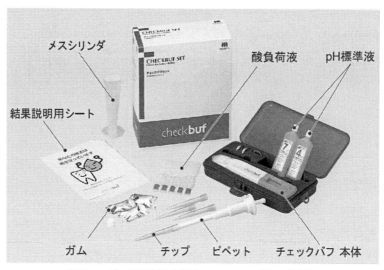

写真2　唾液緩衝能測定装置チェックバフ™の構成[9]

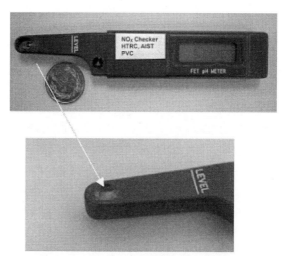

写真3　試作した唾液硝酸イオン計測用FETバイオセンサー

4.2　唾液硝酸イオン測定FET型チェッカー

　筆者らは，ストレスマーカー候補である唾液中の硝酸イオンを測定するFETバイオセンサーを開発するために，①分子認識部の人工イオンチャネルとなる硝酸イオン検知物質，②高信頼性が得られる高誘電率液膜溶媒，③生体適合性高分子材料を用いてプラスチック膜化してFETゲート部に固定化し作製した。写真3に作製したプロトタイプを示す。北村らは，神戸大学が所有している操船シミュレーターと実習船を利用して緊張ストレス負荷実験を実施し，本プロトタイプチェッカーを用いて，1分毎に唾液硝酸イオンの計測を検討し，緊張イベントに対応して，唾液硝酸イオン濃度の上昇傾向を得た[10]。

第6章 唾液検査に用いる新規デバイスの開発動向

5 唾液計測用電流検出型バイオセンサー

電流検出型バイオセンサーの研究開発トピックスとして，携帯型の口腔液成分計測センサーの開発と歯のエナメル質に貼り付けるタトゥー型バイオセンサーの研究を紹介する．電流検出型バイオセンサーの研究開発の報告は数多くあり，英文総説[7]を参考にして補っていただきたい．

5.1 Oral Fluid NanoSensor Test

Wongらが組織した研究開発グループが中心となり，2002年から10年間，唾液／口腔液による診断技術開発プログラムを実施し，写真4に示すOral Fluid NanoSensor Test（OFNASET）と呼ばれる携帯型の口腔液成分計測センサー[11]を開発した．測定原理は，図2[12]に示すように，16個のnmオーダー金アレイ電極上にインターロイキン-8（IL-8）のmRNAと相補的なハイブリダイゼーションができるオリゴヌクレオチドと，IL-8タンパク質に特異的に結合するIL-8モノクローナル抗体を固定化して，電流検出する．口腔がんを対象として，IL-8とそのmRNAの同時検出を行い，臨床実証により90％感度と特異性を得たと報告している[12]．

5.2 タトゥー型バイオセンサー

近年，ウエアラブルなバイオセンサーが相継いで報告されている[13]．その中から，歯のエナメル質に貼り付けるタトゥー型バイオセンサーの研究報告を紹介する[14]．ワイヤレスグラフェン利用ナノセンサーの概要を図3[14]に示す．水溶性絹タンパク質膜上にグラフェン電極とワイヤレス給電を担うコイルを形成し，絹タンパク質を溶解させてマウスの歯上にタトゥー様にコイル一体型グラフェン電極を貼り付ける．さらに，グラム陰性菌やピロリ菌などを検出できるAMP（ア

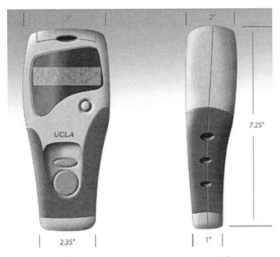

写真4 Oral fluid NanoSensor Test[11]

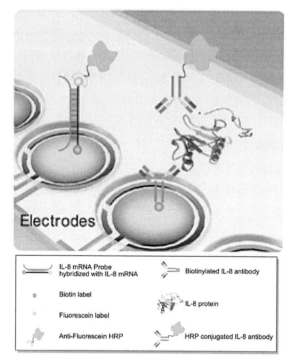

図2 電気化学センサーによるマルチ唾液バイオマーカー検出[12]

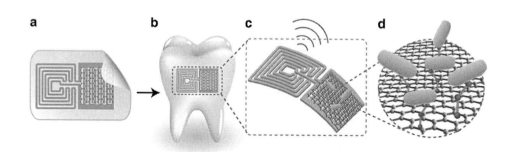

図3 ワイヤレスグラフェン利用ナノセンサー[14]

デノシン一リン酸）結合ペプチドアプタマーを自己組織化法により膜形成させて，グラフェンワイヤレスナノセンサーを作製した。予備的な検討として，ピロリ菌が存在するヒト唾液中においてマウス歯に固定化されたタトゥー型 AMP センサーの抵抗値は時間と共に減少し，ピロリ菌濃度測定を実証した[14]。

第6章　唾液検査に用いる新規デバイスの開発動向

6　マイクロ流体デバイス

マイクロ流体デバイス（Microfluidic device）は，微小流体を取り扱ったデバイスである。一般的には，MEMS技術によりμmオーダーの微細加工技術を行うことにより，微小な流路や反応や混合室を設けて，その中の流体を制御することにより実用的な応用を行うデバイスである。マイクロ流体デバイスの優れた特長は，①ダウンサイジング化（省スペース），②マルチ・パラレル処理化（省時間），③ワンプロセス・自動化（省マンパワー）の特長に加えて，④界面反応の高速化（省反応時間），⑤高理論段数化（省分離時間）などの化学的，分離科学的な特長がある。詳細は，和文専門書[1])を参照していただきたい。

流体を制御するポンプシステムに相当する主な送液法は，①電気泳動を利用した電気浸透流，②回転に伴う遠心力を利用した送液，③マイクロシリンジや真空ポンプを利用した送液，④毛管現象やラテラルフロー送液などが知られている。④はインフルエンザ検査に汎用されているイムノクロマトグラフィーの送液システムによく用いられる。ここでは，①電気泳動，②遠心力，③真空ポンプを利用した唾液成分計測用のマイクロ流体システムの研究開発例を紹介する。

6.1　電気泳動型マイクロ流体システム

電気泳動法は物質固有の電気泳動移動度の違いを利用する分離法であり，その中で，キャピラリー電気泳動法（Capillary electrophoresis：CE）は，100 μm程度の内径を有するフューズドシリカキャピラリーと呼ばれる分離管で分離分析する方法である。マイクロチップ電気泳動法

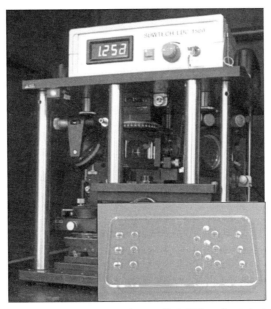

写真5　ダブルT型流路チップとLIF検出装置のプロトタイプ[16)]

は，CEをオンチップで行う分離法であり，高性能なCEよりさらに高い印加電圧をかけることが可能となり，一桁程度迅速分離を達成することができる[15]。

ここでは，筆者らが行った唾液中に含まれる分泌型免疫グロブリンA（secretory Immunoglobulin A：sIgA）の均一系免疫アッセイについて紹介する[16]。sIgAは風邪などの感染症に対して初期の免疫機能を担い，ストレス学説の指標となる抵抗力であることから，ストレスマーカー候補として注目される免疫タンパク質である。

sIgA均一系免疫アッセイの電気泳動型マイクロ流体システムの開発では，①高い特異性を持つ抗原抗体反応（免疫反応）を微小な反応場で迅速化し，②電気泳動法により，免疫反応で生成した反応複合体（Bound）と未反応物（Free）を精密にB/F分離をオンチップで実現した。③検出法にレーザー励起蛍光検出法（Laser-induced fluorometry：LIF）を採用し，高感度検出を図った[16]。ラボで試作したLIF検出プロトタイプと，反応場と分離場となるプラスチックチップを写真5[16]に示す。免疫反応は3分，B/F分離は2分と大幅に迅速化され[16]，良好な分析バリデーション結果を得た。さらに，企業とプロトタイプ装置開発の共同研究を実施した。

6.2 遠心送液型マイクロ流体システム

遠心力を用いて送液するマイクロ流体システムはLab-on-a-CDと呼ばれるように，チップ設計を上手く行うと，光ディスクのように回転数を制御するだけで，複数試料の複数項目の同時アッセイが可能となることから，近年，POCT装置用途の研究開発が精力的行われている。

ここでは，筆者らが開発した2種類のチャネル形状を有する36チャネル遠心チップを図4[16]に示す。数百μmのチャネル幅では，チャネル表面のぬれ性により溶液が留まり，適当な遠心力が働くと見かけ上バルブが開いた状態となり，円周外側に溶液が送液される原理である。

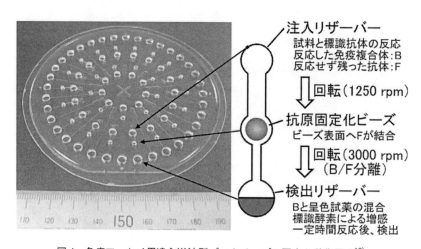

図4 免疫アッセイ用遠心送液型プロトチップの写真と動作原理[16]

第6章　唾液検査に用いる新規デバイスの開発動向

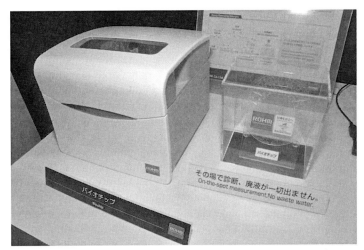

写真6　バイオチップを用いた高感度小型免疫測定システム[18]

　sIgA不均一系免疫アッセイの遠心力型マイクロ流体システムの開発では，①極微量の試料および試薬溶液の送液制御には遠心力の違いを利用した回転シーケンスを採用し，②抗原抗体反応を微小な反応場で迅速化させて，③その反応を抗原固定化ガラスビーズ数で制御し，④抗体と反応した抗原固定化ビーズ（B）と未結合抗体（F）はビーズを利用した不均一系のB/F分離を行い，⑤固定化ビーズ（B）での酵素反応による呈色反応までの競合法と呼ばれるELISA法をオンチップで実現する不均一系免疫測定法を構築した[16]。予備的な研究成果では，sIgAアッセイに要する時間は26分であり，唾液中のsIgAを定量することができる[17]。さらに，企業との共同研究により唾液コルチゾールを定量できる遠心送液型マイクロ流体システムのプロトタイプ開発を2009年から5年間実施した。試作装置の例を写真6[18]に示す。

6.3　ポンプ送液型マイクロ流体システム

　ポンプを用いて送液するマイクロ流体システム技術は，従来からのFIAと呼ばれる流れ分析法の技術の延長であるが，電気泳動型や遠心送液型のマイクロ流体チップとは異なり，マイクロ流体制御に機械的なバルブ機構が必要なため流体制御機構が複雑化しやすい課題がある。

　唾液中の複数のタンパク質を検出するマイクロTAS試作装置とマイクロ流体チップおよび検出用微粒子アレイが組み込まれたマイクロ流体チップをそれぞれ図5，図6[19]に示す。10 μL唾液試料で6項目の呼吸器疾患マーカー候補物質を70分以内に分析することができる。

　本マイクロ流体システムでは，マイクロ流路のカバープレートに，可撓性のあるポリジメチルシロキサンなどのシリコン樹脂を貼り合わせた流体チップを作製し，ピン圧着によるダイアフラムバルブ制御が採用されている。図6[19]のチップ流路上に四角で示された部分をピン圧着するダイアフラムバルブにより流体制御を行う開発戦略である。本流体制御法の採用により，唾液試料，ビオチン化検出抗体，そしてストレプトアビジン結合蛍光プローブを逐次流路内に導入し，

非侵襲的検体検査の最前線—唾液検査・呼気検査を中心に—

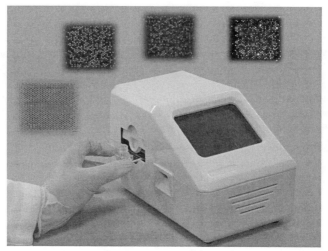

図5 唾液タンパク質分析用マイクロTASとマイクロ流体チップ[19]

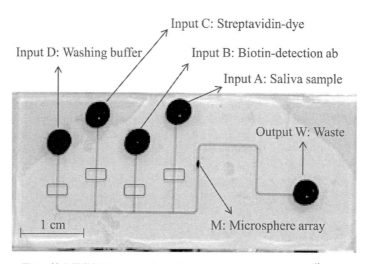

図6 検出用微粒子アレイが組み込まれたマイクロ流体チップ[19]

インキュベーション後，888個のマイクロウェルに導入した2次抗体固定化微粒子上でサンドイッチELISAアッセイにより，高感度定量が実証された[19]。

第 6 章　唾液検査に用いる新規デバイスの開発動向

文　　献

1) 堀池靖浩, 宮原裕二, バイオチップとバイオセンサー, 高分子学会 (2006)
2) Affymetrix genotyping chip, http://www.genome.gov/dmd/img.cfm?node=Photos/Technology/Genome analysis technology&id=28612
3) R. J. Lipshutz *et al., Nat. Genet.*, **21**, 20 (1999)
4) Installing a flow cell on an Illumina cluster station, http://www.genome.gov/dmd/img.cfm?node=Photos/Technology/Genome analysis technology&id=28896
5) J. M. Rothberg *et al., Nature*, **475**, 348 (2011)
6) M. Yamaguchi, *Sens. Mater.*, **22**, 143 (2010)
7) R. S. P. Malon *et al., Biomed. Res. Int.*, **2014**, 962903 (2014)
8) 脇田慎一, イオン感応性電界効果トランジスター (ISFET), 電気化学便覧, p.696, 丸善 (2013)
9) 野村聡, *Readout*, **29**, 74 (2004)
10) K. Kitamura *et al., IEEJ*, **8**, 301 (2013)
11) G. Rollins, *Clin. Lab. News*, **34**, 1 (2008)
12) F. Wei *et al., Clin. Cancer Res.*, **15**, 4446 (2009)
13) A. J. Bandodkar *et al., Trends Biotechnol.*, **32**, 363 (2014)
14) M. S. Mannoor *et al., Nat. Commun.*, **3**, 763 (2012)
15) 北川文彦, 大塚浩二, 電気泳動分析, 日本分析化学会 (2010)
16) 脇田慎一ほか, *Chemical Sensors*, **24**, 132 (2008)
17) H. Nagai *et al., Anal. Sci.*, **23**, 975 (2007)
18) CEATEC ニュース, vol.046 (2012) http://www.ceatec.com/2012/ja/news/webmagazine_detail.html?mag_vol=046&mag_type=
19) S. Nie *et al., Lab Chip*, **14**, 1087 (2014)

【第Ⅲ編　呼気検査】

第1章　呼気検査の診断的価値と市場

下内章人*

1　はじめに

　呼気成分には種々の生体内代謝情報が含まれている。呼気中に含まれる酸素（O_2）や二酸化炭素（CO_2）以外の大部分のガス成分は ppm から sub ppb 以下の低濃度で存在している。呼気一酸化炭素（CO）/一酸化窒素（NO）はすでに臨床実用化されているものの，大部分の微量ガス成分の臨床的意義はほとんど未開拓な状況にある。しかしながら，呼気検査のメリットは，新生児から高齢者まで全ての年代にわたって簡便・安全，無資格でも採取でき，血液などの生体試料と比較して検体も豊富に採取できることにある。現在，呼気検査は発展の途上にあり，将来的には医療のみならず健康市場に大きく展開できるポテンシャルがある。本稿では呼気診断の歴史から始まり，現状や将来的展望・市場について概説する。

2　呼気診断の歴史

　呼気診断は嗅診として紀元前400年頃のヒポクラテスの時代に始まっている。糖尿病では甘い果実臭（アセトン臭），肝臓病ではかびた魚臭のような悪臭，腎障害では尿臭，肺化膿症では腐敗臭があることがすでに知られていた。18世紀にはラボアジェは呼気 CO_2 を発見し，生体内の燃焼によることを報告した。19世紀中には呼気中のアルコールを計測した報告がある。その後ようやく分析技術の発展により 1960 年には呼気 CO は生体内ヘム代謝に由来し，1968年には呼気水素（H_2）は腸内嫌気性発酵に伴うことがわかった。1971年，Pauling は呼気のガスクロマトグラフに揮発性有機化合物（VOC）250種以上のピーク検出を報告した。1992年には Gustafsson らはモルモット気道上皮から NO を検出し，これ以後，ヒト呼気中 NO の報告が急増した。ほぼ同時期に Phillips によるガスクロマトグラフによる呼気診断の取組みが Scientific American に掲載され[1]，呼気診断の開発に注目が集まった。NO, CO, 硫化水素（H_2S）などのガスバイオロジーが興隆し，2000年代から活発な研究活動が開花した時期でもある。呼気 CO と NO はようやく一般臨床検査の一つとして保険収載されるようになった。しかし，後述するように呼気成分は現在では 1,840 種類登録されているにもかかわらず大多数の成分の医学的意義付けは未解明の状態にある[2]。また呼気の分析技術は従来のガスクロマトグラフや質量分析が中心であったが，筆者の印象では呼気を対象とした分析技術の開発が本格的になったのはこの5～

　＊　Akito Shimouchi　国立循環器病研究センター研究所　心臓生理機能部　室長

10年間のことである。

3 生体ガス成分と影響因子

ごく最近の総説[2)]によれば，健常人におけるVOCの登録数は1,840種類が報告され，その内訳は呼気872，唾液359，血液154，母乳256，皮膚532，尿279，糞便381種類にも上る。しかし，ペプチドの種類が100万個とされているのに比較して圧倒的に少ない。それにもかかわらず呼気成分の臨床的意義が確立している数は少なく，如何にこの分野が未開拓であるかがよくわかる。生体ガス成分への影響因子としては，経気道的には雰囲気（作業環境，住居環境など），経口的には食品，飲水，薬剤，サプリメント，経皮的には化粧品や皮膚塗布薬剤，湿布があり，生活習慣としては飲酒や喫煙，さらには睡眠，運動，疲労などが影響するものと考えられる。また，経口・経気道などにより食品などは消化吸収分解され，生体内代謝に取り込まれる。糖質，脂質，タンパク質，ミネラルなどはペプチド，アミノ酸，核酸，電解質，有機/無機物に代謝変換・再合成される一方，未消化物の腸内嫌気性発酵を受け，糞便として排泄される。また生体内での血液中に含まれる不要排泄物は尿などに排泄される。揮発生成ガス成分はこれらのどのプロセスでも生成され，尿糞便，汗などにも含まれ，呼気としても排気される。生体ガス成分は呼気，口，鼻（汁），口臭・鼻臭，おくび，痰，唾液皮膚ガス，汗，体臭，脇臭，尿，糞便などありとあらゆるものに含まれる。

呼気試料は血液などの他の生体試料と異なり，ふんだんに採取可能であるが，死腔内空気（雰囲気）が混入する。そのため，呼気採取法には充分注意する必要があり，主だった分子種，例えばH_2やCOであれば終末呼気，NOであれば一定流速での呼気採取が国際標準となっている。

4 呼気中の低分子ガス成分の臨床診断的意義

呼気検査の具体例として，O_2とCO_2の計測は呼吸機能検査や運動負荷試験による心肺耐容能評価，禁煙外来では呼気CO検査，自動車運転や輸送業務における安全管理のためのエタノール検問，ピロリ菌検査（安定同位体[13]Cで標識した尿素を服用後に，ピロリ菌存在下で代謝生成される[13]CO_2を赤外線センサーで検査），呼気H_2による食物の消化吸収試験，喘息治療管理のための呼気NO計測など，様々な臨床現場に供されている。表1にこれまで臨床的に確立した化合物とそれに関連する疾患・病態を示した。H_2，NO，CO，エタノール，アセトアルデヒド，アセトン，アンモニア，メタン，イソプレン，短鎖アルカン（エタン，プロパン，ブタン，ペンタン等），メルカプタン，トリメチルアミン，トルエンなど，比較的臨床的意義の明確なものもある。表中の化合物に対応する疾患と病態は主なものであり，また，疾患・病態においては病期・重症度・合併症・治療・生活習慣などの種々の要因がガス濃度に影響し，他のガス種も変動する可能性がある。そのため化合物と疾患・病態は必ずしも一対一で対応しないことに留意する必要

非侵襲的検体検査の最前線─唾液検査・呼気検査を中心に─

表1 呼気中の主な成分とその測定意義

化合物	主な疾患と病態
水素（H_2）	腸内嫌気性菌の異常増殖，消化不良症候群，抗酸化作用
一酸化窒素（NO）	気管支喘息のモニター，禁煙，気道感染，肺高血圧，酸化ストレス
一酸化炭素（CO）	ガス中毒，ニコチン依存症，慢性気道炎症，性周期，酸化ストレス
エタノール（C_2H_5OH）	飲酒
アセトアルデヒド（CH_3CHO）	飲酒による代謝産物，発がん，シックハウス症候群
アセトン（CH_3COCH_3）	糖尿病，肥満，ダイエット，飢餓，脂質代謝の異常
アンモニア（NH_3）	肝性脳症，尿素回路の先天酵素異常，ピロリ菌，感染症
メタン（CH_4）	腸内嫌気性菌の異常増殖，消化不良症候群
イソプレン（C_5H_8）	コレステロール合成中間体より生成
短鎖アルカン（C_nH_{2n+2}）（エタン，プロパン，ブタン，ペンタン等）	同上，移植免疫
硫化水素（H_2S）	口臭（口腔内細菌）
メルカプタン（RSH）	口臭（口腔内細菌），肝性脳症
トリメチルアミン（C_3H_9N）	腎不全

(呼気病態生化学の進歩，小橋編著を改編)

がある。

　酸素や二酸化炭素はすでに古くから呼吸代謝計測に用いられており，単に呼気中の酸素や二酸化炭素を計測するのみではなく呼気流量も併せて計測し，酸素摂取量と二酸化炭素排泄量として評価することが主体となっており，心肺耐用能などの運動負荷試験や基礎代謝の計測に用いられている。さらにスポーツ関連，スポーツジムなどのサービス機器として設置されていることも少なくなく，健康市場への広がりを見せている。さらに経皮ガスモニターとしてSpO_2が睡眠時無呼吸症候群や在宅酸素療法の診断指標として臨床的に重要である。

　呼気微量ガス成分のうち臨床的意義がほぼ確立し，国際的なコンセンサスの得られているガス種を表1に掲載した。その中でも特にH_2やCO，NO，H_2Sは生体内では種々の生理活性をもつため，これらのガス分子が呼気にどのように反映されるかを以下に概括する。

4.1 一酸化炭素（CO）

　COは生体内ではビリルビン代謝の中 Heme oxygenase（HO）を介した酵素反応により生成される。このHOは活性酸素種などにより誘導され，炎症などに随伴して現れる。また月経前後でも呼気COは上昇するが，これらの内因性COは呼気中には数ppm～10 ppm以下にとどまることが多い。他方，外因性COを吸入する例として1日喫煙本数と呼気COのppm単位での計測値とほぼよく一致する。外来受診時の少なくとも24～48時間前の喫煙履歴を判定することが可能である。禁煙外来を標榜する際には呼気CO計測装置の設置が義務付けられている。

　呼気COの検出法として，定電位電解式電気化学センサーの使用が主流であるが，この検出下限が1 ppm程度である。練習すれば簡便な方法であるが，禁煙外来での実際の使用状況をみる

限り CO 計測をより簡便な方法に改良する余地がある。慢性気道炎症の程度を推定するには内因性より高い分解能と感度（sub ppm）が要求されるため，現状では GC 法の精度は高く信頼性がある。急性 CO 中毒の場合は動脈血液中の HbCO 濃度で評価されることが多い。

4.2 一酸化窒素（NO）

呼気 NO は主に気道上皮に由来し，呼気の気流速度に依存して増加することが知られている。アメリカ呼吸器学会では呼気 NO 計測基準（毎秒 50～100 mL の呼気流量）が推奨されている[3]。アレルギー性疾患のない健康成人の場合，呼気 NO は数 ppb～25 ppb 程度であるのに対し，気管支喘息の増悪時には 100 ppb を超え，数 100 ppb 程度まで増加することがあり，喘息治療のコントロール指標として利用されている。最近，保険診療で認可され，定電流型電気化学式センサーを原理とした感度が 3 ppb の手持ちサイズ簡易 NO 計測装置が気管支喘息モニター用途として用いられている。現在，スウェーデン製とイギリス製の 2 種類の製品が市場に出ており，今後，国内でも普及する可能性がある。しかし，現状ではコストがかかりすぎるため，一般医療に展開させるにはより低コストの分析技術の開発が期待されている。

4.3 硫化水素（H_2S）

生体内における H_2S の生成は口腔内や腸内細菌叢の嫌気性発酵のみにとどまらない。最近では H_2S が脳神経伝達調節や血管弛緩，抗酸化によって神経細胞を保護する作用があることなどが明らかとなり，生体内には H_2S 合成経路が 4 種類あることが報告されている。こうした内因性 H_2S が呼気として検出し，病態を検出するには現状ではかなり難しいところがあるが，主に口腔内また呼吸器系の細菌感染症での検出が可能になってきている。健康成人の呼気 H_2S では ppb または sub ppb レベルであり，歯科口腔疾患/口臭[4]を含めた呼気診断には sub ppb～数 10 ppb レベルをターゲットとした高感度分析が必要になる。また放屁ガス中の H_2S は腸内細菌により産生され，大腸がん発症との関連があるとされている。

4.4 水素分子（H_2）

呼気 H_2 は ppm～100 ppm の範囲で検出される。これに対して環境中の H_2 濃度は 0.5 ppm 程度であるため，比較的問題なく呼気水素の計測が可能である。H_2 は腸内嫌気性菌の異常増殖，消化不良症候群などで上昇することがすでに確立し，一種の悪玉分子としての評価指標であった。また，呼気 H_2 は下部消化管内の嫌気性発酵に由来することを利用して食物の消化管通過時間（Oro-cecal transit time）の指標として用いられている。H_2 分子の生体内での生理学的意義は長年未解明であったが，2007 年日本医科大学の太田らが外因性分子状 H_2（水素水，水素ガス）に活性酸素の消去作用があることを報告して以来，H_2 関連の論文が急増している[5]。安定した分子状 H_2 が抗酸化作用を持ち，種々の酸化ストレス疾患モデルに有効であることがわかり，種々の酸化ストレス疾患モデルに対して有効であることが判明しつつある。さらにごく最近

では腸内嫌気性発酵由来の H_2 分子も同様に，抗酸化ストレス作用があることが明らかになった[6]。したがって，呼気 H_2 は病態下における腸内嫌気性異常発酵の検出という一面と，健康時における呼気 H_2 評価は食生活習慣の推定や難消化性糖類による抗酸化ストレス能の評価指標として意義を有する可能性が出てきている。こうしたことから従来，病態生理学的意義が不明であった腸内嫌気性発酵由来の H_2 についても再検証が必要になってきている。呼気 H_2 は主に食事に伴う日内変動が大きく，朝食を抜いた午前中のタイミングでの呼気 H_2 濃度を評価することが一般的であるが，今後，生体内 H_2 と健康の関連を解明するためには呼気 H_2 の日内変動を評価可能にする技術と臨床知見も必要となる。

5 揮発性有機化合物と硫黄化合物

保険収載されていないが，しかし，将来的に一般臨床応用が期待されている低分子ガス物質も少なくない。臨床的意義がほぼ確立し，現状ではさらなる技術開発が有望であるものとして，アセトン，アンモニア，硫化水素，メチルメルカプタン，ジメチルサルファイドなどの揮発性有機化合物と硫黄化合物について簡単に述べる。

5.1 アセトン

呼気アセトンは sub ppm オーダーで検出されるが，ダイエットや運動の際に呼気中にアセトンが ppm 以上に上昇する。これは，グリコーゲンの枯渇によって，解糖系のエネルギー産生から脂肪酸代謝に切り替わることにより，アセトンを含むケトン体が終末代謝産物として生成されることに由来する。糖尿病性ケトアシドーシス（ケトン体による血液の酸性化）の状態になると，呼気にアセトン臭が認められる。また，がん末期や心不全などの種々の疾患に伴うカヘキシアや運動負荷に伴い呼気アセトンとして検出される。

5.2 アンモニア

高度な肝不全の病態で呼気にはアンモニア臭が出現する。アンモニアは以下に述べる硫黄系化合物と同様にして付着性・水溶性が高いため，通常の呼気バッグで採取すると過小評価する可能性があり，吸着脱離法やインライン計測による方法か，水に溶解させアンモニアイオンとして計測する。

5.3 硫黄化合物

硫化水素やメチルメルカプタン，ジメチルサルファイドは国際口臭学会で推奨された3種の硫黄系物質である。口臭計測と称して VOC や VSC の総量として計測する方法が市場に出回っているが，これらの評価法では口臭は正しく評価されがたく，きわめて曖昧な評価法である。場合によっては医源病を生み出す原因ともなり，注意喚起が必要である。一般健康人の口臭への関

心は非常に大きいものがあり市場性が極めて高い。そのためにも国際基準に準拠した方法での診断基準を確立した上で，簡易な技術開発への投資効果は充分あるものと考えられる。

6 呼気分析装置の世界的趨勢

すでに一般医療に普及している呼気 $O_2/CO_2/NO/CO$ を除くと，筆者の印象として呼気分析技術開発に本格的に取り組んでいるのは国際的には200グループ，研究者人口としては1,000～2,000人程度と見積もっている。分析技術開発とそれを応用する臨床系研究者は半々位であろう。臨床系の呼気研究者の使用する分析機器は主に既存の標準的なガスクロマトグラフやそれと組み合わせた質量検知や半導体検知法などが主流であったが，臨床系の呼気分析研究人口が少ないためビジネス市場は限られていた。しかしながら，周辺のメタボローム解析の技術革新の進展と呼気をはじめとした生体ガス分析の医療応用の関心が集まり始めている情勢に伴い，最近では企業や工学系技術者の呼気分析技術開発への参入が始まりつつある。これには簡便な非侵襲的な健康評価法として市場規模が大きくビジネスチャンスであるという背景もあるものと考えられる。

呼気分析技術の世界的趨勢としてはヨーロッパではCOやNOの呼気分析機器の製品化が一歩先んじ，さらにユーザ人口が比較的多いSIFT-MS, PTR-MS, IMSなどの質量分析による呼気研究が国際的にも優勢である。最近ではこれらの製品の国内市場への進出が散見されるものの，一般の臨床系呼気研究者には手が届かない価格帯であるため国内では普及には至っていないのが現状である。米国ではGC/SAWセンサーが呼気分析に用いられてきたことが際立つが，分析感度が低いためメジャーになりきれていない印象がある。

他方，国内では半導体技術を用いた半導体センサー技術に優れ，ガス分離カラムを工夫することにより種々のVOCの高感度検出可能でコンパクトな呼気分析装置として上市されている。しかしながら，現状の装置でも医療従事者にとってハードルが高く，よりユーザフレンドリな製品の開発が望まれる。今後はより安価でコンパクトな方式の計測装置が市場を席捲する可能性が高い。

呼気分析をより大きく展開するためには，ターゲットガス種の選定，分析要求感度，ガス採取法，保管法，分析原理の選定などの研究機関と企業が共同して開発していくことが必要である。これにより臨床評価試験を実施，臨床仕様を確立し，ビジネス創出と製品化の余地が十分にあるものと考えている。繰り返すが，「医療従事者は分析の専門家ではない」ことを念頭におき，最終的な医療応用にはマニアックな機能は省き，より簡便性，携帯性，高感度，高分解能が望ましい。さらに極限すれば長期間にわたって較正が不要なものが必要である。さらに簡易・迅速化・小型化・情報通信を駆使した技術開発と医療機関における大規模臨床試験によりエビデンスを構築し，医療のみならず健康産業への大規模な市場を見込むことが可能である。

7　呼気分析の技術開発の基本的な考え方

　呼気診断に用いる分析法は主に環境分析・工業用分析・監視モニター用に用いられている分析手法を転用したものが多い。基本的には雰囲気中のガスを呼吸しながらであるので，一部は吸収され，一部は死腔換気で呼気に戻されるため，雰囲気中のガス成分に生体代謝成分が上積みされた形で出るため，呼気分析は基本的にはその差異を見ることになる。したがってターゲット分子を決める際には雰囲気濃度を絶えず意識しておく必要がある。

　呼気診断のターゲットとする分子は単一か複数か，その濃度を見極めた上で，分子選択性・感度からセンサーを決定する必要がある。ガス採取法としてインラインで連続または1回計測，ガス保管容器に一旦入れオフラインで計測，ガスの反応性や付着性，ガス分離なしで計測可能か，吸着の冷却濃縮の要不要，雰囲気や呼吸回路の妨害物質の有無，常温保管の可否，呼気採取の雰囲気などを予め検討しておくことが必要である。例えば病院内ではアルコール類などの消毒薬濃度は高く，幹線道路沿いでは窒素酸化物やVOCが高い。雰囲気の季節性変動も留意しておく。呼気分析にあたっては以上の様々な条件を考慮しておく必要がある。

　呼気特有のセンサー干渉物質としては水，アルコール，二酸化炭素などに注意する必要ある。選択性の高い高感度定量分析が基本である。網羅的な呼気診断法として定性的なスペクトラムパターンで評価した文献は「出ては消え」生き残っていないのが現状である。新規分析技術やシステムの開発速度に比べ臨床データの蓄積が追いつかないためである。医学的根拠がない限り医療応用は難しい。確実な定量分析による医学的証拠を蓄積していくことが重要である。

8　おわりに

　呼気研究は現在，発展途上にある。おおまかには例えば本稿では触れなかったがん検知などの探索的研究と既知ガス成分の医学的根拠を明確にする臨床疫学研究の2方向に研究開発が進められている。呼気検査は誰にでも簡単に行えるものでなければ成就しない。簡便計測でないと臨床評価を幅広く実施することが難しく医学的根拠を得ることはできない。医学的根拠が得られない限り，簡便検査法の技術的進化が望めない。かように呼気簡便検査の技術開発と医学的エビデンスの蓄積は車の両輪のような関係にある。究極的には「医師・看護師・患者でも使える」簡便かつ携帯性，キャリブレーションの長期不要のものが望ましい。こうした技術革新がさらに健康市場への拡大を促進するものと考えている。

第 1 章　呼気検査の診断的価値と市場

文　　献

1) M. Phillips, *Scientific American*, **267**, 74 (1992)
2) B. de Lacy Costello *et al., J. Breath. Res.*, **8**, 014001 (2014)
3) R. A. Dweik *et al., Am. J. Respir. Crit. Care Med.*, **184**, 602 (2011)
4) K. Yaegaki *et al., J. Breath Res.*, **6**, 017101 (2012)
5) S. Ohta, *Pharmacol. Ther.*, **144**, 1 (2014)
6) N. Nishimura *et al., Br. J. Nutr.*, **107**, 485 (2012)

第2章　呼吸器の基礎知識と呼気産生の仕組み

福島康次*

1　はじめに

　昔,生物が海の中にいた頃,生物はすべてのエネルギー源を海の水から得ていた。魚は水中の酸素を鰓（えら）という呼吸器を使って体内に取り込んでいる。ヒトは肺という呼吸器を使い,空気中から酸素（O_2）を体内に取り込み,体内に発生した二酸化炭素（CO_2）を排出している。生物は生命維持に必要なエネルギーを,栄養素を O_2 で酸化することで得ており,その過程で CO_2 と水が生じる。栄養素（炭水化物,脂肪,タンパク質）は食物として消化管から取り込み,O_2 は肺から呼吸で取り込み,CO_2 は肺から呼吸で排出される。

　呼吸によって取り込まれた空気中の O_2 は,肺を介して毛細血管を流れる赤血球のヘモグロビン（血色素）に結びつき,血流によって身体の隅々の細胞へ運ばれ,そこで細胞のエネルギー代謝に使われる。そして細胞のエネルギー代謝によって産生された不要な CO_2 は O_2 に代わりヘモグロビンに結合し,血流によって肺に到達して外界に排出される。このような O_2 と CO_2 の交換をガス交換という。呼吸器によって外界の空気と身体との間で行われるガス交換を外呼吸といい,細胞と赤血球（ヘモグロビン）との間で行われるガス交換を内呼吸という（図1）。

2　生命活動を行うためのエネルギー（図2）

　生体が生命活動を維持するために用いるエネルギーは,ATP（アデノシン三リン酸）を ADP（アデノシン二リン酸）に加水分解する時に発生するエネルギーが使われる。「エネルギーを使う」ということは ATP を使うことを意味し,「エネルギーを蓄える」ということは ATP を作ることを意味する。ATP はアデノシンに3つのリン酸が結合したもので,このリン酸とリン酸の結合には多量のエネルギーが蓄えられている。そのため,この結合を高エネルギーリン酸結合という。そして ATP からリン酸が1つ取れて ADP に変化する時に 7.3 kcal のエネルギーが放出され,これが生命活動（筋肉の収縮運動,神経の興奮,細胞の増殖,物質の合成,イオンや分子の能動輸送など）に使われる[1]。

＊　Yasutsugu Fukushima　獨協医科大学越谷病院　呼吸器内科　教授

第2章　呼吸器の基礎知識と呼気産生の仕組み

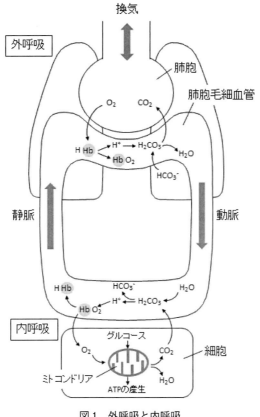

図1　外呼吸と内呼吸
（文献1より一部改変）

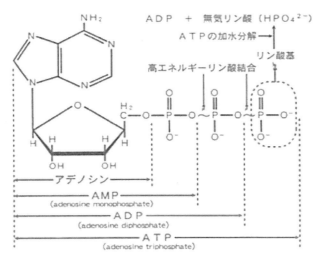

図2　ATP，ADP，高エネルギーリン酸結合
（文献1より引用）

3 細胞の呼吸

エネルギーを蓄える,即ち ATP を作るためには外部からのエネルギー源としてグルコース（ブドウ糖）が最も重要である。グルコースを O_2 で CO_2 と水（H_2O）にまで酸化する時に発生するエネルギーを用いて,ATP は細胞内のミトコンドリアという小器官で作られる。これを細胞の呼吸といい,酸化で生じた H_2O は代謝水という。グルコースは食物として摂取され消化管で吸収され,血液によって細胞に運ばれる。グルコースが不足している場合は,肝臓に貯蔵されたグリコーゲンやタンパク質,脂肪も必要に応じてエネルギー源として使われる[1]。

4 呼吸器の構造

呼吸器は,主に気道と左右の肺からなり,それに伴う血管,リンパ管,神経,縦隔,胸膜,横隔膜が含まれる。肺はガス交換のために3億個もの肺胞で構成されており,肺胞の表面積は約 $70 \sim 100 \, m^2$ である。これはヒトの体表面積（約 $1.5 \, m^2$）よりはるかに広く,テニスコートほどの面積で肺は外界の空気にさらされていることになる。肺胞では,1回の呼吸で 500 mL,1分間に約 7 L,1日に1万 L もの空気が出し入れされている。呼吸器はこの肺胞を,外界の大気中に含まれる様々な病原微生物や有害物質から守るために,精密な防御機構を備えている[2]。

4.1 気道から肺胞の構造（図3）

気道は鼻腔,咽頭,喉頭,気管,左右の主気管支,それ以降の気管支は2分岐しながら,葉気管支,区域気管支,細気管支,終末細気管支,呼吸細気管支,肺胞管,肺胞嚢,肺胞となる。1本の終末細気管支が換気している部分（終末細気管支から分岐した数本の呼吸細気管支を経て肺胞に至るまで）を肺小葉という。

4.2 気道上皮（図4）

気管から細気管支までの上皮は主に多列線毛円柱上皮細胞で構成されており,線毛円柱上皮細胞には長さ $3 \sim 6 \, \mu m$ の線毛が1つの細胞あたり約200本存在する。線毛は1秒間に $12 \sim 15$ 回もの線毛運動をすることで異物や細菌を口側へ移動させ,気道の浄化を行っている。線毛上皮細胞の間には所々に杯細胞があり,粘液（ムチン）や血漿由来のタンパク質を分泌している。

4.3 肺胞（図3, 5）

呼吸細気管支から肺胞が出現しはじめ,肺胞管を経て肺胞嚢,肺胞となる。肺胞の周囲は毛細血管が籠状に取り巻いており,この部位で肺胞腔と血液との間でガス交換が行われる。肺胞の径は約 $0.1 \sim 0.2$ mm で,非常に薄く扁平な細胞であるⅠ型肺胞上皮細胞が内側面を覆っており,その間にⅡ型肺胞上皮細胞が存在する。Ⅰ型肺胞上皮細胞同士は密着結合により接着し,毛細血

第2章　呼吸器の基礎知識と呼気産生の仕組み

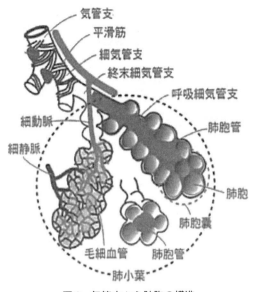

図3　気管支から肺胞の構造
（文献1より引用）

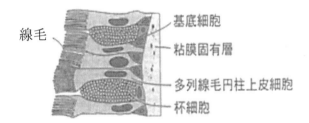

図4　気道上皮
（文献1より引用）

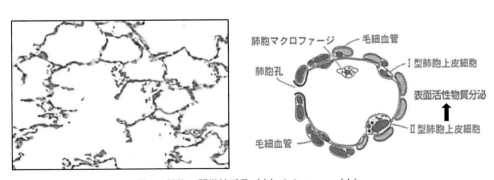

図5　肺胞の顕微鏡所見（左）とシェーマ（右）

管内皮細胞と基底板を介して接着し，血液空気関門を形成している。Ⅱ型肺胞上皮細胞の細胞質内にはリン脂質に富む分泌顆粒が存在し，表面活性物質（肺サーファクタント）を分泌している。肺胞腔内には肺胞マクロファージが存在し，呼吸により吸入された微小粒子状物質や病原微生物の貪食・殺菌を行い，生体の自然免疫に関与している[2]。

5 肺胞気と毛細血管血液とのガス交換[1]

5.1 Fickの拡散法則

O_2やCO_2は肺胞と毛細血管血液の間を，分圧の高い方から低い方へ，Fickの拡散法則に従って移動する。

> Fickの拡散法則：ガスの拡散量 ∝ 面積／厚さ × 拡散係数 ×（分圧1 − 分圧2）
> 　　　　　　　　　　　　　　　　　　　　　　　　　↓
> 　　　　　　　　　　　　　　　　　　　　　　　　分圧差

Fickの拡散法則では，ガスがある特定の断面を通って拡散する場合，単位時間あたりに拡散する量は，断面の面積・拡散係数・分圧差に比例し，厚さに反比例する。拡散係数はガスの溶解度に比例し，分子量の平方根に反比例する。

> 拡散係数 ∝ ガスの溶解度／分子量の平方根

「（面積／厚さ）×拡散係数」を肺拡散能（pulmonary diffusing capacity：D_L）という。これは「ガスの拡散量／分圧差」で求められ，肺胞と肺胞毛細血管の間で1 mmHgの分圧差がある時に1分間に拡散するガスの量（mL）を表す。

5.2 O_2とCO_2の拡散量（図6）

O_2は肺胞から毛細血管血液に，CO_2は毛細血管血液から肺胞に拡散する。①肺胞気と毛細血管血液との間の分圧差は，CO_2では6 mmHg，O_2では60 mmHgであるため，CO_2の分圧差はO_2の10分の1しかない。②CO_2の拡散係数はO_2の約20倍あるため，1 mmHgの分圧差がある時，20倍もO_2に比べて拡散しやすい。①と②によって単位時間あたりに拡散するCO_2の量はO_2の約2倍となる。

5.3 肺胞から肺胞毛細血管血液へのO_2拡散（図6）

O_2が単位時間あたりに拡散する量は，肺胞と肺胞毛細血管の接触面積および肺胞気と毛細血管血液のO_2分圧差（①，③）に比例し，肺胞のO_2が肺胞毛細血管血液に達するまでの距離（厚さ）②に反比例する。この距離（厚さ）②とは肺胞上皮細胞，間質，毛細血管内皮細胞，血漿，赤血球膜の厚さを加えたものである。O_2拡散能力の低下は，主に肺胞間質が炎症や浮腫，線維

第 2 章 呼吸器の基礎知識と呼気産生の仕組み

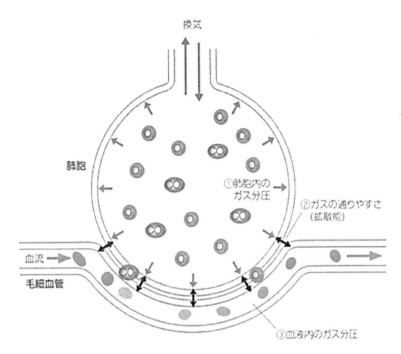

図 6 肺胞から肺胞毛細血管血液への O_2 拡散
(文献 2 より引用)

化によって厚くなることで生じる。

6 呼気分析について

　ヒトの呼気の主成分は，大気中に最も多く含まれる窒素，代謝によって生成された CO_2，消費されずに残った O_2，水蒸気，微量ではあるが水素やメタンなどの可燃性ガス，揮発性有機化合物（Volatile Organic Compounds：VOC）など，100 種類以上の物質が含まれている。呼気中には数～数百 ppm の水素が存在している。食物に含まれる炭水化物の多くは，糖類分解酵素によって分解され小腸で吸収されるが，小腸で消化しきれない炭水化物が大腸へ達すると腸内細菌によって発酵され水素などの成分となり，腸粘膜から血中に溶け込み，呼気中に排出される。呼気中の水素濃度を測定することにより消化吸収能や腸内細菌叢異常の診断が可能となる。また，ある疾患が発生することにより，呼気中にその疾患のマーカーとなる VOC が測定により検知できれば疾患診断の一助となる。肺がんなどの呼吸器疾患では肺内の病巣から疾患特異マーカーが直接呼気中に排出されてくることが見込まれるため，疾患特異マーカーの同定と測定技術の開発による疾患の早期診断が期待される。

　気管支喘息では，主に気道上皮細胞から産生される呼気一酸化窒素濃度（Fractional exhaled Nitric Oxide：FeNO）の測定が，喘息における好酸球性気道炎症を反映するバイオマーカーと

して開発され,すでに臨床で用いられている[3]。

呼気中には,呼吸により気道に生じる乱流によってエアロゾル化された気道表面の様々な被覆液成分が含有されている。呼気を急速に冷却し,凝縮した液体を呼気凝縮液(Exhaled Breath Condensate:EBC)という。EBC 中に含有される物質は微量なため,安定した測定を行うことが課題であるが,各種サイトカイン,ケモカイン,脂質メディエーター(エイコサノイド),pH など呼気中の様々なタンパク質,炎症関連物質を測定することによる疾患の分析が研究されている[4,5]。

文　　献

1) 安倍紀一郎ほか,関連図で理解する呼吸機能学と呼吸器疾患のしくみ,第 1 版,日総研出版(2012)
2) 浅野浩一郎ほか,系統看護学講座 呼吸器成人看護学,第 13 版,医学書院(2011)
3) M. Munakata, *Allergol. Int.*, **61**, 365(2012)
4) I. Horvath et al., *Eur. Respir. J.*, **26**, 523(2005)
5) M. Sanak et al., *J. Allergy Clin. Immunol.*, **127**, 1141(2011)

第3章 呼気検査によるヘルスケアと診断

1 口臭検査

安彦善裕[*]

1.1 はじめに

　口臭は，口腔のみならず鼻腔，気道および肺，消化器などが発生源となりうるが，実際には発生源の80％以上は口腔由来であるとの報告がある[1]。平成11年度の厚生省保健福祉動向調査では，国民の14.5％が口臭に悩んでいることが示され[2]，2006年に行われた首都圏在住の20歳以上の男女を対象としたインターネット上の調査でも，約44％の人がう蝕や歯石沈着に次いで口臭が気になるとの回答をしている[3]。また，特に働き盛りの40～50歳代に多いことも示されている[2]。このように口臭は国民の社会生活へ大きく入り込んだ問題であり，口臭の予防や対策のための取り組みや，口臭関連商品も年々様々なものが販売されるようになってきている。一方では，客観的な口臭がないにも関わらず，口臭を訴える人も多く[4]，口臭への対応には口臭測定機器による客観的な数値も大切なことが多い。

1.2 口臭の分類および臨床的な原因

　口臭症の国際分類では，口臭症とは「口臭がある人」のみならず，「口臭を訴える人」を対象としており，大きく（Ⅰ）真性口臭症，（Ⅱ）仮性口臭症，（Ⅲ）口臭恐怖症に分類し，真性口臭症を（a）生理的口臭と（b）病的口臭に分け，さらに病的口臭が（1）口腔由来と（2）全身由来に細分されている。真性口臭症は，社会的許容を超える明らかな口臭が認められるものであり，その中の生理的口臭は，器質的変化，原因疾患がないものであり（ニンニク摂取などの一過性のものは除く）[5]，その原因の多くは舌背後方部における細菌の腐敗作用であり，口臭の60％が舌苔から産生されている[6]（表1）。その他，起床時口臭，空腹時口臭，緊張時口臭，加齢に伴う口臭，乳児や小児に特有な口臭などが含まれる。病的口臭の口腔由来のものは，口腔内の原疾患，器質的変化，機能低下などによるもの（舌苔，プラークなどを含む），全身由来のものには耳鼻咽喉，呼吸器系疾患などがある[7]（表2）。仮性口臭症は，患者は口臭を訴えるが，社会許容限度を超える口臭は認められず，検査結果などの説明により訴えの改善が期待できるものであり，口臭恐怖症は，真性口臭症，仮性口臭症に対する治療では訴えの改善が期待できないものである。

---

　[*] Yoshihiro Abiko　北海道医療大学　歯学部　生体機能・病態学系　臨床口腔病理学分野教授；北海道医療大学病院　口腔内科相談外来

非侵襲的検体検査の最前線―唾液検査・呼気検査を中心に―

表1 口臭診断の分類（文献5より引用）

Ⅰ．真性口臭症 社会的容認限度を超える明らかな口臭が認められるもの 　a．生理的口臭・・・・TN1 　　器質的変化，原因疾患がないもの 　　（ニンニク摂取など一過性のものは除く） 　b．病的口臭 　　1．口腔由来の病的口臭・・・・TN2 　　　口腔内の原疾患，器質的変化，機能低下などによる口臭 　　　（舌苔，プラークなどを含む） 　　2．全身由来の病的口臭・・・・TN3 　　　耳鼻咽喉・呼吸器系疾患など Ⅱ．仮性口臭症・・・・TN4 　患者は口臭を訴えるが，社会的容認限度を超える口臭は認められず，検査結果などの説明（カウンセリング）により訴えの改善が期待できるもの Ⅲ．口臭恐怖症・・・・TN5 　真性口臭症，仮性口臭症に対する治療では訴えの改善が期待できないもの
治療の必要性
TN1：説明および口腔清掃指導（セルフケア支援） 　　　（以下のTN2〜5にはいずれもTN1が含まれる） TN2：専門的清掃（PTC, PMTC），疾患治療（歯周病など） TN3：医科への紹介 TN4：カウンセリング（結果の提示と説明），（専門的）指導・教育 TN5：精神科，心療内科，口腔心身症の専門医などへの紹介

1.3 口臭の原因物質

　口臭の原因物質には，低級脂肪酸，揮発性窒素化合物および揮発性硫黄化合物（Volatile Sulfur Compounds：VSC）などがある[5〜7]。これらの中で最も多くを占めるのがVSCであり，これが主に機器による診断に利用されている。口臭から検出されるVSCには，硫化水素（H_2S；腐敗卵様臭），メチルメルカプタン（CH_3SH；野菜腐敗臭），ジメチルスルフィド（$(CH_3)_2S$；ごみ臭）の3種類がある[3]。VSCは口腔内の細菌が，脱落上皮細胞，白血球の残骸および食物などに含まれるアミノ酸であるシステインおよびメチオニンを基質として産生する代謝産物である。VSCを産生する細菌は歯周病原因菌として良く知られる口腔内グラム陰性菌であり，*Fusobacterium*属，*Porphyromonas*属，*Prevotella*属など20種類以上にわたる。この他にメチルアミン（CH_3NH_2），ジメチルアミン（$(CH_3)_2NH$）などのアミン類（魚臭や生臭さ），プロピオン酸，酪酸，脂肪酸（チーズ臭，酸味臭），インドール（C_8H_7N），スカトール（C_9H_9N）（糞臭）などが口臭の原因となる[3]。VSCの発生源としては舌背後方部に堆積した舌苔が最も多く，全VSCの実に60％が舌背から発生しているとの報告がある[6]。真性口臭症の原因物質のほとんどがVSCであるが，全身由来の病的口臭症では，糖尿病由来のアセトン臭や腎疾患由来のアンモニア臭，トリメチルアミン尿症由来の魚臭など，VSCに由来する臭いと明らかに異なるものもある[6]。

第3章　呼気検査によるヘルスケアと診断

表2　口臭が発生する臨床的原因（文献7より引用）

1. 口腔由来の口臭
    1) 舌苔：舌の表面に細菌，生体の細胞，食渣などが沈着したもので，舌背の後部に多い。生理的口臭の最大の発生原因であるが，歯周炎患者でも舌苔は口臭の主要な原因である。
    2) 歯周疾患：歯周炎患者の口腔内には P. gingivalis 等のグラム陰性菌が多く，歯肉溝滲出液や血液中の含硫アミノ酸を分解しVSCsを産生する。歯周ポケットの深化に伴って口臭も増加する。
    3) 深いう蝕や不適合修復物：食片が腐敗することにより悪臭を発することがある。
    4) 口腔乾燥：唾液の自浄作用が低下し細菌が繁殖しやすくなり，口臭が増加する。
    5) 粘膜疾患：口内炎，悪性腫瘍による潰瘍などから悪臭が発生する場合がある。
    6) 義歯：清掃不良の義歯は口臭の原因となる。
2. 全身由来の口臭
    2-1. 非血液由来（器官から直接口臭ガスが出る）
        1) 鼻腔，副鼻腔疾患：鼻やその周囲に炎症や膿の貯留があると口臭として認知されやすい。慢性副鼻腔炎，鼻の異物，上顎洞がんなど。
        2) 扁桃疾患：扁桃炎，扁桃ろ胞，扁桃結石（膿栓，くさい玉）など。
        3) 咽頭疾患：咽頭における細菌やカンジダなどの感染症。また，喘息患者における長期間のステロイド吸入など。
        4) 呼吸器疾患：腐敗性気管支炎，肺炎，膿胸，肺がん，肺結核など。
        5) 消化器疾患：胃と食道の間は噴門で閉じられているので，通常は胃の臭いが直接口腔に出ることはない。ただし，幽門狭窄，進行した胃がん等の場合は悪臭が認められることがある。また，胃炎の患者で舌苔付着が多い場合は口臭が強くなることがある。
    2-2. 血液由来（血液に溶存していたガスが呼気と一緒に排出される）
        1) 肝疾患：腸内で発生したガスは肝臓で代謝されるが，肝機能が低下すると代謝が不十分になり血液中のガスが増加し口臭が感じられる。肝硬変，肝不全，胆嚢障害など。
        2) 腎・泌尿器疾患：腎臓での代謝が低下することによりアンモニア臭や魚臭を感じることがある。腎不全，尿毒症など。
        3) 糖尿病：糖の代謝が阻害され脂肪酸の代謝が促進されると，アセトン産生が増加し，呼気に独特の甘いアセトン臭が感じられるようになる。
        4) トリメチルアミン尿症：常染色体性劣性遺伝。食物中のトリメチルアミンを代謝する酵素が先天的に欠損しているため，血液や尿中にトリメチルアミンが溶存する。呼気や尿に独特の魚臭さがあり魚臭症とも呼ばれる。

1．4　口臭検査

前述のように，口臭を主訴として来院する患者の中には，客観的な口臭がないにも関わらず口臭を訴える人や，他覚的にわずかな口臭であっても強い訴えをするものも多いため，十分な問診を行う必要がある。必要に応じて，心理検査やさらなる詳細な問診から，訴えに関わる心理社会的な背景や，精神疾患の有無についても精査されるべきである。これらのことから，口臭への対応には検査によって示される客観的な数値も有効なことが多い。その後に行われる口臭検査には，官能検査と機器を用いた測定がある。

1．4．1　官能検査法

官能検査は，術者の嗅覚による口臭強度の評価であり，臨床において最も信頼できる検査法である。しかしながら，個人差や術者の体調や気分，環境等が値に影響を及ぼすため，複数の術者により検査することや，患者と術者の間にスクリーンを介在させて術者側の先入観を排除するなどの工夫が必要である。

検査の際には，患者に1分間程度口を閉じさせた後，10〜15 cm の距離で息を吹き掛けても

らい臭いを嗅ぎ，結果の判定はスコアによって行うことが推奨されている。スコアによる判定にも様々なものがあるが，宮崎らは，0：「なし」，1：「においが疑われる」，2：「かすかに不快」，3：「中等度」，4：「強度」，5：「極端に不快」の6段階で判定してその平均値をとり，スコア2以上であれば「口臭あり」と診断している[5,6]。直接検査者に息を吹きかけることに抵抗を示さないために，術者と患者の間にスクリーンを設け，その中央よりやや上部にチューブを挿入固定し，チューブの一端から患者が息を吹きかけ，その他端から術者が臭いを嗅ぐことも行われている[8]。また，仮性口臭症・口臭恐怖症のいわゆる心因性口臭患者に対しては，官能検査の基準スコアを教えた後，エアーバッグに採取した口腔気体を患者に自己診断させ，術者側のスコアとの差をみることが行われる。官能的評価はしばしば，機械を使った検査を期待して受診する患者にとって理解の得られないこともある。

1.4.2 口臭測定機器

(1) ガスクロマトグラフィー

口臭の主な原因はVSCであるため，口臭測定機器にはVSC濃度を測定するものが多い。炎光光度検出器（Flame Photometric Detector：FPD）を併用したガスクロマトグラフィーは，VSCの中の硫化水素，メチルメルカプタン，ジメチルスルフィドの濃度を測定するもので，再現性に優れ，基礎研究の分野では古くから呼気の成分分析に用いられている（図1）。ガスクロマトグラフへの口腔内気体の採取方法は自動試料注入装置を使用した直接法と，ガスタイトシリ

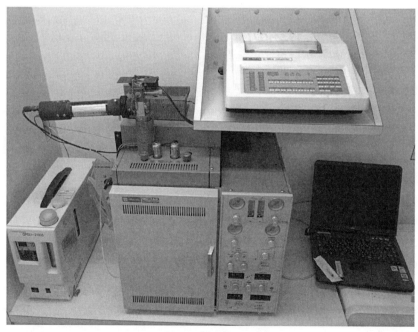

図1　左からHydrogen generator OPGU-2100S（SHIMADZU製），クロマトグラフGC-7AG（SHIMADZU製），クロマトパックC-R6A（SHIMADZU製），測定・印刷用PC

ンジを使用した間接法の2種類が用いられている。後者では，シリンジに10 mLの呼気を採取して機器に注入し，その結果をppbレベルで検出するものである。本装置は図に示す測定装置以外に何本ものガスボンベが必要で，やや大掛かりな設備であり，操作に熟練を要するため，使用場所や条件が限られるという問題はある[5,6]。このことから，小型の簡易型の口臭測定器が販売されているので，次に紹介するが，これらには様々な問題もある。チェアーサイドで簡単な操作でデータが得られる反面，口腔ガスの一部しか測定できない可能性のあることや，ガスクロマトグラフィーに比べて数値の正確さに欠くこと，半導体センサーによるものは3種の硫化化合物は単体分離せず口臭の質的評価ができないことや，アルコールや香料などの影響を受けることから治療効果の判定には使えず，臨床での検査機器としては使用されなくなっているものもある[5]。

(2) アテイン mBA-400（タイヨウ）

口腔内に存在するウレアーゼ活性菌（多くは嫌気性菌）に基質を加え発生するアンモニアガスを測定するものである。VSCと口腔内アンモニアガスの量に相関性のあることを利用したものである。

(3) BBチェッカー Oral/Nose/Breath Detector mBA-21（タイヨウ）

直接センサーを測定部位に設置し，高性能半導体センサーで多数の揮発性合値を測定するもので，口腔，呼気，鼻腔での臭いを分けて計測できる。口腔では硫化水素，VSC値をガスクロマトグラフィーで計測した値と統計的に強い相関が認められている。

(4) ハリメーター RH17K（タイヨウ）

電気化学センサーでVSCを感知するもので，硫化水素，メチルメルカプタン，ジメチルスルフィドを検出しその合算から値を割り出すものである。

(5) 口臭測定器ブレストロン XP-Breath-Tron（新コスモス電機）

半導体式ガスセンサーでVSCを選択的に検知する。呼気をとる専用マウスピースにはフィルターが入っており，VSC以外のガスの影響を受けにくい。

(6) リフレス HR BAS-108（アドニス電機）

高感度半導体ガスセンサーにより，口腔ガス，呼気ガスなどのあらゆる微量ガス成分を臭いの有無に関わらず，トータルで検出するシステムである。

(7) オーラルクロマ CHM-2（エフアイエス）

半導体ガスセンサーと簡易カラムを用いて，硫化水素，メチルメルカプタン，ジメチルスルフィドを測定する。

1.5 口臭検査の測定条件

口臭の強さは，条件や時間帯によって大きく変動し，一般的に起床直後が最も強いといわれている。検査条件を統一し，起床時のもっとも強い口臭を検査時まで持続させるため，検査当日（①一切の飲食，口腔清掃の禁止，②洗口剤や口中清涼剤の使用禁止，③喫煙の禁止）および検

査前日（①香水や香りの強い化粧品，整髪料の使用禁止，②ニンニク，タマネギなどにおいの強い食品の禁止）からの測定条件が設定されている[6]。

1.6 口臭検査値の解釈について

　口臭測定器は口臭の原因と考えらえる物質を測定して，客観的な数値を術者と患者が情報共有できるのみならず，患者の口臭に対する理解を促すという点ではかなり有効なものだと思われる。これは，口臭が強い人へ口臭予防のための口腔ケアを促すのみならず，仮性口臭症や口臭恐怖症患者の口臭に対する誤った認知を少しでも変えることにも大いに役に立つものである。さらに，正確な数値を得ることによって，口臭の原因をある程度推定することも可能である。すなわち，生理的な口腔内VSC濃度は通常，硫化水素＞メチルメルカプタンの順であるが，歯周疾患に罹患した患者の場合メチルメルカプタンの濃度が高くなることがしばしば見受けられる[6]。このことから，理論的には歯周疾患由来の口臭をある程度同定することも可能である。しかしながら，測定機器によっては，同機種であっても測定値に大きなバラツキのでることも事実であり[8]，現時点ではそれは困難であり，口臭そのものの判定にも常に官能検査の併用が必要である。

1.7 口臭検査と併用すべき診査および検査

　口腔内環境が口臭に影響を及ぼすことは言うまでもなく，口臭の主とする原因を同定する上でも口腔内の診査は欠かすことができない。う蝕や歯周炎の有無，歯周組織の状態以外にも，口臭の原因の多くを占める舌苔の診査は避けられない[3]。また，唾液分泌量の低下は口臭の発生に密接に関わっていることから，ドライマウスの有無についても精査すべき事項である。さらに前述のように，口臭を訴えてくる患者の多くに，口臭がないとの事実があることから，さらなる詳細な問診から，訴えに関わる心理社会的な背景を聴取しながら，心理検査を行うことも必要である。一般に口臭恐怖症は，臨床心理学的・精神医学的には，自臭症の一亜型と捉えることができる。自臭症は強度の対人不安の表れとして出現してくることが多く，広義の不安障害と考えられている。不安障害の中にも程度があり，簡単な説明により患者の認知の歪みを修正できる心気症的な者もいるが，口臭検査の数値をみせながら説明しても，全く納得してくれない者もいる。さらには，その考えが妄想的であり，不安障害というよりは，妄想性障害と考えられる場合もある。問診以外に，心理検査を併用し患者の心理的な状態を把握して，精神科へ紹介するか否かを判断する必要がある。全般的な不安症状を測定する検査としては，State-Trait Anxiety Inventory（STAI）がもっとも広く用いられている。また，Cornell Medical Index（CMI）も，身体項目の得点と精神的項目の得点とともに，神経症傾向の診断が可能であり，正常者と神経症者の大まかなスクリーニングに活用することができることから有用である[9]。

1.8 おわりに

　筆者は，大学病院で口腔の症状を訴える患者の診断治療を行う「口腔内科相談外来」を担当し

第3章 呼気検査によるヘルスケアと診断

ている。この外来では、口腔粘膜疾患やドライマウス、歯科心身症患者とともに、口臭症の患者の診察を行うこともある。外来の特殊性なのか、その患者のほとんどは仮性口臭症か口臭恐怖症である。口臭を悩み、自分では手に負えなく、一般的にはハードルのやや高い大学病院にまで訪れてくる患者は、それなりに口臭に対する拘りが強いせいなのかもしれない。日常の生活で他人の口臭を感じることはあっても、かなり臭いの強いニンニクを大量に食べた時でさえ、自分自身の口臭は感じないことが多い。他人に口臭を指摘されたのではなく、自分で口臭を感じると訴える患者の多くは、仮性口臭症か口臭恐怖症である可能性が高いように考える。歯科医療は外科を主体とするだけに器質的変化、明らかな病変による症状の意味づけを重視する分野であり、目にみえない、いわゆる心因的な疾患に関しては、あまり熱心に対応をしていないことが多いように思う。口臭への対応では、心理的なアプローチを避けて通ることのできない一分野であることから、これが歯科医療従事者の心理的アプローチへの足がかりになることを願いたい。

文　　献

1) W. J. Loeche et al., Periodontology, **28**, 256 (2002)
2) 平成11年保健福祉動向調査, http://www1.mhlw.go.jp/toukei/h11hftyosa_8/
3) 宮本尚, 臨床検査, **52**, 397 (2008)
4) 富田幸代ほか, 日歯周誌, **55**, 15 (2013)
5) 宮崎秀夫, 明倫紀要, **14**, 3 (2011)
6) 山賀孝之ほか, におい・かおり環境誌, **36**, 261 (2005)
7) 米田雅裕, 福井歯大誌, **38**, 81 (2012)
8) 八重垣健, 臨床家のための口臭臨床のガイドライン, p.39, クインテッセンス出版 (2000)
9) 安彦善裕, 奥羽大学歯学誌, **41**, 1 (2014)

2 尿素呼気試験によるヘリコバクター　ピロリ感染の診断

福田能啓[*1]，奥田真珠美[*2]

2.1 尿素呼気試験の原理

　尿素呼気試験はヘリコバクター　ピロリ（*Helicobacter pylori*）感染を診断するために開発された検査法で，1987年にGrahamらによって報告された[1]。現在では，信頼性のある非侵襲的な*H. pylori*感染診断法として臨床応用されている[2,3]。

　*H. pylori*という細菌は，胃の中で生育できる特殊なグラム陰性桿菌である。強力なウレアーゼを有しており，胃壁から湧出する尿素をアンモニアと二酸化炭素に分解する（図1）。産生したアンモニアによって塩酸を中和できるので，他の細菌が生育できない胃内環境での生育を可能にしている。プロテウスのような腸内細菌にもウレアーゼ活性はあるが，*H. pylori*が持つウレアーゼ活性は群を抜いて高い。従って，ウレアーゼ活性を検出することによって，間接的に*H. pylori*感染を診断することが可能になる。

　pH指示薬フェノールレッドを混じた尿素液に*H. pylori*が付着した生検組織を入れると，*H. pylori*のウレアーゼにより尿素が分解されてアンモニアと二酸化炭素が発生し尿素液はアルカリ化し，黄色から赤色へと変化する。この反応は比較的すみやかに起こるので，10分後には判定可能となる。この診断法を「迅速ウレアーゼ試験」という（図2）。

　この「迅速ウレアーゼ試験」の原理を応用し，発生する二酸化炭素に着目して開発された検査法が尿素呼気試験である。^{12}C-尿素が分解すると$^{12}CO_2$が発生し，^{13}C-尿素の場合には$^{13}CO_2$が発生する。すなわち，^{13}C-尿素がウレアーゼで分解されると$H^{13}CO_3^-$が胃内で発生し，$^{13}CO_2$または$H^{13}CO_3^-$は消化管より拡散，吸収され血中に入り，肺より呼気中に排泄される。呼気中の$^{13}CO_2$増加量（$\varDelta\,^{13}C$）を測定すれば，胃内の*H. pylori*のウレアーゼ活性を間接的に推測可能で

ウレアーゼ (urease) は尿素を加水分解により二酸化炭素とアンモニアに分解する酵素。

反応：$(NH_2)_2CO + H_2O \rightarrow CO_2 + 2\,NH_3$

ウレアーゼは活性中心にニッケルを含む酵素である。ヘリコバクター・ピロリは本酵素を発現してアンモニアを産生し、局所的に胃酸を中和することで胃内での生息が可能となっている。

図1　ウレアーゼによる尿素の分解

[*1] Yoshihiro Fukuda　兵庫医科大学　地域総合医療学　主任教授
[*2] Masumi Okuda　兵庫医科大学　地域総合医療学　准教授

第3章　呼気検査によるヘルスケアと診断

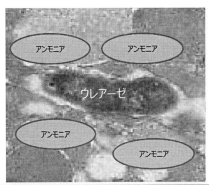

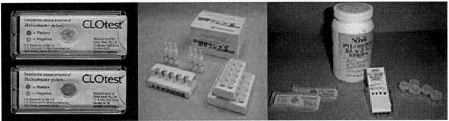

図2　ウレアーゼ試験

ある。

　炭素の陽子数は6であり，中性子の数によって ^{12}C, ^{13}C, ^{14}C などの質量の異なる炭素が生じる。中性子が6の場合には ^{12}C となり，陽子数が7の場合には ^{13}C，陽子数が8の場合は ^{14}C となる。天然には ^{12}C が主であり98.985％存在し，^{13}C はわずかに1.115％存在するに過ぎない。^{13}C は原子核が天然に安定に存在するので安定同位体（非放射性）と呼ばれている。^{12}C の質量は12.0000であり，^{13}C の質量が13.0034と重量に差があることを利用して，$^{12}CO_2$ と区別できる $^{13}CO_2$ を質量分析計で測定することが可能である。^{14}C は原子核が不安定で放射線を放出する放射性同位体である。原子核は放射線の一つである β 線を放出しながら崩壊し，半減期5730年で安定な核種である窒素に変換する。^{14}C は 1×10^{-10} ％と極微量天然に存在する。^{14}C を用いて発生した $^{14}CO_2$ を液体シンチレーションカウンターで測定することも可能であるが，放射活性があるため現在は臨床応用されていない。$^{13}CO_2$ の測定を質量分析計で行う場合は，測定できる施設が限定的になること，費用が嵩むことなどの点が普及の妨げになっていた。その後，呼気ガス分析が赤外分光分析装置で行えるようになったのを契機に，尿素呼気試験は「簡便な」そして「安全な」検査法として普及した。^{13}C 化合物は，放射性同位体ではないので，取り扱いに関しての制約がなく，廃棄が自由で開放系の実験も可能である。

　また，尿素は生体における含窒素化合物の最終代謝産物であり，通常，ヒトでは15-30 g/日の尿素が尿中に排泄されている。尿素は，以前は心不全やネフローゼ由来の浮腫の経口治療薬として利用されたことがあり，8-10 g/日，4-5回/日の投与量で用いられていた。胃内にも尿素が分泌されているので，少量の尿素を経口摂取しても問題ないので，経口的に「尿素製剤」を約

100 mg 程度服用して「尿素呼気試験」を実施する。

2.2 尿素製剤の錠剤化

胃内 H. pylori のウレアーゼを検出するためには，胃内だけに尿素を到達させることが重要である。なぜならば，口腔内にもウレアーゼ活性を有する常在菌が存在しており[4,5]，口腔内に ^{13}C-尿素が残存した場合，口腔内細菌のウレアーゼ活性の影響を受け，^{13}C-尿素服用後初期に非特異的な $^{13}CO_2$（$\Delta\ ^{13}C$）のピークが検出され，^{13}C-尿素呼気試験が偽陽性を呈する可能性がある[6]。

初期に開発された ^{13}C-尿素呼気試験用体内診断薬として製造承認されたものは尿素顆粒であり，用時溶解して服用することになっていたので，口腔内に残存した ^{13}C-尿素を排除するために，服用直後に口腔内を水で 2-3 回洗浄する必要があった。

そこで，服用直後の口腔内洗浄を省略し，試験を簡便化する目的で 2002 年に錠剤化が行われた（ユービット®錠 100 mg：大塚製薬，ピロニック®錠 100 mg：大日本住友製薬）。ユービット®錠は 1 錠中に ^{13}C-尿素 100 mg を含有するフィルムコート錠であり，通常の服用では口腔内で溶解せず，胃内では速やかに溶解するように設計されている。

2.2.1 ^{13}C-尿素呼気試験に及ぼす姿勢および口腔洗浄の影響

^{13}C-尿素顆粒服用後の姿勢に関係なく，どの呼気採取時間においても H. pylori 抗体陽性群と陰性群との呼気中の $\Delta\ ^{13}C$ の差は明らかであった。しかし，抗体陽性群の $\Delta\ ^{13}C$ は，左側臥位，仰臥位，坐位の順に高値を示したので，顆粒製剤を用いる場合には体位変換を行い胃全体へ接触させることが望ましいと考えられる。錠剤化された場合にも，服用後，胃内で溶解した ^{13}C-尿素液が胃体部を含めて胃内全体に付着することを考えて，服用後一回は左側臥位になることが望ましい。胃排出が亢進している場合には，服用後 20 分間左側臥位のままを維持することも考慮すべきである。

2.2.2 口腔内洗浄

^{13}C-尿素顆粒服用後の呼気中の $\Delta\ ^{13}C$ は，口腔内洗浄を実施しないと高値を示す。口腔内に存在する常在菌のもつウレアーゼ活性が原因であろうと考えられている。溶液服用直後に口腔内洗浄をしっかり行い，口腔内に残存する ^{13}C-尿素を排除することが重要である。フィルムコーティングされた錠剤は，口腔内で溶解しないので，口腔内細菌の影響を無視することが可能になる。ユービット®100 mg における口腔内洗浄の影響を健康成人男子を対象に検討している[7]。H. pylori 陰性者 14 例と陽性者 6 例で検討している。H. pylori 陰性者では $\Delta\ ^{13}C$ 値の最大値は，各呼気採取時間を通して，口腔内洗浄「非実施」では 1.07‰，口腔内洗浄「実施」では 1.26‰であり，口腔内洗浄の影響はみられなかった。また，H. pylori 陽性者では錠剤服用後 20 分の $\Delta\ ^{13}C$ は，口腔内洗浄「実施」「非実施」にかかわらずすべての値が判定基準の 2.5‰であった。このことから，ユービット®錠試験において服用後の口腔内洗浄は不要であることが示されている。

2.2.3 ^{13}C-尿素 100 mg 錠

現在，使用可能な ^{13}C-尿素 100 mg の錠剤には 2 種類あり，ユービット®錠とピロニック®錠である（図 3）。ここでは筆者らの施設で使用しているユービット®錠について説明する。

1995 年の FDA の判定基準では，①培養法が陽性，あるいは②培養法が陰性または未実施であれば迅速ウレアーゼ試験，組織鏡検法がともに陽性の場合を「感染症例」とし，培養法が陽性の場合を除き，3 法（培養法，迅速ウレアーゼ試験，組織鏡検法）のうち 2 法以上が陰性の場合を「非感染症例」とし，「感染症例」および「非感染症例」に該当しない症例を「評価不能症例」と定義している。ユービット®錠では，FDA の判定基準に従って，生検法を組み合わせた診断法をもとに診断した H. pylori 感染者 130 名および非感染者 124 名を対象に ^{13}C-尿素呼気試験を行い，質量分析法で呼気中の $^{13}CO_2$ を測定した。カットオフ値 2.5‰，呼気採取時間 20 分において，感度 97.7％，特異度 98.4％および正診率 98.0％の結果が得られた[8]（表 1）。また，各呼気試験時間における H. pylori 感染診断能を検討している[9]。254 例において FDA 判定基準を用いて，各呼気採取時間（5 分，10 分，15 分，20 分，30 分）ごとに，判定基準：「⊿ ^{13}C：2.5‰以上を H. pylori 陽性と判定する。」に従ってユービット®錠試験の感度，特異度および正診率を算出している。その結果，各時間の正診率は，5 分：79.5％，10 分：96.1％，15 分：97.6％，20 分：98.0％，30 分：98.0％であった。ユービット®錠を使用した場合は，20 分後の呼気で判定し，2.5‰をカットオフ値とすることになっている。ただし，除菌判定時の⊿ ^{13}C が 2.5‰以上 5.9‰未満の場合は判定保留域とし，感染診断時のカットオフ値とは区別すべきであるとされている。

一方，ピロニック®錠の場合は，質量分析法における最適な呼気採取時間は投与後 10 分，そ

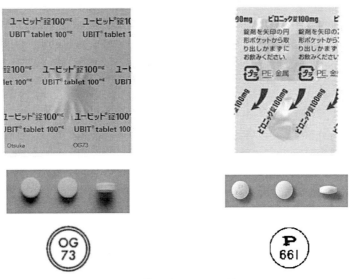

図 3 ^{13}C-尿素 100 mg 錠

表1 FDA 判定を基準としたときのユービット®錠試験の H. pylori 感染診断能

	感染	非感染	計
陽性	127	2	129
陰性	3	122	125
計	130	124	254

感　度：97.7％［95％CI：93.4-99.5］
特異度：98.4％［95％CI：94.3-99.8］
正診率：98.0％［95％CI：95.5-99.4］

の時のカットオフ値は3.0‰であり，また，赤外分光法においては，最適な呼気採取時間は投与後15分，その時のカットオフ値は6.0‰であったと，添付書類には記載されている。判定基準が製剤によって異なることは，臨床使用において多少の混乱を招いているかもしれない。フィルムコートされていないピロニック®錠では，口腔内のウレアーゼ産生菌の影響を受ける。

　ユービット顆粒および錠剤に関する副作用は，添付文書によれば，承認時0.7％（8/1144），再審査終了時0.14％（5/3500）であり，発疹，蕁麻疹，腹部膨満感，下痢，心窩部不快感，悪心，嘔吐，血性カリウム値上昇などが報告されているが重大な副作用の報告はみられない。妊婦や妊娠している可能性のある婦人および授乳中の婦人に対しての使用経験がないので，使用する場合は，診断上の有益性が危険性を上回ると判断される場合にのみ投与することと記載されている。低出生体重児，新生児，乳児または小児等に対する安全性は確立していないとも記載されている。小児の尿素呼気試験に関しては別項で述べる。

2.3　尿素呼気試験の実際と注意点

2.3.1　*H. pylori* 感染診断の重要性

　H. pylori はグラム陰性桿菌で，ウレアーゼ，カタラーゼおよびオキシダーゼなどの酵素活性を有している。*H. pylori* は胃粘膜上皮細胞に付着し，CagA を注入すると考えられている。これによって炎症を惹起し，胃粘膜を萎縮性胃炎に移行させ，胃がん発症の母地を形成する（図4，図5）。2013年2月には，これまで保険適用されていた *H. pylori* 感染の胃潰瘍，十二指腸潰瘍，胃 MALT リンパ腫，特発性血小板減少性紫斑病，早期胃がんに対する内視鏡的治療後胃に加えて，*H. pylori* 感染胃炎が追加された（図6）。2014年末の時点で，*H. pylori* 感染診断および除菌治療件数が大幅に増加しつつある。保険診療の条件として，「内視鏡検査において胃炎の確定診断がなされた患者」であることが必要で，*H. pylori* 感染診断・治療に際して上部消化管内視鏡検査を行わなければならないとされている。内視鏡検査時に行える検査法としては，培養法，鏡検法，迅速ウレアーゼ試験があり（図7），内視鏡時に感染診断が行われなかった場合には，尿素呼気試験，抗体法，便中抗原法を用いて診断することが可能である（図8）。*H. pylori* 感染例では，*H. pylori* が胃内に均一に分布しているわけではなく，腸上皮化生のある部分では菌量が少ない理由から，「点」の診断である培養法，鏡検法，迅速ウレアーゼ試験では「偽陰

第3章　呼気検査によるヘルスケアと診断

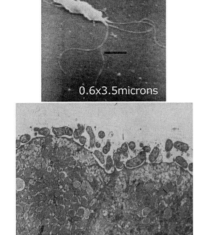

- **ウレアーゼ** ＋
- カタラーゼ ＋
- オキシダーゼ ＋
- アルカリフォスファターゼ ＋
- エステラーゼ ＋
- 炭水化物からの酸産生 －
- 硝酸塩還元 －
- 硫化水素 －
- インドール －
- 薬剤感受性
  - ナリジクス酸　　　抵抗性
  - セファロチン　　　感受性

小児期に感染し、一生にわたって活動性慢性胃炎を持続させる。しかし、症状を伴わないことが多い

図4　*H. pylori* の細菌学的特徴

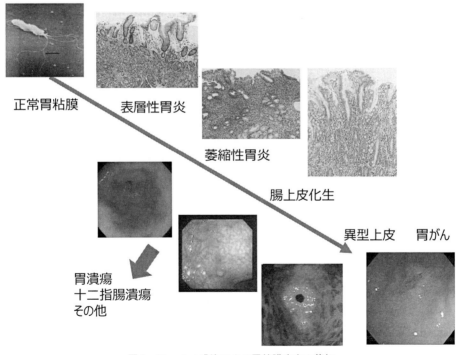

図5　*H. pylori* 感染による胃粘膜病変の惹起

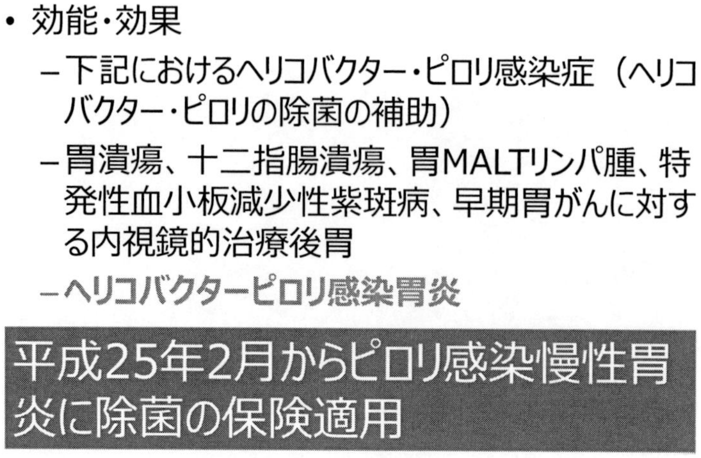

• 効能・効果
–下記におけるヘリコバクター・ピロリ感染症（ヘリコバクター・ピロリの除菌の補助）
–胃潰瘍、十二指腸潰瘍、胃MALTリンパ腫、特発性血小板減少性紫斑病、早期胃がんに対する内視鏡的治療後胃
–ヘリコバクターピロリ感染胃炎
平成25年2月からピロリ感染慢性胃炎に除菌の保険適用

図6　承認されている効能・効果

必ず胃内視鏡で胃がんがないことを確認
X
X
生検
培養法
組織診断法
ウレアーゼテスト
CLOtest
CLOtest
– – + + +

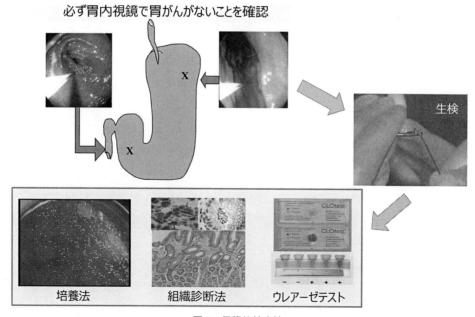

図7　侵襲的検査法

第3章 呼気検査によるヘルスケアと診断

保医発0221第31号：平成25年2月21日
「ヘリコバクター・ピロリ感染の診断及び治療に関する取扱いについて」の
一部改正について

除菌前の感染診断
（1）除菌前の感染診断については、次の6項目の検査法のうちいずれかの方法を実施した場合に1項目のみ算定できる。ただし、検査の結果、ヘリコバクター・ピロリ陰性となった患者に対して、異なる検査法により再度検査を実施した場合に限り、さらに1項目に限り算定できる。
① 迅速ウレアーゼ試験
② 鏡検法
③ 培養法
④ 抗体測定
⑤ 尿素呼気試験
⑥ 糞便中抗原測定
（2）初回実施に限り算定可
①＋②、④＋⑤、④＋⑥、⑤＋⑥

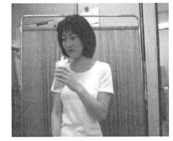

図8　非侵襲的検査法

性」のリスクを避けられない。従って、「面」の診断である検査法を合わせて実施することが可能になっている。

2.3.2　尿素呼気試験の実際

「面」の診断である尿素呼気試験では、尿素を胃壁に十分接触させなければならないので、空腹時に実施しなければならない。実施の手順は以下のとおりである（図9）。

① ^{13}C-尿素錠剤を服用前に、呼気を採取する。呼気採取にあたっては、呼気中の二酸化炭素濃度が低いと測定精度に影響を及ぼす可能性があるので、息を吸って約10秒程度息止めした後に呼気を採取するように指導している。

② 尿素含有製剤をつぶさないように、空腹時に水100 mLとともに噛まずに速やかに（5秒以内に）嚥下する。フィルムコートが剥離し始める時間は5〜8秒であるとの測定結果がある。

③ 服用後左側臥位の姿勢を5分間保ち、その後は坐位の姿勢を保つ。

④ 服用後20分に呼気を採取する。息を吸って約10秒程度息止めした後に呼気を採取するように指導している。呼気中の二酸化炭素濃度が1%未満の場合には$\varDelta\ ^{13}C$値の再現性が乏しくなることがあり、$\varDelta\ ^{13}C$値の低値領域では判定に影響することがある[10]。除菌判定時には、カットオフ値周辺の値を呈する場合には慎重に対応することが望ましい。

⑤ 服用前と服用後の呼気中$^{13}CO_2$（$^{13}CO_2/^{12}CO_2$比）を測定し、その変化量（$\varDelta\ ^{13}C$）を算出し判定する。

⑥ 「ユービット®錠100 mg服用後20分の$\varDelta\ ^{13}C$：2.5‰以上を $H.\ pylori$ 陽性と判定する」

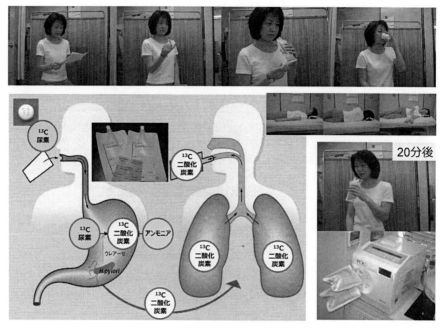

図9 ユービット®錠を用いた尿素呼気試験の実際

に従って判定したとき，質量分析法によるユービット®錠試験の正診率が98.0%であったことから2.5‰がカットオフ値に設定されている。

2.3.3 感染診断実施上の留意点

オメプラゾール，ランソプラゾール，ラベプラゾール，エソメプラゾール等のプロトンポンプ阻害薬，アモキシシリン水和物，クラリスロマイシン，テトラサイクリン等の抗生物質，メトロニダゾール，ビスマス製剤およびエカベトナトリウム水和物等には H. pylori に対する静菌作用や抗ウレアーゼ活性があり，これら薬剤の服用中や中止直後では ^{13}C-尿素呼気試験法の判定結果が偽陰性になる可能性がある。従って，除菌終了後4週以上経ってから除菌判定すること（図10）とこれらの薬剤服用時には中止後2週以上経った時点で感染診断をすることが重要である（図11）とされている。しかし，H. pylori 感染陽性の消化性潰瘍患者にプロトンポンプ阻害薬投与前，投与8週目，投与中止後4週目の胃粘膜生検組織の定量培養を行ってみると，プロトンポンプ阻害薬投与中に H. pylori が減少し，プロトンポンプ阻害剤中止後4週目になって菌数が投与前のレベルに復する傾向にあることが知られている（図12）。使用薬剤や除菌後の時期などを充分考慮して感染診断を行うべきであり，臨床症状ならびにカットオフ値近傍の陰性を示した場合には，別の検査法で陰性を確認することも考慮すべきである。

また，錠剤の尿素製剤では，充分溶解する前に胃から排出されると呼気反応が遅れ，陰性と判定されることがある。胃切除後の状態では注意が必要である。

無酸症の場合には，胃内に腸内細菌が増殖しプロテウスのようなウレアーゼ活性を有する菌が

第3章 呼気検査によるヘルスケアと診断

保医発0221第31号：平成25年2月21日
「ヘリコバクター・ピロリ感染の診断及び治療に関する取扱いについて」の
一部改正について

除菌後の感染診断（除菌判定）

（1）除菌後の感染診断については、**除菌終了後4週間以上経過した患者に対し**、ヘリコバクター・ピロリの除菌判定のためにいずれかの方法を実施した場合に1項目のみ算定できる。ただし、検査の結果、ヘリコバクター・ピロリ陰性となった患者に対して、異なる検査法により再度検査を実施した場合に限り、さらに1項目に限り算定できる。

（2）抗体測定、尿素呼気試験、糞便中抗原測定検査を同時に実施した場合は、主たる2つの所定点数を初回実施に限り算定することができる。

（3）除菌後の感染診断の結果、ヘリコバクター・ピロリ陽性の患者に対し再度除菌を実施した場合は、1回に限り再除菌に係る費用及び再除菌後の感染診断に係る費用を算定することができる。

図10　除菌判定は除菌終了後4週以上あとに

保医発0221第31号：平成25年2月21日
「ヘリコバクター・ピロリ感染の診断及び治療に関する取扱いについて」の
一部改正について

感染診断実施上の留意事項

（1）静菌作用を有する薬剤についてランソプラゾール等、ヘリコバクター・ピロリに対する静菌作用を有するとされる薬剤が投与されている場合については感染診断の結果が偽陰性となるおそれがあるので、除菌前及び除菌後の感染診断の実施に当たっては、当該静菌作用を有する薬剤投与中止又は終了後2週間以上経過していることが必要である。

（2）抗体測定について：除菌後の感染診断を目的として抗体測定を実施する場合については、除菌終了後6ヶ月以上経過した患者に対し実施し、かつ、除菌前の抗体測定結果との定量的な比較が可能である場合に限り算定できる。

図11　静菌作用のある薬剤投与時の注意点

増殖していることがあり，尿素呼気試験で陽性と判定されることがある。ヘリコバクター　ハイルマニ（*Helicobacter heilmanii*）のようなウレアーゼを産生する細菌が感染している場合においても陽性の判定がなされることがある。また，尿素呼気試験の$\varDelta^{13}C$値と胃内の *H. pylori* の菌数とには相関関係はないので，尿素呼気試験の結果から菌数を推測することはできない。*H. pylori* 除菌治療の診療報酬明細書への記載については，保医発0221第31号：平成25年2月21日：「ヘリコバクター・ピロリ感染の診断及び治療に関する取扱いについて」の一部改正についての通達に記載されている（図13）。

2.4　今後の尿素呼気試験の臨床応用－小児科領域への拡大

小児における尿素呼気試験の手順は成人の場合と大きく異なることはない（表2）。内視鏡検

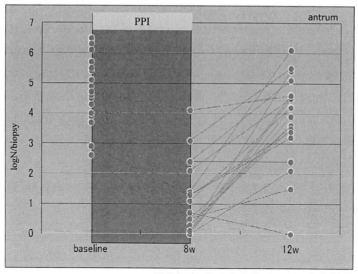

Y. Fukuda, Scand. J. Gastroenterol. (1996)

図12 プロトンポンプ阻害薬は「ピロリ菌」を抑制するので，偽陰性を生じさせる

保医発0221第31号：平成25年2月21日
「ヘリコバクター・ピロリ感染の診断及び治療に関する取扱いについて」の
一部改正について

診療報酬明細書への記載について

- 内視鏡検査等で確定診断した際の所見・結果を診療報酬明細書の摘要欄に記載すること。
- 健康診断として内視鏡検査を行った場合には、診療報酬明細書の摘要欄にその旨を記載すること。
- 除菌前感染診断及び除菌後感染診断において、検査の結果ヘリコバクター・ピロリ陰性となった患者に対し再度検査を実施した場合は、診療報酬明細書の摘要欄に各々の検査法及び検査結果について記載すること。
- 除菌後感染診断を算定する場合には、診療報酬明細書の摘要欄に除菌終了年月日を記載すること。
- 静菌作用を有する薬剤を投与していた患者に対し、除菌前感染診断及び除菌後感染診断を実施する場合は、診療報酬明細書の摘要欄に当該静菌作用を有する薬剤投与中止又は終了年月日を記載すること。
- 抗体測定を実施した場合は、除菌前並びに除菌後の抗体測定実施年月日及び測定結果を診療報酬明細書の摘要欄に記載すること。
- その他：ヘリコバクター・ピロリ感染の診断及び治療については、関係学会よりガイドラインが示されているので参考とすること。

図13 *H. pylori* 除菌治療の診療報酬明細書への記載

第3章 呼気検査によるヘルスケアと診断

査が容易にできない小児における H. pylori 感染診断は非侵襲的診断法が中心となる。小児においても尿素呼気試験は最も精度の高い感染診断法であり，"非侵襲的診断法のゴールドスタンダード"とされる。成人では左側臥位5分，座位15分と体位変換するが，小児では体位変換なしの方法で正確に診断できると報告されている。検査対象は，呼気の採取が可能で，錠剤が服用できるかにかかっている。錠剤の服用が困難な場合は，尿素顆粒を用いることになるので，服用後の確実な"うがい"が可能な場合に限られる。乳児（0歳児）では困難である。幼児ではあらかじめ風船などを膨らませる練習をしておけば，理解の良い子では2歳頃から検査が可能である。協力の得られない場合は年長でも検査ができない場合がある。表面がフィルムコーティングされた錠剤であればうがいは必要ないが，コーティングされていない製剤や錠剤を溶解したものを使用する場合にはうがいが必須である。うがいは，服用した ^{13}C 尿素がウレアーゼを有する口腔内細菌叢と接触し，口腔内で $^{13}CO_2$ を発生し，偽陽性の原因となるため，^{13}C 尿素を除去するという目的で行う。投与量は12歳未満75 mg，12歳以上は100 mgが目安とされていた。^{13}C 尿素投与量に関する検討であるが，Yangらは小児の ^{13}C 尿素の低用量化に関する検討を行い，1 mg/kg（最大25 mg）を用いると，全体では感度88.9％，特異度95％であったが，7歳以上の小児に限定すると正診率は98％であり，特に年長児では高い精度を保ったままコスト削減ができると報告している[11]。しかし，検査薬の細粒が製造中止となり，錠剤のみになっており，現在は全年齢，体重に関係なく100 mgの投与で検査が行われている。

小児のカットオフ値は日本人小児の多施設研究結果[12]から3.5‰としており，感度97.8％，特異度98.5％であった。しかし，成人では2.5‰が設定されており，2.5～3.5‰はgray zoneと

表2 小児の尿素呼気試験実施方法

①約4時間の絶食後に検査を始める
②服用前の呼気を採取する
③ ^{13}C-尿素製剤を服用する
　錠剤が飲めない場合100 mgを水100 mLの割合で溶解する
　年齢，体重に関係なく100 mgを投与する
④すぐに口腔内を水でうがい（錠剤は必要なし），うがい水は飲まないように注意
⑤検査中の体位は，座位にしておく
⑥ ^{13}C-尿素服用20分後に呼気を採取する
⑦カットオフ値は小児3.5‰

表3 小児の尿素呼気試験精度の報告

報告者	報告年	地域（国）	対象数	年齢	基準の診断法	感度(%)	特異度(%)
F. Megraud[13]	2005	ヨーロッパ	316	2～17	RUT, His, C	96.2	97.3
W. Robert[14]	2006	エジプト	94	2～17	RUT, His, C	98	89
S. Kato[15]	2002	日本	220	2～16	RUT, His, C	97.8	98.5
J. Guarner[16]	2010	レビュー	レビュー	小児	レビュー	75-100	77.5-100

RUT：迅速ウレアーゼ試験　His：組織鏡検法　C:培養法

して他の検査法を追加している。成人と同様,抗菌薬や酸分泌抑制薬,特にプロトンポンプ阻害薬の内服で偽陰性になる。プロトンポンプ阻害薬を2週間以上服用している場合には約50％が偽陰性となるため,1週間以上の休薬後に検査を行う。抗菌薬については明確なものはないが,4週間以上の休薬後に検査をされる場合が多い。

小児の尿素呼気試験の精度の報告（表3）では侵襲的診断法を基準としたものでヨーロッパの検討で感度96.2％,特異度97.3％,前出の日本の報告でも97.8％,98.5％と極めて良いものであり,内視鏡を用いた診断法より精度が良いという報告もある。

文　　献

1) D. Y. Graham *et al., Lancet*, **1**, 1174 (1987)
2) A. F. Cutler *et al., Gastroenterology*, **109**, 136 (1995)
3) A. F. Goddard *et al., Aliment. Pharmacol. Ther.*, **11**, 641 (1997)
4) J. Pytko-Polonczyk *et al., J. Physiol. Pharmacol.*, **47**, 121 (1996)
5) J. D. Hillman *et al., Arch. Oral Biol.*, **30**, 791 (1985)
6) 加藤元嗣ほか,新薬と臨床,**47** (6),1071 (1998)
7) 植松俊彦ほか,臨床薬理,**33** (8),81 (2002)
8) M. Kato *et al., J. Gastroenterol.*, **39**, 621 (2004)
9) S. Ohara *et al., J. Gastroenterol.*, **39**, 629 (2004)
10) 加藤元嗣ほか,日本消化器病学会雑誌,**98**,853 (2001)
11) Y. J. Yang *et al., J. Gastroenterol. Hepatol.*, **22**, 335 (2007)
12) S. Kato *et al., Am. J. Gastroenterol.*, **97**, 1668 (2002)
13) F. Mégraud, *J. Pediatr.*, **146**, 198 (2005)
14) R. W. Frenck, Jr. *et al., Pediatrics*, **118**, e1195 (2006)
15) S. Kato *et al., Am. J. Gastroenterol.*, **97**, 1668 (2002)
16) J. Guarner *et al., Eur. J. Pediatr.*, **169**, 15 (2010)

第4章　新規呼気検査法の開発動向

1　呼気ガス分析による腸内環境・消化管機能評価

瓜田純久[*1]，河越尚幸[*2]，貴島　祥[*3]，佐々木陽典[*4]，前田　正[*5]
石井孝政[*6]，渡邉利泰[*7]，財　裕明[*8]，中嶋　均[*9]

1.1　はじめに

非侵襲的検査は侵襲的検査よりも情報量が少ないと思われがちである。しかし，より生理的な状況下で，繰り返し反復できることから，逆に情報量は多くなることが少なくない。臨床現場では難治性の症状に対して，多くの診断アルゴリズムに従って検査を進めていっても診断に至らない場合も少なくない。画像診断や内視鏡検査は形態異常の診断には大きな力を発揮するが，機能的疾患の診断は困難である。形態的異常がなくても，頑固な症状を訴える患者さんは少なくない。「見えない気体を診る」呼気試験は，採血すら不要な非侵襲的検査であり，小児や妊婦にも繰り返し施行することができ，生体機能検査として，貴重なツールといえる。とくに，侵襲的検査でも消化管運動，消化吸収，腸内細菌を含む腸内環境の評価は困難である。今回は呼気試験および呼気ガス分析によるこれらの評価方法の実際について述べる。

1.2　消化管運動への応用

1.2.1　胃排出試験

現在，本邦でもっとも行われている^{13}C-酢酸呼気試験は，2002年に日本平滑筋学会から液状食胃排出能検査の標準法として呈示された[1]。胃から吸収されず，小腸へ排出されて吸収される^{13}C-酢酸を経口投与し，10分間隔で180分まで呼気を採取し，呼気中^{13}CO$_2$排出が最大となる時間（Tmax），さらに呼気排出曲線から得られる half emptying time（T1/2）を求め，胃排出

[*1]　Yoshihisa Urita　東邦大学　総合診療・救急医学講座　教授
[*2]　Naoyuki Kawagoe　東邦大学　総合診療・救急医学講座
[*3]　Sho Kijima　東邦大学　総合診療・救急医学講座
[*4]　Yosuke Sasaki　東邦大学　総合診療・救急医学講座　助教
[*5]　Tadashi Maeda　東邦大学　総合診療・救急医学講座　助教
[*6]　Takamasa Ishii　東邦大学　総合診療・救急医学講座　助教
[*7]　Toshiyasu Watanabe　東邦大学　総合診療・救急医学講座　助教
[*8]　Hiroaki Zai　東邦大学　総合診療・救急医学講座　講師
[*9]　Hitoshi Nakajima　東邦大学　総合診療・救急医学講座　教授

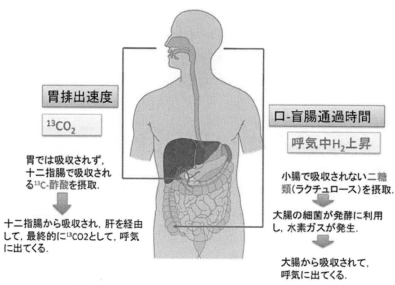

図1 ^{13}C-酢酸水素呼気試験とラクチュロース水素呼気試験の原理

速度を評価する方法である（図1）。200 kcal，200 mL の液状食に^{13}C-酢酸 100 mg を混入して飲用する方法が標準であるが，測定したい液体に混ぜて飲用すると，その液体の胃排出速度を推定できる。固形食では，^{13}C-オクタン酸を用いる方法が行われる。スクランブルエッグに混ぜて調理する方法が報告されている。液状食では差が出ない機能異常が捕らえられる場合もあるが，調理の手間がかかる欠点がある。

1.2.2 口-盲腸通過時間（Oro-cecal transit time：OCTT）

小腸で吸収されず，大腸に到達し，腸内細菌のもつ酵素によって分解される基質を投与し，大腸から吸収されて呼気へ排出される$^{13}CO_2$や水素ガスを測定することにより，大腸へ到達した時間を測定する方法が報告されている。腸内細菌の allantoate amidinohydrolase によってラクトースと尿素に分解される Lactose-[^{13}C]-ureide を投与すると，ラクトースはさらに水素と$^{13}CO_2$，尿素はNH_3と$^{13}CO_2$に分解される。CO_2と水素は腸管から吸収されて呼気中に排出されるため，呼気中$^{13}CO_2$あるいは水素ガスが上昇した時間を大腸到達時間と判定することができる[2]。また，^{13}C-酢酸と小腸非吸収性二糖類であるラクチュロースを同時に経口投与した場合には，呼気中$^{13}CO_2$を測定すると胃排出速度，呼気中水素ガスを測定すると口-盲腸通過時間を評価することができる（図1）[3]。

1.3 小腸細菌増殖（Small intestine bacterial overgrowth：SIBO）（図2）

小腸に細菌増殖が生じた場合，炭水化物摂取後早期に発酵反応が起こり，呼気中へ水素ガスが出現する。呼気中$^{13}CO_2$と水素ガスの経時的変化を比較するとその評価は容易となる。図2のように，水素ガスが複数ピークをもつ場合，胃排出速度を示す$^{13}CO_2$排出パターンに近接して，

第4章 新規呼気検査法の開発動向

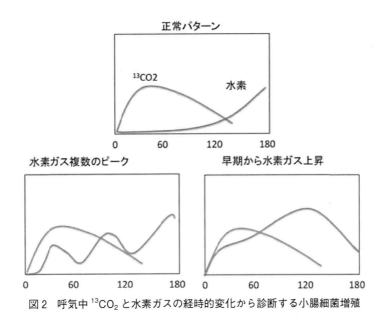

図2 呼気中 $^{13}CO_2$ と水素ガスの経時的変化から診断する小腸細菌増殖

70分までに水素ガスの上昇がみられる場合は，SIBOと診断される。SIBOは小腸へチューブを挿入して腸液を採取して培養検査を行って診断することが一般的であるが，感度が低いうえに，侵襲が大きく，実際の臨床ではほとんど行われていない。抗菌薬を投与して，腹部症状が改善する場合に，SIBOであったと推定する場合が多い。呼気試験は繰り返し施行できるため，抗菌薬の治療効果を判定する方法としても有用である。

1.4 消化吸収試験の臨床的意義

通常行われている負荷試験では，経口投与した基質がすべて消化吸収されることが前提となっている検査が多いが，健常人においても摂取した炭水化物の2-20％は小腸での消化吸収をすり抜けて大腸へ到達することが知られている[4]。カロリー計算が中心となる食事療法においては，投与した栄養素がすべて吸収されることが大前提となっているが，実際には摂取量と吸収量に乖離が生じる可能性もある。その場合，低血糖や食後高脂血症，食後高血糖などと深い関連があり，消化吸収能の評価は重要である。消化吸収をすり抜けて大腸に到達した炭水化物は腸内細菌の発酵反応に利用されて，二酸化炭素，水素ガス，一部の症例ではメタンガスが生成される。栄養補助食品を選定する場合，摂取後に呼気中水素ガス，メタンガスが上昇しない食品，即ち消化吸収効率の良いものを客観的に選択できる。絶食後では食事を流動食から徐々に常食へとアップしていくが，食事変化には客観的な指標がない。食事アップ後も呼気中水素の上昇が持続するならば，消化吸収機能の回復が遅れていることを反映しており，食事内容の見直しが必要である。呼気中水素・メタンガスを測定することにより，消化吸収障害を診断できる可能性がある[5]。

1.5 消化管内腔ガスの評価

1.5.1 消化管ガスの組成

健常人の腸管に存在するガスは 200 mL 以下であり,食事によってさほど変化しないとされている[6]。しかし,放屁は 476-1,491 mL/日と多く[7],腸管内で産生と吸収,嚥下と排泄によって動的平衡が保たれていることがわかる。窒素（N_2）,酸素（O_2）,二酸化炭素（CO_2）,水素（H_2）,メタン（CH_4）の 5 種類で 99% 以上を占めるが,N_2：11-92%,O_2：0-11%,CO_2：3-54%,H_2：0-86%,CH_4：0-56% と個体差が大きい[7]。一方,胃内腔のガスは呼気の組成とほぼ同様であり,N_2 が約 80%,O_2 約 15%,CO_2 約 5% の組成となっている[8]。

1.5.2 消化管ガスの起源

消化管ガスの起源は嚥下によるもの,消化管内腔で産生されるものに大別される。嚥下に伴って入り込むガスは N_2 ガス,O_2 ガスが多い（図 3）。発酵反応の結果生じるガスは,H_2,CH_4,CO_2 であり,消化管に存在する細菌によって生成される。腸内細菌だけではなく,口腔内細菌も発生源となっている。酸塩基反応は胃酸（HCl）と膵液,胆汁などに含まれる重炭酸イオンとの反応であり,CO_2 が発生する。酸化還元反応は食物とともに摂取した硝酸イオンから,胃内で生じる NO が代表的である。消化管から吸収された硝酸イオンは唾液に分泌され,口腔内の硝酸還元菌によって亜硝酸イオンとなる。これが胃液と接触して還元され,NO に変換される。酵素反応は *Helicobacter pylori* (*H. pylori*) がもつウレアーゼにより,尿素からアンモニアと CO_2 が発生する反応がよく知られている。その他,ヘム鉄から hemoxygenase によって生成される CO がある。

1 回の嚥下で数 mL の空気が胃内で増加しており,1 日に数 L の N_2 ガスが胃内腔に貯留することになる[9]。N_2 は消化管からほとんど吸収されないにもかかわらず,放屁として排出されるのは 400 mL/日程度である。即ち,嚥下した空気の大部分はゲップとして食道を経由して排出されていることがわかる。

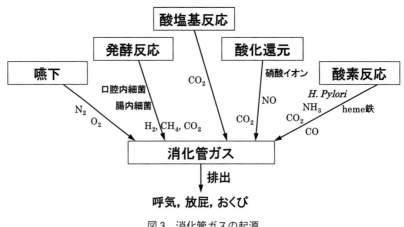

図 3 消化管ガスの起源

第4章　新規呼気検査法の開発動向

　一方，生体内の水素・メタンガスは細菌の発酵反応が唯一の起源と考えられている[10]。消化吸収されずに大腸へ到達した炭水化物は，大腸の腸内細菌によって発酵反応に利用され，H_2，CO_2，短鎖脂肪酸が生じる[11]。一部の細菌では H_2 と CO_2 から CH_4 が生成される。その量は成人男性では 2.9-28.9 L/日と個人差が大きい。食事内容と摂取量，腸内細菌の構成によって変化するためと思われる。

　CO_2 は腸内細菌の発酵だけではなく，上部消化管においても，塩酸と重炭酸イオンとの反応で生成される。理論上 1 mL の重炭酸から 22.4 mL の CO_2 が生成されるが，carbonic anhydrase が存在しないと，H_2CO_3 から CO_2 への反応は遅く，さらに CO_2 の溶解度が大きいことから，管腔内に留まるガスとしては比較的影響は少ない[12]。

1.5.3　消化管を通過するガスと液体

　図4に示すように，消化管内腔では摂取した食事および消化液は1日9-10 L が通過する。一方，健常者では気体は嚥下により 2-8 L，胃酸と重炭酸イオンとの酸塩基反応で 5-10 L，腸内細菌の発酵反応で 2.9-29 L，合計 10-46 L のガスが消化管を通過する[13]。腹部症状については，液体や固体の動きで考慮することが多いが，実際には気体の動態が大きく関与していることは容易に推測できる。

1.5.4　消化管ガスの変化と消化器疾患

（1）萎縮性胃炎

　呼気中水素ガスは腸内細菌が唯一の発生源のため，全消化管の発酵反応の指標と考えられてい

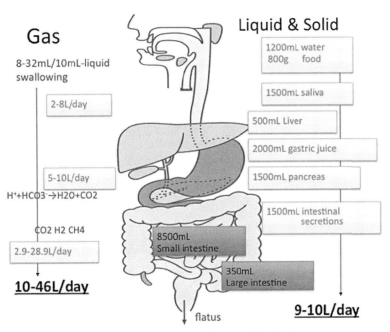

図4　消化管を通過する気体と液体の比較

る。内視鏡を用いて胃十二指腸の消化管内腔ガスを測定すると，水素ガス濃度は萎縮性胃炎群で高値傾向を示し，特に十二指腸内腔で顕著であった[14]。水素ガス発生は食事と細菌との接触で起こるため，食後に活発になる。胃排出速度が遅延している症例では接触時間が延長するため，ガス発生は亢進する。

(2) 逆流性食道炎

食物が腸内細菌に接触して，発酵生成物が生成されると，消化管に様々な影響を及ぼす。この影響は食後数時間が経過し，発酵が活発になってから影響が大きくなり，不規則な食事刺激が持続的な発酵を起こす可能性がある。逆流性食道炎症例では30％に呼気中水素ガス高値例があり，腸内細菌が発酵反応で生成する短鎖脂肪酸が，インクレチンホルモン分泌を刺激し，それによって消化管運動が抑制され，下部食道括約筋圧が低下するためと考えられる[15]。

(3) 過敏性腸症候群

図5に過敏性腸症候群において，呼気試験で捕らえられた機能異常の内訳を示す。内視鏡や各種画像診断で異常がなかった62例のうち，58％で腸管環境あるいは消化管機能異常がみられた。消化管運動異常は19％にみられ，そのうち胃排出速度の異常は42％，OCTTの異常は58％であった。SIBOは45％にみられた。呼気試験を用いても，消化管機能に異常が認められない症例が42％存在し，過敏性腸症候群の病態の多様性が示唆される。

消化管内腔の細菌は，*H. pylori* のように粘膜に接着して増殖しなければ病原性はほとんどないと考えられていた。しかし，発酵生成物が消化管機能に影響することが明らかとなり，胃内腔に持続的に流入する口腔内細菌が消化器症状を惹起する可能性が示唆された。消化管発酵をコントロールすることにより，消化器症状を軽減できる可能性もある。

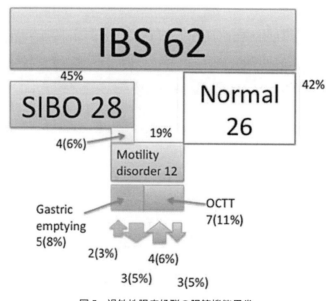

図5 過敏性腸症候群の腸管機能異常

第4章　新規呼気検査法の開発動向

1.6　おわりに

　消化管内腔には多数の気体が存在し，その一部は吸収されて血液循環を介し，肺へ到達して呼気中へ排出される。呼気中に出現するガス成分は200種類以上にのぼるが，消化管内腔で同定されている気体は少なく，ごく一部である。これらを測定することによって，これまで見えなかった病態が明らかとなる可能性があり，早期の保険適応が望まれる。

文　　献

1) 中田浩二ほか，*J. Smooth Muscle Res.*, **6**, 75（2002）
2) 今村祐志ほか，消化器科，**39**，128（2004）
3) Y. Urita *et al.*, *J. Gastroenterol.*, **37**, 442（2002）
4) A. M. Stephen *et al.*, *Gastroenterology*, **85**, 589（1983）
5) Y. Urita *et al.*, Gas Biology Research in Clinical Practice, p.6, Basel, Karger（2011）
6) R. B. Lasser, *N. Engl. J. Med.*, **293**, 524（1975）
7) J. Tomlin *et al.*, *Gut*, **32**, 665（1991）
8) 高木高明ほか，病気の生化学 13B，消化器，p.31，中山書店（1976）
9) W. G. Maddock *et al.*, *Ann. Surg.*, **130**, 512（1949）
10) J. A. Perman *et al.*, *Gastroenterology*, **87**, 1358（1984）
11) M. D. Levitt *et al.*, *Gastroenterology*, **92**, 383（1987）
12) J. S. Fordtran *et al.*, *Gastroenterology*, **87**, 1014（1984）
13) Y. Urita *et al.*, *World J. Gastroenterol.*, **21**, 3088（2006）
14) Y. Urita *et al.*, *Eur. J. Gastroenterol. Hepatol.*, **18**, 531（2006）
15) T. Piche *et al.*, *Gastroenterology*, **124**, 894（2003）

2 呼気中アセトンによるダイエット評価

永峰康一郎*

2.1 ダイエットとその効果の指標

日本では戦後の高度成長期に国民の栄養状態が欧米先進国並みになったが，その一方で肥満の問題も顕在化した。さらに近年メタボリック・シンドローム（内臓脂肪症候群）という言葉を日常的に聞くようになり，内臓脂肪型肥満が生活習慣病を引き起こす原因であることが広く認識されてきた。このような状況から，生活習慣病の予防や美容のためにダイエットに対する関心が一層高まり，マスコミにはダイエットについての記事・番組や広告が氾濫している。しかしながら，未だに効果的なダイエットの方法は少なく，長続きしないものが多い。その要因として，どの程度実施したらどの程度脂肪が減少するのか評価しづらく，ダイエットの効果を実感しにくいことが挙げられる。

体内の脂肪代謝の程度を知る指標として，血中遊離脂肪酸濃度，呼吸交換比，体脂肪率などが用いられてきた。血中遊離脂肪酸濃度は脂肪が分解して生成された遊離脂肪酸の血中での濃度である。この測定は採血を必要とし，侵襲的なため一般的に医療従事者によって行われる。さらに，短時間に繰り返し測定を行えば貧血を招く恐れがある。したがって個人では測定が難しい。呼吸交換比は呼吸による1分間あたりの二酸化炭素排出量（$\dot{V}CO_2$）を1分間あたりの酸素摂取量（$\dot{V}O_2$）で除したものである。これはどのようなエネルギー基質が燃焼されているか知る指標となり，脂質のみの燃焼であれば呼吸交換比は0.7，糖質のみの燃焼であれば1.0となり，両者の割合によってこれらの間の値をとる。成人の安静時の呼吸交換比は一般的に0.8前後であり，糖質よりも脂質の燃焼が多いことがわかる。したがってよく見かける「有酸素運動は20分以上続けなければ脂肪が燃え始めない」という表現は正しくなく，ある程度の脂肪は常に燃焼してい

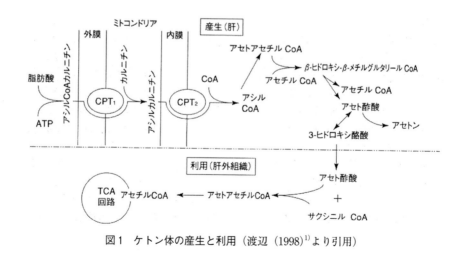

図1 ケトン体の産生と利用（渡辺（1998）[1]より引用）

* Koichiro Nagamine　名古屋大学　大学院情報科学研究科　准教授

る。この呼吸交換比を求めるには，呼吸代謝測定システムを用いて呼気を連続的に測定するか，ダグラスバッグを用いて呼気を採取しておいてから測定する。これらは，非侵襲的ではあるが一般的な家庭環境では容易ではない。体脂肪率は体組成を脂肪と除脂肪に大別したときの全体に対する脂肪の割合である。これには様々な測定法があるが，生体電気インピーダンス法は脂肪と除脂肪の電気抵抗の差に着目したもので，従来の体密度法（水中体重法）や二重X線吸収法（DXA法）で得られた結果と相関が認められている。この方法を体重計などに組み込んだものが市販されており，非侵襲的に家庭でも容易に測定できる。ただし測定値は食事や運動による体水分量の変化や発汗による皮膚表面の抵抗値の変化などの影響を受けるため，できるだけ同じ条件で測定しないと誤差が大きくなり，特に運動前後の変化を正しく評価することは難しい。

本節では非侵襲的な脂肪代謝の指標として呼気中アセトンに着目する。アセトンは以下のように肝臓における脂肪酸代謝の過程で生成される[1]（図1）。遊離脂肪酸は主として肝臓内のミトコンドリアで代謝され，アセト酢酸ができる。アセト酢酸はβ還元されて3-ヒドロキシ酪酸となるほか，一部は非酵素的に脱炭酸されてアセトンとなる。これらのアセト酢酸・3-ヒドロキシ酪酸・アセトンを総称してケトン体と呼ぶ。ケトン体のうち，アセト酢酸と3-ヒドロキシ酪酸は肝臓以外の臓器で代謝されエネルギーとして利用されるが，アセトンは代謝されず呼気や尿とともに排泄される。アセトンの血液中の濃度と呼気中の濃度はほぼ平衡関係にあり，両者の濃度比は血液中：呼気中 = 330：1である[2]。したがって血液中の濃度変化は呼気中にも比例して現れると考えられる。このようにアセトンは脂肪酸代謝の最終生成物の一つであり，呼気中の濃度は体内での脂肪酸代謝の指標となり得る。この指標の最大のメリットは非侵襲的な点にある。採血と比較して採気は痛みを伴わず，安静時はもとより運動時でも容易に，誰でも繰り返し何度でも試料が採取できる。もし血圧計のような家庭用の簡便な測定器が開発されれば，ダイエット時の脂肪代謝の変化を具体的に確認でき，効果的なダイエット実施の一助となろう。

2.2 呼気中アセトン濃度測定法

呼気中のアセトンについては，その存在が19世紀半ばに認められ，19世紀末には定量的な測定が行われるようになった。その後1964年にLeveyやStewart & Boettnerが水素炎イオン化検出器（FID）を装備したガスクロマトグラフを用いてから，機器測定が主流となり，糖尿病診断など医学的な応用研究が広く行われるようになった。機器測定はやがてガスクロマトグラフ質量分析（GC-MS）によって検出感度がppbレベルへ向上し，さらに選択イオン流通管質量分析（SIFT-MS）や陽子移動反応質量分析（PTR-MS）の開発により，ガスクロマトグラフでは不可能であった高感度なリアルタイム測定が可能となった。据置型の機器では呼気中アセトン濃度の他に酸素消費量や二酸化炭素排出量を測定することによって呼吸交換比を算出し，体内の脂肪代謝を並行して比較評価することも可能である。

一方，呼気中アセトン濃度測定の家庭への普及を目的として，携帯型の測定器の開発が進められてきた。これらの測定器ではアセトンの検出に，色素反応を利用したもの[3]や酵素反応センサ

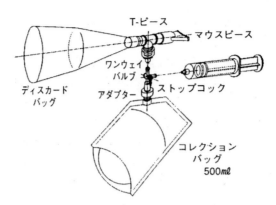

図2 終末呼気採集システム（野瀬（1998）[7]より引用）

を利用したもの[4]，半導体ガスセンサを利用したもの[5]などがある。半導体ガスセンサの場合は，アセトンとともに呼気に含まれる水素やエタノールなどにも感度があることや，水蒸気の影響を考慮する必要がある。この点に関して成分感度特性の異なる2種類のセンサを組み合わせることによって，アセトンのみ選択的に測定した報告[6]がある。

呼気を採取する方法については，呼気を一旦バッグに採取してから測定する方法（オフライン測定）と，呼気を直接測定機器に導入して測定する方法（オンライン測定）がある。呼気を一旦バッグに採取する方法では，一般的に呼気をバッグに吹き込む方法で行うが，この際最初に吹き込まれる呼気は主に気管より上部に溜まっていたいわゆる死腔気であり，できるだけ肺に溜まっていた終末呼気を採取することが望ましい。そこでディスカードバッグとワンウェイバルブとコレクションバッグを組み合わせた終末呼気採集システム[7]（図2）を用いて，最初に出てくる死腔気をディスカードバッグに溜めてから終末呼気をコレクションバッグに採取する方法がよく用いられる。呼気を直接測定機器に導入して測定する方法では，機器が据置型の場合，採集対象者にマスクを装着して呼気を全て連続的に機器へ導く方法が用いられ，機器が携帯型の場合は採集対象者が直接機器に呼気を吹き込む方法が用いられる。

測定上の注意点として，アセトンは沸点が56.5℃と体温より高く，水によく溶ける性質がある。このためオフライン測定で呼気をバッグに採取する場合，あるいはオンライン測定で呼気を採取するマスクから測定機器までの配管が長い場合に，バッグや配管が室温になると，アセトンが液化してバッグや配管内部に付着することや，呼気に飽和していた水蒸気が液化して内部に水滴が付着しその中にアセトンが溶け込むことがある。その場合，採取した呼気に含まれるアセトンが十分測定機器に導入されないので，あらかじめ測定前にバッグや配管を60℃以上に加温してアセトンや水分を気化させておく必要がある。

2.3 呼気中アセトン濃度の安静時やダイエット時の変化

安静時の呼気中アセトン濃度は300〜900 ppbと幅があり[8]，個人差が大きい[9]。また安静時

第4章　新規呼気検査法の開発動向

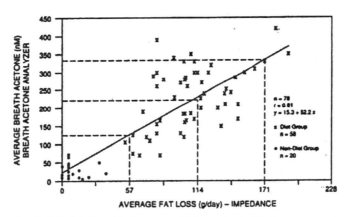

図3　ダイエット中の体脂肪減少量と呼気中アセトン濃度との相関関係（Kundu et al.(1993)[3]）より引用）

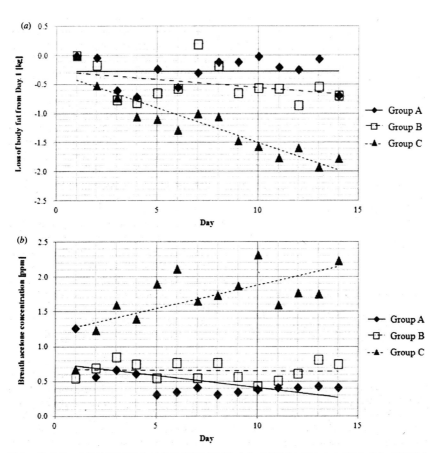

図4　ダイエット比較実験における体脂肪減少量（a）と呼気中アセトン濃度（b）の日変化
Group A：運動・食事制限なし，Group B：運動のみ，Group C：運動＋食事制限あり
（Toyooka et al. (2013)[6]）より引用）

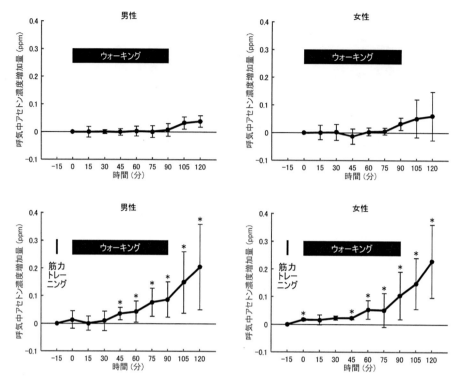

図5 ウォーキングのみの場合とウォーキングの前に筋力トレーニングを行った場合の呼気中アセトン濃度増加量の変化の比較
＊：ウォーキングのみの場合とウォーキングの前に筋力トレーニングを行った場合を採気時間毎に比較して後者が有意に高いもの（$p < 0.05$）

（垣津ほか（2011）[12]を改変）

の濃度には年齢や性別による系統的な差は認められない[10]。一般的にアセトンを含むケトン体は身体の糖質容量が少ないとき，例えば絶食時や空腹時に増え，満腹時に減ることが知られている[11]。したがって呼気中アセトン濃度が増加するときは体内に貯蔵された脂肪を取り崩してエネルギーを得ている状態にあり，脂肪代謝が促進されていると考えられる。

　ダイエットによる体内の脂肪の量の変化と呼気中アセトン濃度の増加が対応しているとの報告がいくつかある。Kunduら[3]は，携帯型の呼気中アセトン濃度測定装置を開発し，ダイエット中の被験者の呼気中アセトン濃度を測定したところ，脂肪減少量と呼気中アセトン濃度との間に正の相関関係を認めた（図3）。またToyookaら[6]も携帯型の装置を開発し，食事制限と運動を行った被験者の脂肪減少と呼気中アセトン濃度増加との間に関係があることを見出した（図4）。

　運動による呼気中アセトン濃度の変化については，運動開始後にすぐに増加せずむしろ一旦減少し，その後増加に転じて運動終了後も増加が継続するという傾向が認められる[12]（図5）。同様の傾向が血中遊離脂肪酸濃度変化にも認められる[13]（図6）ことから，この原因は以下のように運動による遊離脂肪酸の消費と供給との間のタイムラグによるものと考えられる。まず運動開始

第4章　新規呼気検査法の開発動向

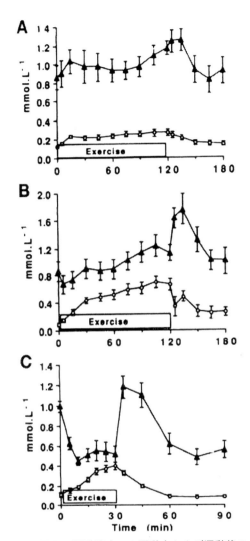

図6　異なる運動強度での運動中および運動後の血中遊離脂肪酸（▲）・グリセロール（○）濃度の変化
A：25 % $\dot{V}O_2max$，B：65 % $\dot{V}O_2max$，C：85 % $\dot{V}O_2max$
（Romjin et al.（1993）[13] より引用）

直後には遊離脂肪酸がエネルギー源として消費されるが，脂肪の分解による遊離脂肪酸の供給はすぐには増加しないため，一時的に血中遊離脂肪酸濃度が減少する。そして運動終了後には遊離脂肪酸の消費が減少するが，脂肪の分解による供給はすぐには減少しないため，血中遊離脂肪酸濃度の増加は運動終了後もしばらく継続する。以上のことから，運動による脂肪代謝量を呼気中アセトン濃度の変化から推定する場合には，このような増加のタイムラグが生じるので，運動終了後もしばらく測定を継続する必要がある。

また脂肪代謝によりアセトンを含むケトン体生成をコントロールしているホルモンとして，成長ホルモンやカテコールアミン，インスリンが挙げられる。このうち成長ホルモンとカテコールアミンは脂肪分解を促進し，インスリンは脂肪分解を抑制する働きがある。Gotoら[14]は，有酸素性運動の前に無酸素性運動（筋力トレーニング）を行うと，成長ホルモンの分泌により，有酸素性運動のみの場合と比較して脂肪代謝が促進されることを血液成分の変化によって示した。垣津ら[12]はこの結果について，呼気中アセトン濃度についても同様の変化が現れていないか検証を行った。すなわちウォーキングのみとウォーキングの前に筋力トレーニングを行う2種類の運動負荷実験を実施し，それぞれ呼気中アセトン濃度の変化を比較したところ，後者の方がより呼気中アセトン濃度が増加したことを報告した（図5）。以上の結果は呼気中アセトン濃度が血液成分と同様に脂肪代謝の指標となり得ることを示している。

2.4　呼気ガス測定の課題と今後の展望

これまでの研究から，呼気中アセトンは安静時の濃度に個人差が大きく，血圧のように絶対値で健康の目安となるような値を提示することは難しい。したがって安静時とダイエット時との間

の差や比などの相対変化量に着目しなければならない。またその濃度はppb～ppmレベルであり，採取時の換気量の変動や空気の混入の影響を受けやすい。このような場合は，単独の成分だけ測定するのではなく，アセトンと同じ内因性の他のガス成分も同時に測定して，両者の比の値に着目することが有効である。この並行測定成分としては，測定方法の共通性の観点から気体炭素化合物が候補となるが，今後このような成分の発見が課題となる。

ダイエット評価のための手法であれば，できるだけ身近にあり，手軽に利用できることが必要条件となる。遠隔地医療の補助デバイスとして携帯電話に接続するための呼気ガス測定器が開発されてきている[6]。そして今後さらにセンサの小型化・高感度化が進めば，これを携帯電話の送話口に埋め込んで，電話中に意識せずに呼気ガス測定を実施できるようになるかもしれない。また呼気ガスの他に，同じく非侵襲的に体内環境の変化を知る手法として皮膚ガスに着目した研究も行われている。そこでは運動負荷実験を行って呼気ガスと皮膚ガスに含まれるアセトンの濃度を測定し，両者の濃度が比例関係にあることと，運動強度の増加に伴って皮膚ガスのアセトン濃度が増加することを報告した例[15]がある。もし皮膚ガスについても小型で精度のよいアセトン濃度測定装置が開発されれば，例えば腕時計の裏面にセンサを組み込んで，運動中に連続的にアセトンを測定する方法が実現できよう。

文　　献

1) 渡辺明治, 呼気生化学―測定とその意義―, p.8, メディカルレビュー社 (1998)
2) O. B. Crofford et al., *Trans. Am. Clin. Climatol. Assoc.*, **88**, 128 (1977)
3) S. K. Kundu et al., *Clin. Chem.*, **39**, 87 (1993)
4) B. E. Landini & S. Bravard, *IEEE Sens. J.*, **9**, 1802 (2009)
5) M. Righettoni et al., *Anal. Chim. Acta*, **738**, 69 (2012)
6) T. Toyooka et al., *J. Breath Res.*, **7**, 036005 (2013)
7) 野瀬宰, 呼気生化学―測定とその意義―, p.21, メディカルレビュー社 (1998)
8) A. M. Diskin et al., *Physiol. Meas.*, **24**, 107 (2003)
9) 垣津奈美ほか, 安定同位体と生体ガス医学応用, **2**, 40 (2010)
10) K. Schwarz et al., *J. Breath Res.*, **3**, 027003 (2009)
11) D. Smith et al., *J. Appl. Physiol.*, **87**, 1584 (1999)
12) 垣津奈美ほか, 安定同位体と生体ガス医学応用, **3**, 23 (2011)
13) J. A. Romijn et al., *Am. J. Physiol.*, **265**, E380 (1993)
14) K. Goto et al., *Med. Sci. Sports Exerc.*, **39**, 308 (2007)
15) K. Yamai et al., *Redox Rep.*, **14**, 285 (2009)

3 呼気ガスによる肺がん診断―現状と可能性

木田　博*

3.1 はじめに

　近年，胸部CT（computed tomography）を用いた肺がん検診が普及してきている。胸部CTは，通常の胸部レントゲン写真では発見できない，微小肺結節の存在を明らかにすることができる。また，他疾患診療目的で撮影されたCT画像で偶然に発見される微小肺結節も増えてきている。このようにして発見される微小肺結節の多くは良性結節であり，手術など積極的治療が必要な肺がんは一部を占めるに過ぎない。しかし，微小肺結節が肺がんであった場合，発見されたこの時期こそが，唯一根治的治療可能な"window of opportunity"であるため，多くの良性結節に紛れて存在する肺がんをいかに効率的に診断するかは重要な課題である。低侵襲，安全，誰にでも施行可能，迅速，低価格という特徴を備える呼気ガス分析には，数多く発見される微小肺結節から肺がんのリスクが高い一群を絞り込むスクリーニング検査としての需要が見込まれている。

3.1.1 呼気揮発性有機化合物を用いた肺がんスクリーニング

　呼気ガス中には，基本的成分（窒素，酸素，二酸化炭素，水蒸気）に加えて，ppb（parts per billion volume）レベル以下の微量に存在する揮発性有機化合物（volatile organic compounds：VOCs）が数千種存在する。呼気VOCs組成は生体内の様々な現象（代謝，炎症，酸化ストレス，感染等）を反映するといわれている。肺がん細胞やがん微小環境において特異的に産生，吸収・代謝される一群のVOCsが存在すれば，それらVOCsの血液濃度変化を介して，肺胞気VOCs，さらに呼気VOCs組成に反映されると考えられる（図1）。これまでに，微小肺結節から肺がんを絞り込むスクリーニング検査に役立つ，肺がん特異的呼気VOCs探索を目的として様々な研究が行われてきた。

　表1には代表的な研究を示し，これらの研究において肺がん鑑別に有用と発表されたVOCsを示す。脂肪族炭化水素（誘導体），芳香族炭化水素（誘導体），アルデヒド，アルコール，ケトン，その他様々なVOCsの有用性が報告されてきた。しかし，単独で肺がんを鑑別可能とするVOCsの報告は未だなく，また肺がん鑑別に有用と報告されるVOCsも研究施設ごとに異なり，再現性に乏しい，というのが実情ではないかと思われる。環境や喫煙から取り込まれ，体内に蓄積するVOCsの存在も知られており，より解析を複雑にしている（図1）。

3.1.2 呼気揮発性有機成分検査の問題点

　そもそも肺がんは病理組織，遺伝子型が多様であり単一の疾患ではない。また肺がん発生の土壌となる肺既存疾患（COPD：慢性閉塞性肺疾患，間質性肺炎）の存在も呼気VOCs成分に影響を与えることが知られている（表2）。しかしこれらを前提としてもなお，呼気VOCs成分に

---

*　Hiroshi Kida　大阪大学大学院　医学系研究科　呼吸器・免疫アレルギー内科学講座　助教

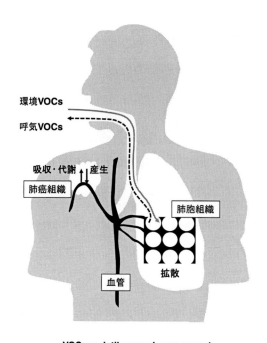

VOCs: volatile organic compounds
図1　呼気揮発性有機化合物の由来

影響を与えるいくつかの要素が存在している。

　一つ目の要素はサンプリングする呼気分画の問題である。臨床肺機能検査のクロージングボリューム測定時に用いる単一呼出曲線において，最大吸気位から呼出していった呼気が純粋に肺胞気となるのは第Ⅲ相以降であり[13]，血液由来のVOCsの拡散に余裕を見た場合，できれば第Ⅳ相のサンプリングが望ましいと考えられる。また最大吸気後にサンプリングを行った場合は，環境気による希釈効果が大きく，私見だが，できれば通常呼気位（機能的残気量）からスタートした呼気サンプリングが望ましいと考えている。また，筆者には使用経験はないが，Bio-VOC™ sampler（Markes International, South Wales, UK）というデバイスを用いた終末呼気サンプリングを行っている研究施設もある[3]。

　前述のごとく，呼気VOCsは微量であるため測定に先立って捕集濃縮が必要である。二つ目の要素は，捕集濃縮方法が異なると，観測されるVOCsに偏りが生じ，結果に影響を与えるという点である。従来最も頻繁に用いられてきた方法は，固相マイクロ抽出法（solid phase micro extraction：SPME）である[3〜6]。SPMEは捕集剤が塗布されたファイバーをむき出しにして試料ガス中に静置する「静的捕集」によってVOCsをサンプリングする方法であるが，「静的捕集」では，沸点が100℃以下の易揮発性VOCsをほとんど濃縮できないという欠点が存在する。筆者らは，SPMEでは捕集濃縮できない領域の新たな知見を期待して，吸着剤を充填した管に一定量のサンプルガスを能動的に流す「動的捕集」を，NeedlEx®（信和化工，京都）を用いて行っている（図2）。

第4章 新規呼気検査法の開発動向

表1 肺がん鑑別に有用な呼気揮発性有機化合物

Study	脂肪族炭化水素	芳香族炭化水素	アルデヒド	アルコール	その他
M. Phillips et al., Lancet (1999)[1]	Heptane, 2,2,4,6,6-pentamethyl Heptane, 2-methyl Decane Undecane Cyclopentane, methyl- Cyclopentane, 1-methyl-2-pentyl- Methane, trichlorofluoro 1,3-butadiene, 2-methyl (-isoprene) Octane, 3-methyl- 1-hexane Nonane, 3-methyl- 1-heptene Heptane, 2,4-dimethyl- Cyclohexane	Styrene Benzene, propyl- Benzene, 1,2,4-trimethyl- Benzene, 1,4-dimethyl Benzene, 1-methyl	Hexanal Heptanal		
M. Phillips et al., Chest (2003)[2]	Butane Tridecane, 3-methyl Tridecane, 7-methyl Octane, 4-methyl Hexane, 3-methyl Heptane Hexane, 2-methyl Pentane Decane, 5-methyl				
D. Poli et al., Respir. Res. (2005)[3]	Isoprene Pentane, 2-methyl- Pentane Heptane Heptane, pentamethyl Decane Octane	Benzene, ethyl- Xylene total Benzene, trimethyl- Benzene Toluene Styrene			
P. Fuchs et al., Int. J. Cancer (2010)[4]			Pentanal Hexanal Octanal Nonanal		
A. Bajtarevic et al., BMC cancer (2009)[5]	Isoprene Butane, 2-methyl- 2-butene, 2-methyl- 1-cyclopentene 1,3-cyclopentadiene, 1-methyl- Undecane, 3,7-dimethyl- n-undecane	Benzene Isoquinoline, 1,2,3,4-tetrahydro- Benzene, cyclobutyl-	Benzaldehyde Acetophenone n-pentanal	Methanol 1-propanol 2-butanol, 2,3-dimethyl-	Acetone Acetonitrile 2-butanone 2,3-butanedione 2-butanone, 3-hydroxy- 3-butyn-2-ol Methylpropylsulfide Urea, tetramethyl- Butylacetate Ethylenimine
G. Song et al., Lung Cancer (2010)[6]				1-butanol	2-butanone, 3-hydroxy-

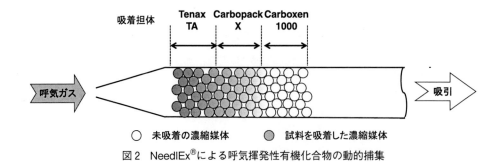

図2　NeedlEx®による呼気揮発性有機化合物の動的捕集

　これらの方法の何がベストなのかという知見も乏しく，また方法を標準化してもなお，施設間の再現性が得られるかどうかは不明である。また現在のガスクロマトグラフ－質量分析（GC-MS）測定機器が，目的とする肺がん特異的VOCsを捉える感度を有するかどうかも定かではない。Poliらの研究において，彼らが発見した肺がん特異的VOCsのほとんどが，外科的肺切除前と1ヵ月後で変化しなかったと報告されており[3]，現在までに，各施設から報告されている肺がん特異的VOCsも含めて，肺がん組織由来VOCsかどうか疑問が残っている。

3.1.3　電子鼻（electrical nose）を用いた呼気ガス分析

　肺がん特異的VOCs特定を模索した研究が難渋している一方，個々のVOCsに着目するのではなく，複数のVOCsが混在する呼気ガスに対して，同時に複数のセンサーが反応するパターンをアウトプットとして認識し，肺がん診断に役立てる方法，いわゆる電子鼻（electrical nose）の研究が進化を遂げている。センサーには，水晶センサー（quartz crystal microbalance：QCM）[14]，発色センサー[15]，電気抵抗センサー[16]等が使用されている。いずれも申し分ない感度，特異度が報告されているが，臨床における有用性については今後プロスペクティブな研究によって検証されなければならない。

3.1.4　肺がん特異的VOCsは存在するのか？

　以前より，がん細胞は，エネルギー代謝経路としてあえてグルコース1分子あたりのエネルギー産生効率が悪い解糖系経路を選択していることが知られている。エネルギー産生効率が悪い解糖系を選択したがん細胞は，自身の活発な増殖に必要なエネルギーを，グルコース取り込みを亢進させることで補っている。そしてこのようながん細胞における特徴的エネルギー代謝経路は，がん細胞発生の要であるがん遺伝子によりプログラミングされている[17]。がん遺伝子をターゲットとして近年開発された分子標的剤は，投与開始後速やかに，このがん細胞に特徴的なエネルギー代謝経路を阻害することが^{18}F-fluorodeoxyglucose-positron emission tomography（^{18}F-FDG-PET）を用いた研究により明らかにされている[18]。この分子標的剤投与直後に起こる劇的な代謝変化を呼気VOCsで捉えることが可能だろうか？　この際に変化する呼気VOCsは恐らくがん細胞にとって本質的なものであろうし，治療効果，患者の予後に関わるマーカーとなりうることが予想される。またこの際に変化する呼気VOCsは，肺切除症例においては，切除前後に変化するものでなければならない。

第4章 新規呼気検査法の開発動向

表2 様々な肺疾患鑑別に有用な呼気揮発性有機化合物

Study	脂肪族炭化水素	芳香族炭化水素	アルデヒド	アルコール	その他
COPD J.J.B.N. Van Berkel et al., Respir. Med. (2010)[7]	Isoprene C16 hydrocarbon Undecane, 4,7-dimethyl- Heptane, 2,6-dimethy- Octane, 4-methyl- Hexadecane 1,3,6-Octatriene, 3,7-dimethyl- Decane, 2,4,6-trimethyl- Octadecane Undecane	Benzonitrile	Hexanal	Terpineol	
COPD N. Fens et al., Eur. Respir. J. (2011)[8]	Pentane Hexane, 3-methyl- Ethylene, trichloro- Pentane, 2-methyl- Alkylated cyclohexane Heptane, 2-methyl- Octane, dimethyl-	Benzene Toluene Styrene Benzene, alkylated		5-Nonanol 3-Octanol, dimethyl-	2-Butanone
COPD M. Basanta et al., Respir. Res. (2012)[9]			Undecanal Hexanal Dodecanal Decanal Nonanal Pentadecanal	Cyclohexanol, 5-methyl-2-(1-methylethyl)-, [1R-(1à,2á,5à)]-	Oxirane, dodecyl Butanoic acid, 2,2-dimethyl-3-oxo-, ethyl ester- Pentanoic acid Furan, 2-pentyl
間質性肺炎 S. Kanoh et al., Chest (2005)[10]	Ethane				
肺結核（活動性） M. Phillips et al., Tuberculosis (2010)[11]	Octane, 3-(1-methylethyl)- Dodecane, 4-methyl- Cyclohexane, hexyl- Decane, 3,7-dimethyl- Tridecane 1-Nonene, 4,6,8-trimethyl- Heptane, 5-ethyl-2-methyl- 1-Hexene, 4-methyl-	Benzene, 1,3,5-trimethyl-			Bis-(3,5,5-trimethylhexyl) phthalate
肺アスペルギルス症 S.T. Chambers et al., Med. Mycol. (2009)[12]					2-pentylfuran

また，冒頭で述べた微小肺結節における肺がんスクリーニングでは，肺結核や肺真菌症を含めた慢性肺感染症の除外が臨床的に問題となる。感染した肺病原体は，ヒト細胞由来のがん細胞より異彩を放ったVOCsを産生することが予想される（表2）。このような病原体特異的VOCsに対する知見が進むことも，肺がんスクリーニングに重要であると考えられる。

3.2 おわりに

　肺がんにおける呼気ガス研究は，GC-MSを用いて特定の肺がん特異的呼気VOCsを同定する研究と，呼気全体の包括的VOCsパターンを電子鼻等のマルチセンサーを用いて認識する研究の2つの流れが展開されてきた。現在，後者の電子鼻の開発は活発であり，今後も新たな技術開発が進んで行くと予想される。一方，前者の肺がん特異的呼気VOCsの探求は，様々な問題から未だ停滞を余儀なくされているように見える。しかし，同研究は，電子鼻の開発に確固たる基盤を与える重要な研究であると同時に，肺がん特異的VOCsが明らかとなることで，肺がん細胞にとってクリティカルな代謝経路が明らかとなり，さらに新たな治療ターゲット創出に繋がる可能性も期待できる研究でもある。2つの研究の流れは呼気ガス研究の両輪であり，双方の発展により，肺がん早期発見，治療成績の向上が期待できる。

　近年日本でも，呼気一酸化窒素が，気管支喘息の診断およびモニタリングに使用されるようになった。米国では2004年，呼気メチル化アルカンが，心臓移植後拒絶反応の診断補助検査としてアメリカ食品医薬品局（FDA）より認可されている[19]。呼気ガスによる肺がん検査もまた実用化される日は必ず来ると信じている。

文　　献

1) M. Phillips *et al., Lancet,* **353**, 1930 (1999)
2) M. Phillips *et al., Chest,* **123**, 2115 (2003)
3) D. Poli *et al., Respir. Res.,* **6**, 71 (2005)
4) P. Fuchs *et al., Int. J. Cancer,* **126**, 2663 (2010)
5) A. Bajtarevic *et al., BMC Cancer,* **9**, 348 (2009)
6) G. Song *et al., Lung Cancer,* **67**, 227 (2010)
7) J. J. B. N. Van Berkel *et al., Respir. Med.,* **104**, 557 (2010)
8) N. Fens *et al., Eur. Respir. J.,* **38**, 1301 (2011)
9) M. Basanta *et al., Respir. Res.,* **13**, 72 (2012)
10) S. Kanoh *et al., Chest,* **128**, 2387 (2005)
11) M. Phillips *et al., Tuberculosis,* **90**, 145 (2010)
12) S. T. Chambers *et al., Med. Mycol.,* **47**, 468 (2009)

13) 日本呼吸器学会肺生理専門委員会,臨床呼吸機能検査 第7版,p.79,メディカルレビュー社(2008)
14) A. D'Amico *et al.*, *Lung Cancer,* **68**, 170 (2010)
15) P. J. Mazzone *et al.*, *J. Thrac. Oncol.,* **7**, 137 (2012)
16) S. Dragonieri *et al.*, *Lung Cancer,* **64**, 166 (2009)
17) D. Hanahan *et al.*, *Cell,* **144**, 646 (2011)
18) R. Takahashi *et al.*, *Clin. Cancer Res.,* **18**, 220 (2012)
19) W. Miekisch *et al.*, *Trends Anal. Chem.,* **25**, 665 (2006)

4 呼気中一酸化窒素濃度（FeNO）測定の気管支喘息診断・管理における有用性

尾長谷　靖[*1]，荻野景規[*2]，河野　茂[*3]

4.1 はじめに

　我が国の喘息有症率は成人（15歳以上）で6-10%（2003年），喘息受診患者数は88万人（2008年）と推計されている[1]。喘息の病像を形成する因子は多様であり，単一疾患ではなく"喘息症候群"という概念が正しい。そのため成人喘息には"診断基準"は存在せず，"診断のめやす"として以下の6つがあげられている。すなわち，①発作性の呼吸困難，喘鳴，咳（夜間，早朝に出現しやすい）の反復，②可逆性気流制限：自然に，あるいは治療により寛解する。ピークフロー（PEF）値の日内変動20％以上，β2刺激薬吸入により1秒量が12％以上増加かつ絶対量で200 mL以上増加，③気道過敏性の亢進：アセチルコリン，ヒスタミン，メサコリンに対する気道収縮反応の亢進，④アトピー素因：環境アレルゲンに対するIgE抗体の存在，⑤気道炎症の存在：喀痰，末梢血中の好酸球数の増加，好酸球カチオン性タンパク質（ECP）高値，クレオラ体の証明，呼気中一酸化窒素（NO）濃度上昇，⑥鑑別診断疾患の除外：症状が他の心肺疾患によらない，である[1]。

　1993年に日本アレルギー学会が初めて我が国の喘息管理ガイドラインを作成しその後数年おきに改定されてきたが，常に喘息の本態である気道炎症を抑制するよう吸入ステロイド薬を第一選択として治療するように求めてきた。その普及とともに6,000人ほどいた年間喘息死は年々減少し，2013年には1,800人程度にまで減少している。一般的な救急外来でも喘息発作での受診は明らかに減少している[1]。

　しかしながら，無治療や管理が不十分なものはもちろん治療を受けているものでも急性増悪で救急受診をする。喘息患者の約3割は救急治療が必要になるとされる[2]。コントロールできない理由として，治療に対する不十分なアドヒアランス，不適切な治療選択，医療機関受診の地域差などが指摘されているが，筆者らはコントロール状態の是非を判断する指標が確立していないことが最大の問題点と考えている。Asthma Control Test（ACT），呼吸機能検査，PEFを用いた喘息日記の記録などは増悪の予測因子としては重要であるが，喘息の慢性期管理の良否の指標としては不十分である。なぜならば，これらは喘息の最も重要な病態要素である気道炎症の情報を提示しないからである[3,4]。

　喘息の病態において様々な環境抗原，感染，たばこ煙，その他の刺激物質による暴露や運動誘発などが喘息発症の原因や喘息増悪の誘因となる（図1）。環境抗原に対する特異的IgE抗体が

[*1] Yasushi Obase　長崎大学　大学院医歯薬学総合研究科　呼吸器内科学（第二内科）講師
[*2] Keiki Ogino　岡山大学　大学院医歯薬学総合研究科　公衆衛生学　教授
[*3] Shigeru Kohno　長崎大学　理事・副学長

第4章　新規呼気検査法の開発動向

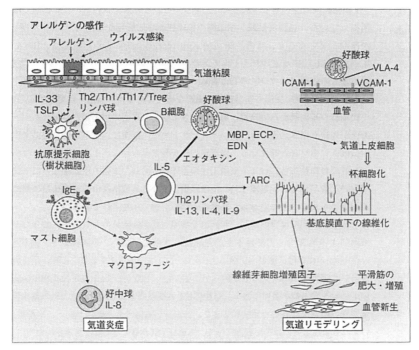

図1　喘息の病態
（文献1より引用）

マスト細胞表面のFcεRⅠ，および好酸球，マクロファージ表面のFcεRⅡに結合しており，ここに環境抗原が結合して架橋形成が起こると細胞が活性化されてメディエーターが放出され即時型喘息反応が起きる。アトピー型喘息では小児の80％，成人の約50％がこのタイプである[5,6]。抗IgEモノクローナル抗体はこの抗原誘発による即時型および遅発型喘息反応，気道過敏性亢進，気道腔内への好酸球浸潤を軽減させる。抗IgE抗体は臨床応用され，アトピー型喘息患者のコントロールを有意に改善させ，重症喘息においては急性増悪の頻度を減少させる[7]。

　喘息の気道でみられる特徴的な病理学的現象には，好酸球，マスト細胞，リンパ球，好塩基球，好中球，マクロファージなどの炎症細胞，および気道上皮細胞，線維芽細胞，筋線維芽細胞，平滑筋細胞，血管内皮細胞などの組織構成細胞が遊離する炎症性メディエーターやサイトカインの直接作用，あるいは他の神経系，接着分子を介した作用によって平滑筋の収縮，粘膜・粘膜下浮腫，粘液分泌のように急性に起こるものもあれば，上皮下線維増生，コラーゲン沈着，血管新生，粘膜下腺過形成，平滑筋肥大のように慢性の経過で進行するものもある[8〜10]。

　この気道炎症の情報を非侵襲的に簡便に評価できるとして近年注目される呼気中NO濃度（FeNO）測定の喘息診断・管理における有用性と問題点について述べる。

4.2 FeNO 測定の検査原理

気道の好酸球性炎症を証明するには気管支鏡検査による気管支組織生検，気管支洗浄，ないしは誘発喀痰採取があげられるが，前二者は侵襲性が強く，後者は採取成功率が不安定である。生物学的には NO はアルギニンの酵素による酸素化で産生される。NO は一酸化窒素合成酵素（NO synthase : NOS）によって産生され，NOS の 3 種類のアイソフォーム（内皮性 endothelial NOS（eNOS），神経性 neuronal NOS（nNOS），誘導型 inducible NOS（iNOS））が多くの細胞腫で同定されている。NOS は気道・肺にも存在し炎症関連物質の一つと考えられる。NO には気道平滑筋拡張作用や肺血管のトーヌスの調節，神経伝達物質，血小板凝集抑制，そして平滑筋増殖の活性化などといった生理的作用と iNOS 由来の大量の NO による炎症惹起物質としての作用がある[11,12]。したがって，NO は呼気中にも含まれ，これを測定する FeNO は気道炎症のマーカーとして有用であると考えられる。

4.3 FeNO の測定方法

測定方法には 1 回呼吸法（オンライン法）とサンプルバッグ法（オフライン法）の 2 種類がある。一般的なのはオンライン法で，一定の流速で呼気を測定機器に吹き込むと FeNO が測定・表示される。FeNO 濃度は呼気流速に依存し，鼻腔からの NO にも影響を受けることが知られている。国際的には 50 mL/sec の呼気流速で 5〜15 cm H_2O の口腔内圧で呼出して呼気 NO を測定することが推奨されている[13]。本邦で普及しているのは次の 2 機種である。サンプルバッグ法は同様に一定の呼気流速で専用のサンプルバッグに呼気を貯留しておいて，後で測定できるものである（SIEVERS NO Analyzer）。安定した保存期間が短いが 4℃で保存できれば 24 時間は信頼できるデータが得られる[14]。

4.3.1 SIEVERS NO Analyzer 280i®（SIEVERS 社）

一酸化窒素とオゾンの気相での化学発光法に基づく以下の反応式によって励起された二酸化窒素からの放射は赤または近赤外線に存在し，熱電気的に冷却されて赤感性光電子倍増管で測定される。

$$NO + O_3 \rightarrow NO_2^* + O_2$$
$$NO_2^* \rightarrow NO_2 + h\nu$$

4.3.2 NIOX MINO®（Aerocrine 社）

携帯型の電子化学式測定器である。測定回路中に抵抗体が設けられ，呼出時に軟口蓋に 10 − 20 cm H_2O の圧力が加わり呼気 NO に鼻腔気 NO が混合しないしくみになっている。測定中その圧力はモニターされるので被験者は呼出速度を視覚的にコントロールできる。抵抗体には圧力が変動しても 50 mL/s ± 10％の一定流量を確保できるよう動的流量調節器が採用されている。ガスは緩衝室内に貯められた後，一定流量で採取される。Nafion® チューブを介して温度制御された NO センサーまで移送され，電気化学的な方法で分析される。作用電極（WE）と対電極（CE）間に一定電圧を印加し，WE と基準電極（RE）に発生する信号が定電位電解装置に入力

第4章　新規呼気検査法の開発動向

される。NO分子は拡散膜を通して拡散し電解液に到達する。そこで以下の化学反応が起き電子が発生する。電流は変換されたNO分子に比例する。

WEでの反応：　$NO + 2H_2O \rightarrow NO_3^- + 4H^+ + 3e^-$

CEでの反応：　$O_2 + 4H^+ + 4e^- \rightarrow H_2O$

4.4　FeNOの喘息診断・管理における有用性

4.4.1　FeNO測定と喘息診断

　FeNO測定の現時点における臨床的位置づけは，下気道における好酸球浸潤（炎症）を非侵襲的に捕捉することである。FeNOはこれまでの喘息診断に補助的に有用であることが示され，喀痰好酸球数[15,16]，末梢血好酸球数[17]，血清ECP[17]，血清IgE[18]と相関する。

　厚生労働科学研究として多施設で実施された呼気NO濃度の正常値算出試験により，日本人の成人健常者におけるFeNOの平均値は15.4 ppb，正常上限値は36.8 ppbと算出された[19]。健常者224名と新患で吸入ステロイド薬を未使用の喘息患者142名を対象とした，健常者と喘息患者を鑑別するFeNO値として，22 ppbが最も感度（91％）と特異度（84％）に優れたカットオフ値であった。FeNOはTh2優位の炎症性サイトカインメカニズムの活動性を反映していると考えても差支えなく，2011年のAmerican Thoracic Society（ATS）ガイドラインにおいてもFeNOは気道の好酸球性炎症を臨床的に評価するのに利用できるとしている[13]。現時点では，喘息関連症状があり，呼気NOがカットオフ値37を越えれば喘息と診断することが可能とされている[20]。

　しかしながら，抗インターロイキン（IL）-5抗体（mepolizumab）は全身および喀痰の好酸球数は減少させたがFeNOを変化させなかったこと[21]，抗IL-13抗体（lebrikizumab）は末梢血の好酸球数には影響せず，ペリオスチンレベルの高い患者においては極めてよくFeNOを低下させたこと[22]，また，喘息による救急受診をFeNOと血中好酸球数は共に独立して予測したが，お互いの相関は弱いことなどから，FeNOはTh2タイプの炎症を好酸球の動態とは異なる側面から表している可能性がありさらなる病態解明における有用性も期待できる[23]。

4.4.2　FeNO測定によるステロイド治療に対する反応性予測と慢性期治療管理

　FeNO測定は気道の好酸球性炎症のモニターとして有用であり，高値の場合はステロイド反応性の指標となる。FeNO値が50 ppbを超える場合，強い好酸球性の気道炎症が存在しステロイド薬治療に反応する可能性が高い。閾値を47 ppb以上とすると陽性的中率は79-82％と高い[24〜26]。また25 ppb未満の場合，好酸球性の気道炎症の存在は否定的でステロイド薬に反応する可能性は低い。非反応性の陰性的中率は閾値を20-30 ppbとすると91-95％とかなり高値である[27]。

　FeNOを基準にして治療変更を行うことが喘息管理を改善しうるか，というShawら[28]，Smithら[29]，Powellら[30]の報告を基にしたメタ解析によると，発作の頻度は従前の治療に対して約1年の観察期間あたり0.27 ［95％ CI；0.42, 0.12］回少なくなり，40％以上低下した（0.57

217

研究報告	FeNO 基準治療管理		従来治療管理		重み付け	相対比 (95%信頼区間)
	急性増悪頻度	患者数	急性増悪頻度	患者数		
Shaw 2007	0.33	52	0.42	51	29.4%	0.79 (0.43, 1.44)
Smith 2005	0.49	46	0.9	48	10.9%	0.54 (0.20, 1.46)
Powell 2011	0.288	111	0.615	109	59.7%	0.50 (0.33, 0.76)
計	0.32	209	0.59	208	100.0%	0.57 (0.41, 0.80)

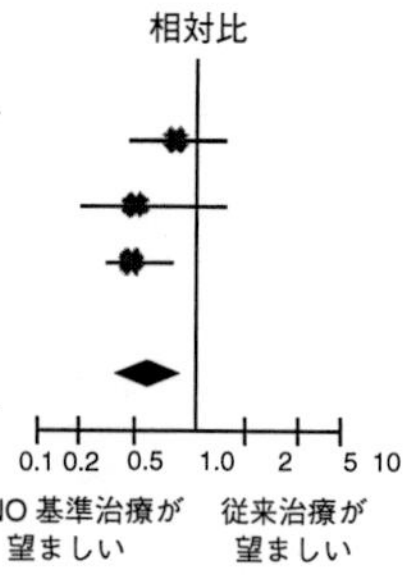

図2 FeNO 基準による治療管理と従来の治療管理による喘息増悪回数(観察期間における1患者あたり)の相対比

Petky らのメタ解析(Shaw ら,Smith ら)に Powell らのデータを合わせてメタ解析を行った。研究間の異質性は認められないが(Q 統計量< 1.6,p = 0.46,I^2 = 0%),DerSimonian and Laird 法を用いた。

(文献 31 より引用改変)

[0.41, 0.80])(図 2)[31]。

FeNO はアレルギー性気道炎症を示唆し,この測定により ICS 治療の恩恵を受ける可能性がある患者を抽出することができる[31]。また,反応性の評価としては連続した 2 回の FeNO の測定において,前値が 50 ppb 以上の患者の測定値が 20%以上増加または減少した場合に有意な変化とし,前値が 50 ppb 未満の患者の測定値が 10 ppb 以上増加または減少した場合に有意な変化と解釈する。ただし,臨床的には数値の高低よりも閾値との関係に注目することが重要である。

4.4.3 喘息と慢性閉塞性肺疾患(COPD)の鑑別および両者の合併例における FeNO 値の解釈

FeNO は未治療の喘息では上昇することが多いが COPD では増加しない[20]。気管支喘息と COPD は臨床症状が類似する気道炎症性疾患であるが治療の考え方が異なるため両者の鑑別が重要となる。COPD の気道・肺では,たばこの煙などに刺激された気道上皮細胞や肺胞マクロファージなどから IL-8 やロイコトリエン B_4(LTB$_4$)などの炎症性メディエーターが放出され,CD8 陽性 T 細胞,好中球の浸潤を主体とした Th1 優位の慢性炎症が末梢気道から肺胞領域にみられる[32]。

注意すべきことは現在 COPD に対して ICS の単独治療は行わないということである。しかし,いくつかの ICS/LABA 配合剤は COPD には適応がある。ICS を含む薬剤での治療を受ける COPD では骨粗鬆症や肺炎による死亡率が上昇する[33,34]。FeNO 測定は COPD に対して吸入ステロイド薬を使用するリスクベネフィットを判定する指標となる可能性がある。COPD で FeNO 高値なものは喘息素因を持っていると考えられる。65 歳以上の高齢者における COPD と喘息の両者の合併例は概ね 20-30%とされ,オーバーラップ症候群,Asthma and COPD overlap syndrome(ACOS)と呼ばれる[35,36]。COPD に不安定な喘息を合併した患者の予後は不良であることが示唆されている[37]。ACOS では喘息素因が存在するので吸入ステロイド薬の使用が必須になる。しかしながら,ACOS の中で,先に慢性気管支炎や肺気腫をきたしている場

第4章　新規呼気検査法の開発動向

合，すでに喫煙による気道破壊が生じており，それらはしばしば非可逆性の気流制限として認められ炎症はTh2優位ではない。逆に，喘息患者の中には年齢と喫煙の影響を受けてCOPDを発症する者もいる[38]。

4.5　FeNOの問題点と展望

FeNOの気道過敏性との関連についての興味深い知見がある。Adenosine monophosphate (AMP)やマンニトールは炎症細胞や気道上皮からの炎症性メディエーターを介して間接的に，一方，メサコリンは直接気道を収縮させて気道過敏性を評価するのであるが，FeNOはマンニトールによる気道過敏性陽性に対する陽性的中率は90.4%であったのに対し，メサコリンによるものでは48.6%しかなかった[39]。メサコリンによって測定された気道過敏性はFeNOとの相関が低いようである[40]。FeNO＜12 ppbの場合には喘息は否定的で気道過敏性試験を行う意味はないとする報告が多い。

通常の50 mL/secの呼気流速で測定されたFeNOには，中枢気道領域由来と末梢気道・肺胞領域由来のものが含まれている。50-100 mL/sec以上の呼気流速においては，中枢気道由来NOの産生量が無視できるので両者を2つの分画に分けて測定できる方法（two compartment model：2CM）が提唱されており末梢気道の炎症の検討に利用されている[41]。

FeNOを解釈する時に，数値に影響を与えるいくつかの要素を考慮する必要がある[13,42]。FeNO値は活動性のウイルス感染，アトピー素因，アレルギー性鼻炎で上昇し[13,42,43]，慢性の鼻副鼻腔炎でも上昇するが，コルチコステロイドには反応しない[44]。喫煙で低下する[43]。硝酸塩豊富な食事摂取で上昇するので食後1時間は測定しないようにする[13]。FeNOの測定はスパイロメトリーや気管支拡張薬使用の前に行う[45]。

4.6　おわりに

現在FeNO測定は本邦での保険承認も得られ一般臨床でも使用増加が見込まれていることから，今後ますます気管支喘息の診断，管理指標，COPDとの鑑別，ACOSの対応，治療選択の向上への寄与が期待される。

最後に，2013年4月に日本アレルギー学会，呼吸器学会が喚起した「FeNO測定器の適正使用に関する注意事項」から一部を抜粋引用して本稿を閉じる[46]。

「FeNO測定値をどのように用いるべきか明確な判断基準は現時点では確立されていない。したがって，気管支喘息等の好酸球性炎症に関わる疾患の診療に十分な経験と知識を持った医師（日本呼吸器学会，アレルギー学会専門医等）が，対象となる患者の臨床症状や検査所見の情報を見極めた上で，好酸球性炎症の程度を推定するためにFeNO測定値を補助的な指標として用いるべきである。」

非侵襲的検体検査の最前線―唾液検査・呼気検査を中心に―

文　　　献

1) 監修：社団法人日本アレルギー学会 喘息ガイドライン専門部会，作成：喘息予防・管理ガイドライン 2012 作成委員会，喘息予防・管理ガイドライン 2012，協和企画（2012）
2) R. A. Nathan *et al.*, *Allergy Asthma Proc.*, **33**, 65（2012）
3) S. Pakhale *et al.*, *BMC Pulm. Med.*, **11**, 27（2011）
4) D. Caudri *et al.*, *Pediatr. Allergy Immunol.*, **22**, 652（2011）
5) N. Pearce *et al.*, *Thorax*, **54**, 268（1999）
6) K. W. McGrath *et al.*, *Am. J. Respir. Crit. Care Med.*, **185**, 612（2012）
7) S. T. Holgate *et al.*, *Respir. Med.*, **103**, 1098（2009）
8) S. T. Holgate *et al.*, *J. Allergy Clin. Immunol.*, **128**, 495（2011）
9) A. B. Kay, *Chem. Immunol. Allergy*, **91**, 59（2006）
10) M. C. Liu *et al.*, *Am. Rev. Respir. Dis.*, **142**, 126（1990）
11) H. Sugiura *et al.*, *Am. J. Respir. Crit. Care Med.*, **160**, 663（1999）
12) A. Koarai *et al.*, *Pulm. Pharmacol. Ther.*, **13**, 267（2000）
13) R. A. Dweik *et al.*, *Am. J. Respir. Crit. Care Med.*, **184**, 602（2011）
14) H. Shimizu *et al.*, *Ann. Allergy Asthma Immunol.*, **106**, 378（2011）
15) M. A. Berry *et al.*, *Clin. Exp. Allergy*, **35**, 1175（2005）
16) D. R. Taylor *et al.*, *Thorax*, **61**, 817（2006）
17) Z. Zietkowski *et al.*, *J. Investig. Allergol. Clin. Immunol.*, **16**, 239（2006）
18) D. Cordeiro *et al.*, *Allergy Asthma Proc.*, **32**, 119（2011）
19) K. Matsunaga *et al.*, *Allergol. Int.*, **59**, 363（2010）
20) M. Ichinose *et al.*, *Am. J. Respir. Crit. Care Med.*, **162**, 701（2000）
21) P. Haldar *et al.*, *N. Engl. J. Med.*, **360**, 973（2009）
22) J. Corren *et al.*, *N. Engl. J. Med.*, **365**, 1088（2011）
23) I. D. Pavord *et al.*, *J. Allergy Clin. Immunol.*, **132**, 828（2013）
24) A. D. Smith *et al.*, *Am. J. Respir. Crit. Care Med.*, **172**, 453（2005）
25) J. M. Chatkin *et al.*, *Am. J. Respir. Crit. Care Med.*, **159**, 1810（1999）
26) K. Kowal *et al.*, *J. Asthma*, **46**, 692（2009）
27) P. Y. Hahn *et al.*, *Mayo Clin. Proc.*, **82**, 1350（2007）
28) D. E. Shaw *et al.*, *Am. J. Respir. Crit. Care Med.*, **176**, 231（2007）
29) A. D. Smith *et al.*, *N. Engl. J. Med.*, **352**, 2163（2005）
30) H. Powell *et al.*, *Lancet*, **378**, 983（2011）
31) J. F. Donohue *et al.*, *Respir. Med.*, **107**, 943（2013）
32) Global Initiative for Obstructive Lung Disease, Global strategy for the diagnosis, management and prevention of chronic obstructive pulmonary disease（2007）
33) P. M. A. Calverley *et al.*, *Chest*, **139**, 505（2011）
34) I. A. Yang *et al.*, *Cochrane Database Syst. Rev.*, Jul 11;7:CD002991（2012）
35) 赤澤晃，気管支喘息の有病率・罹患率および QOL に関する全年齢階級別全国調査に関する研究，免疫アレルギー疾患予防・治療研究事業研究報告書（2006）

36) J. B. Soriano et al., Chest, **124**, 474 (2003)
37) P. G. Gibson et al., Thorax, **64**, 728 (2009)
38) P. G. Gibson et al., Lancet, **376**, 803 (2010)
39) A. Sverrid et al., J. Allergy Clin. Immunol., **126**, 952 (2010)
40) F. N. Schleich et al., Int. J. Clin. Pract., **66**, 158 (2012)
41) C. A. Bates et al., J. Allergy Clin. Immunol., **111**, 256 (2003)
42) National Jewish Health, Consensus statement on the use of fractional exhaled nitric oxide in the clinical management of asthma, Available from: http://www.njhealth.org (2009)
43) K. Alving et al., Eur. Respir. Mon., **49**, 1 (2010)
44) G. Guida et al., Chest, **137**, 658 (2010)
45) T. Garriga et al., Respiration, **83**, 239 (2012)
46) 呼気中一酸化窒素濃度（FeNO）測定器の適正使用に関する注意事項，http://www.jsaweb.jp/common/fckeditor/editor/filemanager/connectors/php/transfer.php?file=/uid000006_E3838AE382A4E382AAE38383E382AFE382B9E3839EE382A4E3838EEFBC92E6B3A8E6848FE4BA8BE9A0852E706466, 最終閲覧 2014.12.16.

5 ^{13}C 呼気試験による肝機能検査

石井敬基*

5.1 はじめに

すぐれた肝機能検査とは，肝機能障害診断，重症度評価，予後評価，治療評価に関する正確な情報が提供可能な検査である。しかし，現在までにすべてを満たす検査は存在していない。この理由として，肝臓は多機能臓器であるため，一つの検査で肝機能すべてを評価することが困難なためである。肝臓の異常を知る血液検査においても，トランスアミナーゼ，ビリルビン，アルブミン，プロトロンビン時間など様々な検査結果から肝機能を総合的に判断している。これは肝臓が生体において異化の中心だけではなく，同化においても中心となる臓器であることに起因する。

肝臓疾患の中で重要な疾患の一つが慢性肝疾患（C型肝炎ウイルス，B型肝炎ウイルス，自己免疫性，アルコール性，非アルコール性などが原因）である。慢性肝疾患の合併症の一つに肝臓がんがあり，肝臓がん患者に積極的に外科治療が行われるようになり，肝臓がん切除時における肝予備能が問題になり，インドシアニングリーン（ICG）によるクリアランス試験が肝機能評価として行われるようになった[1~3]。また，近年では，肝臓移植を必要とする患者におけるMELDスコアの有用性が報告されているが[4,5]，長期的予後や重症度の判定には，現在でもChild-Turcotte and Pugh（CP）スコアが用いられる[6~14]。

$^{13}CO_2$測定機器の発達・普及により^{13}C標識物質を用いた肝機能呼気試験が行われ，放射線被曝や侵襲がないため，肝機能障害診断，重症度評価，予後評価，治療評価が報告されている。ここでは，これまでに報告されている^{13}C標識物質を用いた肝機能呼気試験の概略を述べるとともに，これまでに筆者らが行ってきた^{13}C肝機能呼気試験について述べる。

5.2 近年の^{13}C呼気試験による肝機能検査

これまでに報告されている^{13}C肝機能呼気試験は概ね，肝臓の細胞質基質，ミトコンドリア，マイクロゾームの代謝経路に依存する^{13}C標識物質を用いて，肝機能を評価し，診断能，重症度判定，予後，治療効果における有用性を報告している（表1）。

5.2.1 肝細胞質基質^{13}C呼気試験

肝細胞質基質による^{13}C肝機能呼気試験では^{13}C-phenylalanine（PBT）と^{13}C-galactose（GBT）を用いた報告が多い。PBTの原理は，投与したphenylalanineが肝細胞内に取り込まれ，hydroxyphenylpyruvateとなり，homogentisic acidに変化するときに$^{13}CO_2$が排出される。PBTの結果が肝臓のphenylalanine hydroxylase活性を反映しており，肝硬変患者の重症度や肝組織の線維化の進行度との相関，肝硬変患者の予後との関連が報告されている[15~23]。

GBTは低容量galactose投与時に肝細胞類洞除去率が血流に依存し，ガラクトキナーゼによ

---

* Yukimoto Ishii　日本大学　医学部　医学研究企画・推進室　主任教授

第4章 新規呼気検査法の開発動向

表1 肝機能評価に用いる ^{13}C 標識物質

Probe substrate	Hepatic function	Enzyme studies
Aminopyrine	Microsomal	P450s (CYP1A2, 2C9, 3A4)
Phenacetin	Microsomal	CYP1A2 (CYP2E2)
Methacetin	Microsomal	CYP1A2
Galactose	Cytosolic	Galactokinase
Phenylalanine	Cytosolic	Hydroxylase
α-Ketoisocaproic acid	Mitochondrial	Branched-chain α-ketoacid dehydrogenase complex
Methionine	Mitochondrial	Krebs cycle enzymes

る初期リン酸化で CO_2 が排出されることを利用した肝機能検査である。従来行われていた galactose 投与後,連続的に採血を行い,肝機能を評価していた galactose elimination capacity (GEC) 試験を簡便にするために行われた[24~29]。GBT では,肝組織の線維化との相関や,原発性胆汁性肝硬変症における肝機能評価に有用であることが報告されている[30~33]。

5.2.2 肝ミトコンドリア ^{13}C 呼気試験

肝ミトコンドリアを対象とした ^{13}C 呼気試験には ^{13}C-alpha-ketoisocaproate (^{13}C-KICA), ^{13}C-methionine ($^{13}CMeBT$) がある。^{13}C-KICA は,律速段階である脱炭酸が肝ミトコンドリアで行われ $^{13}CO_2$ が排出される。アルコール性肝障害,非アルコール性脂肪性肝炎(NASH)や肝臓がんを有する患者における肝機能評価の有用性が報告されている[34~40]。

$^{13}CMeBT$ では methionine のほとんどがミトコンドリアで代謝されることを原理としている。L-[1-^{13}C] methionine は,主としてトランススルフレーション回路を,[methyl-^{13}C] methionine はサルコシン経路を評価していることになる。[methyl-^{13}C]methionine は非アルコール性脂肪性疾患(NAFLD)病状を反映しているとの報告があり[41],また,L-[1-^{13}C] methionine は [methyl-^{13}C] methionine に比べ肝ミトコンドリア評価の有用性が高い可能性も報告されている[42]。

5.2.3 肝マイクロゾーム ^{13}C 呼気試験

^{13}C-aminopyrine (^{13}C-ABT) は基質の肝代謝がチトクローム P450 の酵素活性に依存し(表1),正常な状態では肝血流に依存しない特徴がある。一方,phenacetin や methacetin は肝血流依存して代謝される[43]。とくに ^{13}C-methacetin は ^{13}C-ABT に取って代わる肝機能呼気試験として提唱され,小腸からの吸収も早く,CYP1A2 により acetaminophen となり $^{13}CO_2$ が排出されるため,肝硬変の重症度や肝線維化の進行度評価,肝移植後の移植肝の機能評価における有用性が報告されている[44~51]。

5.3 臨床的有用性が高い ^{13}C 肝機能呼気試験

非侵襲,簡便性を特徴とする ^{13}C 呼気試験において,以下の条件満たす ^{13}C 標識物質による肝機能評価を検討した。①肝機能障害の存在診断が可能で,②肝硬変であるか否かが診断可能であ

り，③肝線維化の進行度を反映する。さらに，①試験薬内服後，一度の呼気サンプル採取で評価可能であり，②短時間で検査が終了し，③肝機能評価に用いられている血液検査に付加しうる病態情報が提供できる。これらの条件を満たす可能性のある3種類の ^{13}C 呼気試験（L-[1-^{13}C]phenylalanine 100 mg：PBT, L-[1-^{13}C] methionine 100 mg：MethiBT, ^{13}C-methacetin 75 mg：MethaBT）を健常者61例，慢性肝疾患患者（慢性肝炎98例，肝硬変91例）189例の計250例に施行した[17]。

5.3.1 慢性肝疾患の有無と呼気試験

PBTでは，測定時間内すべての点で，MethiBTでは，30, 45, 60分値で，MethaBTでは，15, 30分値で，慢性肝疾患症例は正常肝症例に比べ有意に低値であった（図1）。

3種類の呼気試験による慢性肝疾患診断では，MethiBTは特異度が高いものの，感度はPBTとMethaBTより劣っていた。測定時間では，MethaBTが最も短時間（15分）で評価可能であった。Schneider[51]らはMethaBTによる肝機能評価は，15分値が感度，特異度ともに高く，最も適当であると報告しており，筆者らの検討でも同様の結果であった。^{13}C呼気試験による慢性肝疾患診断の検査に要する時間を考慮した場合にはMethaBTは優れた選択肢となる。一方，PBTでは，30分値の感度，特異度がMethaBT 15分値より高く，時間的要素を除けば，PBT

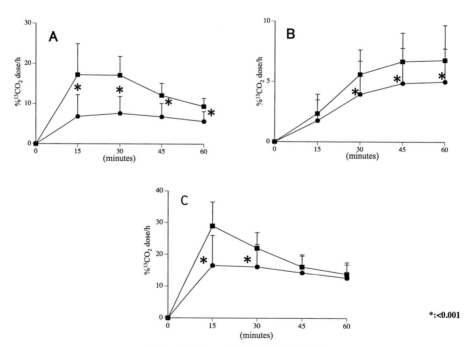

図1　正常肝 vs 慢性肝疾患呼気テスト
■：正常肝，●：慢性肝疾患（慢性肝炎＋肝硬変）。
A：L-[1-^{13}C]phenylalanine (PBT), B：L-[1-^{13}C]methionine (MethiBT), C：^{13}C-methacetin breath test (MethaBT)。
文献17）より一部改変引用。

第4章　新規呼気検査法の開発動向

表2　慢性肝疾患診断

	PBT30分	MethiBT45分	MethaBT15分
Cutoff値（% dose/h）	12.4	3.5	21.1
感度（%）	87.3	36.4	66.3
特異度（%）	81.9	94.9	80.0
陽性尤度比	4.84	6.69	3.31
陰性尤度比	0.15	0.67	0.42
PPV（%）	94.0	95.6	94.8
NPV（%）	66.6	30.9	84.6

PPV：positive predictive value（陽性的中率），NPV：negative predictive value（陰性的中率）

30分値は3種類の呼気試験の中で慢性肝疾患診断には最も有用な呼気試験である（表2）。

5.3.2　肝硬変の有無と呼気試験

PBTでは，測定時間すべてで正常肝，慢性肝炎，肝硬変の間に有意差があり，MethaBTでは，15分値で正常肝，慢性肝炎，肝硬変の間に有意差を認めている（図2）。

肝硬変診断においては，PBTとMethaBTはMethiBTより適しており（表3），その呼気採取時間は，慢性肝疾患診断と同様に，PBTは30分値，MethaBTでは15分値が適していた。Methionine代謝の複雑さが肝硬変の診断能を低下させている可能性がある。

5.3.3　肝線維化と呼気試験

3種類の呼気試験を施行した250例中142例で肝臓の病理組織所見と呼気試験との関係を検討した。肝線維化の判定には新犬山分類を用いた。呼気試験の結果と肝線維化との関係では，PBT 30分値とMethaBT 15分値で0.8以上の負の相関を認めた（表4）。しかし，軽微な線維化（新犬山分類F1）はいずれの呼気試験でも検出困難であった[17]。

5.4　慢性肝疾患診断に推奨すべき ^{13}C呼気試験

Tugtekinらは肝硬変患者では一定時間のCO_2産生が低下する可能性や標識化合物の組織内分布を考慮し，PBTにおける病態評価は試薬負荷後一定時間の評価を推奨している[52]。MethaBTでは，15分値で肝線維化の進行度が推定可能であり，肝機能評価に有用であることが報告されている[47,51]。^{13}C呼気試験における肝機能評価を試薬投与後，一定時間に，一度の呼気採取で評価することは，呼気試験の簡便性を増すだけではなく，肝臓の病態診断精度を増す可能性がある。

慢性肝疾患（慢性肝炎，肝硬変）診断では，PBTとMethaBTはMethiBTより適しており，表2，3に示したパラメーターを総合的に判断すると，PBT 30分値とMethaBT 15分値はMethiBT 45分値より診断に適している。

肝硬変を診断するために様々な方法が提唱されている。Waiらが報告したAST to platelet ratio index（APRI）はメタアナリシスによる検討でAPRI＞1としたとき肝硬変診断能は感度

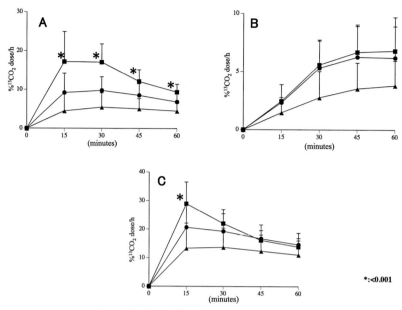

図2 正常肝 vs 慢性肝炎 vs 肝硬変呼気テスト
■：正常肝，●：慢性肝炎，▲：肝硬変。A：PBT，B：MethiBT，C：MethaBT。
文献 17) より一部改変引用。

表3 肝硬変診断

	PBT30分	MethiBT45分	MethaBT15分
Cutoff値(% dose/h)	6.8	3.58	20.9
感度（%）	74.7	50.8	72.07
特異度（%）	89.3	90.6	90.5
陽性尤度比	7.03	5.42	7.64
陰性尤度比	0.28	0.54	0.31
PPV（%）	81.3	82.6	91.7
NPV（%）	85.1	67.8	59.2

表4 肝線維化の進行度と呼気テストとの相関

	Correlation coefficients
PBT30分値	− 0.835*
MethiBT45分値	− 0.732*
MethaBT15分値	− 0.835*

($*$：$p < 0.0001$)

76％，特異度71％と報告されている[53,54]。Gressener ら[55]は総説の中でAdams らが報告した Hepascore[56]やRosenberg らが報告したELF-score は[57]臨床上有用であるとしているが，その感度・特異度はいずれも 70 〜 80％である。PBT 30 分値と MethaBT 15 分値は肝硬変診断にお

いて，これらの報告と同等の肝硬変診断能であった。血液検査に呼気試験を加えることで肝硬変診断の精度を上げる可能性を考慮するとPBTかMethaBTを選択すべきである。

肝臓の線維化と呼気試験の結果ではPBT 30分値とMetha 15分値で0.8以上の負の相関を認めた（表4）。肝線維化を知るゴールデンスタンダード検査は肝生検であるが，患者への負担を考慮すると，軽々に勧められる検査ではない。PBT 30分値とMetha 15分値が肝線維化進行度と0.8以上の負の相関を認めたことは，これらの呼気試験により非侵襲的に肝線維化の進行度という重要な病態情報が提供可能であることを示唆する結果である。日常臨床検査として行われている血液検査にPBTやMethaBTを加えることで，短時間でより詳細な肝臓の病態情報が提供可能である。

PhenylalanineとmethionineはもともFと生体内に存在し，日常的に摂取している。Methacetinは小腸からの吸収も早く，短時間で肝機能評価が可能である。しかし，筆者らが経験した症例の中に，methacetinの安全性を十分に説明したにもかかわらず，代謝物であるacetaminophenとアルコールとの関係に不安を抱き，MethaBTを拒否したアルコール性肝硬変症例が存在した。この点は^{13}C肝機能呼気試験を臨床検査として推進する上で一つの障壁となる可能性がある。これら結果から^{13}C肝機能呼気試験では，PBT 30分値による評価が最も安全で有用性が高いと考えられる[17]。

5.5 おわりに

比較的安価な$^{13}CO_2$測定機器の普及にもかかわらず，^{13}C呼気試験による肝機能評価が普及したとはいえない現状がある。普及するための条件の一つは検査の標準化である。標準化された検査が非侵襲かつ簡便で，精度の高い診断能や重症度判定，予後や治療効果判定が行えれば普及する。この点を考慮すると，投与する^{13}C標識物質，投与量，呼気採取時間，評価方法を統一する必要がある。さらに，対費用効果を含めた前向き無作為試験を検討する必要がある。

文　献

1) F. G. Moody *et al.*, *Ann. Surg.*, **180**, 592 (1974)
2) A. M. Kholoussy *et al.*, *Crit. Care Med.*, **12**, 115 (1984)
3) E. Okamoto *et al.*, *Surgery*, **95**, 586 (1984)
4) P. S. Kamath & W. R. Kim, *Hepatology*, **45**, 797 (2007)
5) G. D'Amico *et al.*, *J. Hepatol.*, **44**, 217 (2006)
6) C. G. Child & J. G. Turcotte, The Liver and Portal Hypertension (C. G. Child ed.), p.50, Philadelphia, W. B. Saunders (1964)
7) R. N. Pugh *et al.*, *Br. J. Surg.*, **60**, 646 (1973)

8) R. S. Brown, Jr. *et al.*, *Liver Transpl.*, **8**, 278 (2002)
9) I. F. Boin *et al.*, *Transplant Proc.*, **36**, 920 (2004)
10) N. Farnsworth *et al.*, *Am. J. Surg.*, **188**, 580 (2004)
11) E. Cholongitas *et al.*, *Aliment. Pharmacol. Ther.*, **22**, 1079 (2005)
12) E. Cholongitas *et al.*, *Aliment. Pharmacol. Ther.*, **24**, 453 (2006)
13) I. Graziadei, *Wien. Med. Wochenschr.*, **156**, 410 (2006)
14) T. I. Huo *et al.*, *Liver Transpl.*, **12**, 65 (2006)
15) Y. Ishii *et al.*, *Surg. Res.*, **112**, 38 (2003)
16) P. A. Burke *et al.*, *Am. J. Surg.*, **173**, 270 (1997)
17) Y. Ishii *et al.*, *Isotopes Environ. Health Stud.*, **48**, 543 (2012)
18) Y. Ishii *et al.*, *J. Surg. Res.*, **114**, 120 (2003)
19) Y. Ishii *et al.*, *J. Gastroenterol.*, **38**, 1086 (2003)
20) G. S. Zhang *et al.*, *BMC Geriatr.*, **10**, 23 (2010)
21) S. Moran, *et al.*, *Isotopes Environ. Health Stud.*, **45**, 192 (2009)
22) N. Koeda *et al.*, *Aliment. Pharmacol. Ther.*, **21**, 851 (2005)
23) I. Gallardo-Wong *et al.*, *World J. Gastroenterol.*, **13**, 4579 (2007)
24) N. Tygstrup, *Acta Med. Scand.*, **175**, 281 (1964)
25) B. Tengstrom, *Scand. J. Clin. Lab. Med.*, **23**, 159 (1969)
26) G. Marchesini *et al.*, *Liver*, **10**, 65 (1990)
27) J. Reichen *et al.*, *Hepatology*, **14**, 504 (1991)
28) F. Salerno *et al.*, *J. Hepatol.*, **25**, 474 (1996)
29) C. Merkel *et al.*, *Hepatology*, **24**, 820 (1996)
30) F. Mion *et al.*, *Eur. J. Clin. Invest.*, **29**, 624 (1999)
31) J. Holtmeier *et al.*, *Scand. J. Gastroenterol.*, **41**, 1336 (2006)
32) E. G. Giannini *et al.*, *Clin. Gastroenterol. Hepatol.*, **3**, 279 (2005)
33) K. J. Stibbe *et al.*, *Scand. J. Gastroenterol.*, **46**, 962 (2011)
34) F. Mion *et al.*, *Metabolism*, **44**, 699 (1995)
35) M. Candelli *et al.*, *Eur. Rev. Med. Pharmacol. Sci.*, **8**, 23 (2004)
36) I. Grattagliano *et al.*, *Eur. J. Clin. Invest.*, **40**, 843 (2010)
37) B. H. Lauterburg *et al.*, *Hepatology*, **17**, 418 (1993)
38) A. Witschi *et al.*, *Alcohol. Clin. Exp. Res.*, **18**, 951 (1994)
39) P. Portincasa *et al.*, *Clin. Sci. (Lond.)*, **111**, 135 (2006)
40) V. O. Palmieri *et al.*, *J. Surg. Res.*, **157**, 199 (2009)
41) M. Banasch *et al.*, *Eur. J. Med. Res.*, **16**, 258 (2011)
42) M. Candelli *et al.*, *Eur. Rev. Med. Pharmacol. Sci.*, **12**, 245 (2008)
43) P. Afolabi *et al.*, *Dig. Dis. Sci.*, **58**, 33 (2013)
44) E. C. Nista *et al.*, *Eur. Rev. Med. Pharmacol. Sci.*, **8**, 33 (2004)
45) Y. Ilan, *Aliment. Pharmacol. Ther.*, **26**, 1293 (2007)
46) G. Lalazar *et al.*, *J. Viral. Hepat.*, **15**, 716 (2008)
47) L. Dinesen *et al.*, *Dig. Liver Dis.*, **40**, 743 (2008)

48) M. Candelli *et al.*, *Aliment. Pharmacol. Ther.,* **19**, 243 (2004)
49) D. Festi *et al.*, *World J. Gastroenterol.*, **11**, 142 (2005)
50) O. Goetze *et al.*, *Aliment. Pharmacol.*, **26**, 305 (2007)
51) A. Schneider *et al.*, *J. Clin. Gastroenterol.*, **41**, 33 (2007)
52) I. Tugtekin *et al.*, *Am. J. Physiol. Endocrinol. Metab.*, **283**, E1223 (2002)
53) C. T. Wai *et al.*, *Hepatology,* **38**, 518 (2003)
54) A. A. Shaheen & R. P. Myers, *Hepatology,* **46**, 912 (2007)
55) O. A. Gressner *et al.*, *Clin. Chim. Acta*, **381**, 107 (2007)
56) L. A. Adams *et al.*, *Clin. Chem.*, **51**, 1867 (2005)
57) W. M. Rosenberg *et al.*, *Gastroenterology,* **127**, 1704 (2004)

6 糖尿病患者における呼気アセトン測定の意義

近藤孝晴*

6.1 はじめに

　糖尿病とは，インスリンが絶対的あるいは相対的に不足するため，糖代謝の異常が出現する病態である。インスリンはエネルギー源であるブドウ糖を細胞内へ取り入れるために必須のホルモンであり，不足すれば細胞内の代謝調節が損なわれ，ひいては全身的な障害が発生する。

　臨床的に糖尿病を診断するには，空腹時血糖値≧126 mg/dLかあるいは随時血糖値≧200 mg/dLのどちらかを証明する。さらに，慢性的な高血糖を反映する糖化ヘモグロビン（HbA1c）が血糖コントロールの指標として臨床的に重要である。HbA1cは1～2ヵ月間の血糖の平均値を反映する指標であり，食事で短時間に変動する血糖と違い安定しているので，糖尿病の経過観察に使用されている。しかし，糖尿病の診断にはこれらの検査結果だけではなく，慢性高血糖，症状，臨床所見，家族歴，体重歴などを参考として総合的に判定することが必要といわれている[1]。

　糖尿病はその成因により1型糖尿病と2型糖尿病に分けられる。

　1型糖尿病は生命維持のためにインスリン注射が必須の病態で，インスリン依存型糖尿病とも呼ばれている。自己免疫による場合と，原因が不明の特発性による場合とがある。自己免疫性では膵島関連自己抗体が陽性である。ウィルス感染などを契機としてリンパ球が変化し，自分自身のβ細胞を敵と認識し，破壊することにより発症する。インスリンが産生されなくなり，ブドウ糖を細胞内へ取り入れることができなくなる。現在のところ，インスリンに代わる経口薬は存在しないため，インスリン注射が必須となる。

　糖尿病患者の95％以上は2型糖尿病で，その多くは肥満の合併症として発症する生活習慣病である。肥満により増加した体脂肪とくに内臓脂肪はインスリン抵抗性の増加をもたらす。また，肥満が持続することにより，インスリンを産生している膵ランゲルハンス島のβ細胞が疲弊する。これらにより，インスリンの相対的欠乏が生ずるため，2型糖尿病が発症する。2型糖尿病の治療には，血糖降下薬など多くの薬剤が使用されている。

　糖尿病アトラス第6版[2,3]によると，世界の糖尿病人口は増え続けており，2013年の世界の糖尿病者数は3億8,200万人で成人人口の8.3％であるという。有効な対策を講じないと，2035年までに5億9,200万人に増加すると予測されている。糖尿病患者は低・中所得者層の国に多いが，糖尿病に至っていない耐糖能異常者は先進国や経済成長が著しい途上国で増加しているという。

　1型糖尿病の患者数はヨーロッパ（12万9,400人）と北米（10万8,600人）で多く，2013年に1型糖尿病を発症した子供の数は7万9,000人以上といわれている。

　日本における糖尿病患者数については，国民健康・栄養調査により毎年報告されている[4]。こ

＊ Takaharu Kondo　中部大学　生命健康科学部　スポーツ保健医療学科　教授

第 4 章　新規呼気検査法の開発動向

の調査では，20歳以上の成人について「糖尿病が強く疑われる者」と，「糖尿病の可能性を否定できない者」とに分け集計されている。糖尿病が強く疑われる者とは，HbA1cが6.5％以上，または，糖尿病と診断され，治療中の者をいう。また，糖尿病の可能性を否定できない者はHbA1cが6.0％から6.5％未満で，「糖尿病が強く疑われる者」以外の者を指し，糖尿病の予備軍と考えられる。

糖尿病が「強く疑われる者」は約950万人，男性の15.2％，女性の8.7％である。このうち，現在治療を受けている者の割合は，男性65.9％，女性64.3％である。糖尿病の可能性が否定できない者は約1,100万人で，男性の12.1％，女性の13.1％である。

6.2　糖尿病と呼気検査

糖尿病患者の治療にあたっては，血糖やHbA1cの定期的測定が必須である。コントロールのよい2型糖尿病では毎月1回程度の測定でよいが，1型糖尿病ではさらに頻回の血糖測定が必要である。特にコントロールが不良な例では，毎日何回かの血糖測定とその結果に応じたインスリンの量を注射することが必要になる。採血などの苦痛を軽減できる検査法が望まれており，これまで，呼気あるいは皮膚アセトンの測定の他，光センサーによる血糖測定の試みや，呼気中の糖尿病に関連するアセトン以外のVOC（volatile organic compounds：揮発性有機化合物）の検索[5~7]が行われてきた。

血中のケトン体が糖尿病の病態を反映することは以前からよく知られており[8]，1型糖尿病の診断に有用との報告もある[9]。ケトン体が2型糖尿病で高値を示すのは，インスリン分泌の低下を反映しているという[10]。呼気中の糖尿病マーカーとしては，現在のところ，ケトン体の一つであるアセトンが最も有望視されているが，アセトンの測定のみでは十分でないとの認識もある。アセトンと血糖の相関はよいという報告はあるが，感度や特異性が血糖やHbA1cに勝るという報告はほとんどない。対象者が多く，呼気検査の市場としては非常に有望ではあるものの，現在の検査法が糖尿病の発見や治療，経過観察に非常に優れていることから，これらに勝る検査法を確立するのは容易ではない。

6.3　呼気アセトンの由来（図1）

過剰の栄養は体脂肪として蓄えられ，必要に応じて脂肪酸とグリセロールに分解される。グリセロールは肝でエネルギー源となり，脂肪酸はミトコンドリアのマトリックスでβ酸化と呼ばれる経路で，アセチルCoAを産生する。このアセチルCoAは通常クエン酸回路で酸化されるが，飢餓によりブドウ糖が不足した場合や，糖尿病でインスリンが欠乏し，ブドウ糖が利用できないような条件下では肝臓のミトコンドリアでケトン体となり（ケトン体生成：ketogenesis），肝臓以外の組織のエネルギー源となる（ケトン体分解：ketolysis）。なお，ケトン体とは，アセト酢酸，3-ヒドロキシ酪酸，アセトンの3つを指している。

ケトン体はアセチルCoAがアセトアセチルCoAに縮合され，さらに3ヒドロキシ-3-メチル

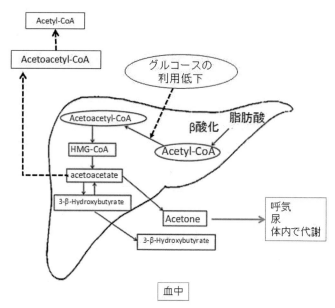

図1　呼気アセトンの由来（Wang ら[14]より改変）

グルタリル（HMG）-CoA となった後，アセチル CoA とアセト酢酸となる経路で合成される。アセト酢酸は 3-ヒドロキシ酪酸と相互変換される。アセト酢酸と 3-ヒドロキシ酪酸は血中に入り全身に運ばれる。血中に入ったアセト酢酸から非酵素的にアセトンが生成される。

アセトンが作られる経路には，上記以外にも，イソプロパノールが脱水素を受けてアセトンになる経路がある[11]。しかし，これは外因性にイソプロパノールを与えた時に初めて働く経路である。

アセト酢酸からできたアセトンの 5〜25％は呼気へ排泄され，尿中への排泄は 0.6〜1.4％程度と少ない。残りは，体内で代謝されると考えられている[12]。糖尿病性ケトアシドーシスでは，アセト酢酸の 52％がアセトンになるといわれている。アセトンの産生と呼気への排泄は相関し，血中アセトンが低濃度の場合，呼気中に 20％が，高濃度の場合は 80％が排泄されるという[13]。すなわち，呼気アセトンはダイナミックなエネルギー代謝を反映し，体内のケトン体生成系が亢進している時により増加すると考えられる。

6.4　糖尿病と呼気アセトン

糖尿病性昏睡の患者が甘い芳香を放つということはヒポクラテスの時代から知られていた[15]。この臭いのもとがアセトンである。昏睡に至らなくても糖尿病患者では呼気アセトンが高値を示すことが推測され，以前から，呼気アセトンの測定により糖尿病が診断できないかという試みが行われてきた。

糖尿病で呼気中のアセトンが測定されたのは 1952 年の Henderson ら[16]によるものが最初で

第4章 新規呼気検査法の開発動向

あろう。彼女らは、絶食していない健常者 (n=106) と糖尿病患者 (n=70) の呼気の水分を濃縮してアセトンを測定している。健常者では 4.6 (μg/g condensate/m^2 body surface) であり、糖尿病患者では 9.1 と有意に高値を示したという。呼気を直接測定しているわけではないので報告されたアセトンの濃度を以降の報告と比較することは難しい。

Wang ら[14]は現在までの報告例をまとめ、1型糖尿病患者 242 例では呼気アセトン濃度が健常者に比べ高値であると述べている。

例えば、Rooth ら[17]は種々のタイプの糖尿病患者 218 例の呼気アセトンを測定した。若年型の糖尿病 (n=49) では呼気アセトンは 1.71 ppm (ppm に換算) であり、健常対照者 (n=67) の 0.42 ppm に比べ有意に高値であったという。また、50歳以降発症の糖尿病患者 (n=20) では 0.65 ppm であった。Tassopoulos ら[18]は 251 例の糖尿病患者の呼気アセトンを測定している。そのうち、インスリン治療例 (103 例) を空腹時血糖で、5-120, 121-200, 201-300, 301-450 とグループ分けすると、低いグループでは呼気アセトン濃度は 0.73 ppm であったのに対し、高いグループでは 2.89 ppm と高値を示したという。Wang ら[19]は 34 例の1型糖尿病患者の呼気アセトンは 2.19 ppm であり、健常者の 0.48 ppm に比べ有意に高値であったという。さらに、1型糖尿病を血糖によりグループ分けしたところ (40-100, 101-150, 151-200, 201-419)、アセトンと血糖とは相関係数 0.98 という高い相関があったという。同じく HbA1c についても 7<、7-9.9、10-13% と分けると、アセトンと 0.99 という相関があった。しかし、グループ分けをしないと、アセトンは血糖や HbA1c と相関がなかったという。

しかし、Turner ら[20]は1型糖尿病患者の基礎アセトン値は 1.0〜21 ppm と個人差が大きく、健常対照者と差がなかったと報告している。個人差が大きいにもかかわらず、インスリンクランプを行って血糖が下がると、全例でアセトン濃度も低下し、呼気アセトンと血糖が相関することを観察している。糖尿病患者の呼気アセトン値は健常者に比べると有意に高値であるとはいえ、個人差が大きく、1型糖尿病の診断に用いるには、感度や特異性などを考慮した正常値を設定できるかどうかという問題点がある。

Nelson ら[21]は小児糖尿病患者の呼気アセトンを測定している。健康な8歳から16歳の子供では呼気アセトンが 0.15 ppm であったのに対し、絶食してない小児糖尿病患者 (9歳から19歳) では 0.42 ppm、絶食すると 0.76 ppm であったという。小児の1型糖尿病についての報告は少なく、非侵襲的な測定法が望まれる分野であるため、今後の検討が特に期待される。

2型糖尿病患者では呼気アセトンが高値を示すという報告と差がないという報告がある。Deng ら[22]は 15 例の糖尿病患者と 15 例の健常者を比較し、前者は 1.71 ppm 以上、後者は 0.76 ppm 以下と糖尿病患者で高値であったという。Ueta ら[23]21 例の2型糖尿病患者と健常者 10 例の呼気アセトンを比較した。糖尿病患者のアセトン値は 0.19〜0.66 ppm、健常者では 0.18〜0.59 ppm で有意差はなかったと報告している。Španěl ら[24]は、4例の2型糖尿病患者、9例の対照者の呼気アセトンを測定し、糖尿病患者では 220〜1,024 ppb、健常者では 238〜698 ppb と差がなかったという。Storer[25]は 38 例の2型糖尿病患者の呼気アセトン濃度は 660

233

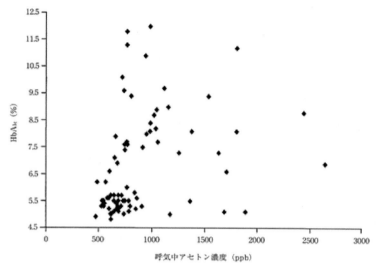

図2　2型糖尿病患者の呼気アセトン濃度とHbA1c[26]
呼気アセトン濃度とHbA1cとは有意な正の相関がある（r＝0.460, p＜0.01）。

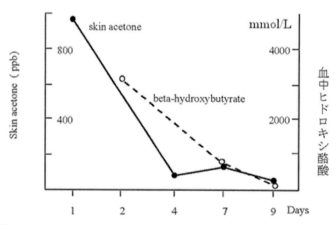

図3　糖尿病ケトアシドーシス患者の皮膚アセトンおよび血中3-ヒドロキシ酪酸の推移[28]

～862 ppb（median 337 ppb）であり，健常者と差がなかったと報告している。Wangら[19]は10例の2型糖尿病患者と15例の健常者を比較した。2型糖尿病患者の呼気アセトンは2.05 ppmであり，健常者の0.48 ppmより高値であったが，糖尿病患者のアセトンは0～5.99 ppmとばらつきが大きかったと報告している。栃内[26]は，2型糖尿病患者（35例）の呼気アセトン濃度は1104.02 ± 490.31 ppbであり，健常者（43例）の747.17±285.52 ppbに比較し，有意に高値であったという。さらに，HbA1cと有意な正の相関があったと報告している（図2）。しかし，図を見る限り，相関性は高くなく，呼気アセトンからHbA1cを推定するのは困難である。

以上のように呼気アセトンは1型糖尿病では血糖と相関して増加するとの報告が多いが，2型

第4章　新規呼気検査法の開発動向

糖尿病では一定していない。呼気アセトンが糖尿病の診断や経過観察に有用か否かなどについては明確な結論が得られていない。

Qiaoら[27]は呼気アセトンの測定が糖尿病性ケトアシドーシスの診断に役に立つことを報告している。糖尿病性ケトアシドーシスの診断には，早期に出現する3-ヒドロキシ酪酸を測定するのがもっともよく，尿ケトン体の測定は早期診断には不向きといわれている。彼らは糖尿病性ケトアシドーシスの患者の呼気アセトンを測定し，尿ケトン体および血中3-ヒドロキシ酪酸と比較している。尿ケトン体が増加すると，血中3-ヒドロキシ酪酸も呼気アセトンも増加し，呼気アセトンは3-ヒドロキシ酪酸および尿ケトン体と有意な相関を認めている。また，3-ヒドロキシ酪酸を標準としてROC曲線（Receiver Operating Characteristic Curve：受信者動作特性曲線）で検討し，呼気アセトンのカットオフ値を1.185 ppmとすると，感度は90.9％，特異性は77.1％であり，尿ケトン体の63.6％および85.7％と比較すると，同等かあるいはそれ以上の診断能があると考えられた。

筆者らは皮膚から放出されるアセトンを測定し，糖尿病患者では健常者に比べ高値を示すことを報告した[28]。糖尿病性ケトアシドーシスの患者の皮膚アセトンは，血中3-ヒドロキシ酪酸と同様，異常高値を示し，治療とともに短時日で低下した（図3）。この例からも呼気あるいは皮膚アセトンの測定は糖尿病性ケトアシドーシスの診断には有用であると考えられる。

6.5　糖尿病における呼気アセトン測定の問題点と将来

現在までの報告は，小人数を対象とした症例（対照）研究がほとんどである。1型糖尿病では健常人に比べ呼気アセトンが高値を示すという報告が多いが，正常値の範囲やアセトン濃度が何ppm以上であれば1型糖尿病といえるかという点について言及した論文はほとんどない。

2型糖尿病患者では呼気アセトン濃度は健常者と差がないという報告が多い。1型と2型糖尿病の差異が，インスリン使用の有無によるのか，あるいは他の要因によるのかについて検討した報告はない。

糖尿病の診断に呼気アセトンが使用できるかどうか，という点については，情報が血糖以上に得られるかという点にかかってくる。多種類のVOCの測定により血糖を推定できるという報告[6]はあるものの，血糖測定がゴールドスタンダードとなっており，簡便で安価，かつ，世界的に普及していることを考えると，呼気測定により血糖を推定するのは現状では無理があるといわざるを得ない。

糖尿病治療の経過観察ではHbA1cが使用されることが多い。呼気アセトンはHbA1cと相関がみられるもののその相関の程度は報告によって差がある。呼気アセトン測定がHbA1cに取って代わることも現状では難しい。しかし，この問題は，他のVOCや呼気成分を同時に測定することにより解決できる可能性もある。筆者らは，インスリン治療を行っている糖尿病患者の呼気一酸化炭素を測定し，HbA1cと有意な相関があったことを報告した[29]。呼気アセトンと呼気一酸化炭素の同時測定は行っていないが，アセトン以外の物質を同時に測定することにより

HbA1cと同じような慢性的な高血糖の推定が可能となるかもしれない。

　糖尿病患者の呼気アセトンに関する報告を見る限り糖尿病の専門医が行った研究は少ないように思われる。呼気アセトンが糖尿病の診断や経過観察に有用か否かは，今後，糖尿病専門医を交えた大規模な調査研究が必要と考えられる。

　糖尿病性ケトアシドーシスの診断には，呼気アセトンの測定が有用と思われる。Qiaoら[27]は呼気アセトン 1.185 ppm 以上で糖尿病性ケトアシドーシスと診断できるとしているが，この値の決定にはさらに大規模な調査が必要であろう。呼気アセトン濃度は体内のダイナミックな変化を反映し，ケトン体生成（ketogenesis）に傾いている時，すなわち，ケトアシドーシス状態が増悪しつつある時に上昇すると推定される。この傾向を早期に把握する目的にはウェアラブルで短時間に何度も測定できるアセトン測定器が有用であろう。ウェアラブルでなくても，簡便な機器が開発されれば，この用途には十分役に立ちそうである。NTTドコモが開発した「呼気アセトン測定装置」はこの用途に使用できる可能性が高い[30,31]。呼気アセトンの測定で糖尿病性ケトアシドーシスが早期に診断できるようになれば，ケトアシドーシスになりやすい糖尿病患者とくに小児糖尿病患者には朗報である。

　なお，呼気の採取方法にも疑問が提示されている。多くの研究者はアセトンも水素などと同様終末呼気を採取すれば血中ケトン体を推定できると考えているが，アセトンは気道からも出ているとの報告がある[32]。アセトンが気道からも出ていると，呼気の採取方法も再検討する必要があろう。皮膚ガスはこの問題がないが，微量のためより精度を上げて測定する必要がある。従って，簡便な機器の開発はまだ先になりそうである。また，どこの皮膚から取ればよいかなどが十分わかっていないなどの問題点もある。

6.6　おわりに

　最初に述べたように世界の糖尿病人口は多く，どの国にとっても対策が急務とされている疾患の一つである。従って，早期診断や経過観察に使用する機器等の市場は非常に大きいので，呼気測定の分野で，何を，どのように測定すればよいかという点に関してbrake throughがあれば多くの企業がこの分野に参入することは間違いなさそうである。呼気ガスの中では，アセトンが最も近い位置にあるものと思われる。

文　　　献

1) 日本糖尿病学会編，科学的根拠に基づく糖尿病診療ガイドライン 2013，南江堂 (2013)
2) International Diabetes Federation, IDF Diabetes Atlas 6th Edition (2013)
3) 糖尿病ネットワーク　世界糖尿病デー，

http://www.dm-net.co.jp/calendar/2013/020997.php
4) 厚生労働省，平成 24 年度国民健康・栄養調査報告，平成 26 年 3 月
5) M. B. Greiter et al., Diabetes Technol. Ther., **12**, 455（2010）
6) T. D. C. Minh et al., Am. J. Physiol. Endcrinol. Metab., **300**, E1166（2011）
7) T. D. C. Minh et al., Diabetes Res. Clin. Pract., **97**, 195（2012）
8) E. E. Werk et al., Diabetes, **10**, 22（1961）
9) Y. Harano et al., Diabetologia, **26**, 343（1984）
10) Y. Mahendran et al., Diabetes, **62**, 3618（2013）
11) A. W. Jones et al., J. Anal. Toxicol., **24**, 8（2000）
12) G. A. J. Reichard et al., J. Clin. Invest., **63**, 619（1979）
13) O. E. Owen et al., Diabetes, **31**, 242（1982）
14) Z. Wang et al., J. Breath Res., **7**, 037109（2013）
15) 下内章人ほか，応用物理，**83**，26（2014）
16) M. J. Henderson et al., Diabetes, **1**, 188（1952）
17) G. Rooth et al., Lancet, **288**, 1102（1966）
18) C. N. Tassopoulos et al., Lancet, **293**, 1282（1969）
19) C. Wang et al., IEEE Sensors J., **10**, 54（2010）
20) C. Turner et al., J. Breath Res., **3**, 046004（2009）
21) N. Nelson et al., Pediatr. Res., **44**, 363（1998）
22) C. Deng et al., J. Chromatogr. B, **810**, 269（2004）
23) I. Ueta et al., J. Chromatogr. B, **877**, 2551（2009）
24) P. Španěl et al., J. Breath Res., **1**, 011001（2007）
25) M. Storer et al., J. Breath Res., **5**, 046011（2011）
26) 栃内圭子，岩医大歯誌，**35**，20（2010）
27) Y. Qiao et al., BioMed. Res. Int., 869186（2014），
    http://dx.doi.org/10.1155/2014/869186
28) N. Yamane et al., Clin. Chim. Acta, **365**, 325（2006）
29) 近藤孝晴，安定同位体と生体ガス，**1**，28（2009）
30) 山田祐樹ほか，NTT DOCOMO テクニカル・ジャーナル，**20**，49（2012）
31) T. Toyooka et al., J. Breath Res., **7**, 036005（2013）
32) J. C. Anderson et al., J. Apply. Physiol. **100**, 880（2006）

7 精神科領域における呼気ガス検査の応用

寺石俊也[*1]，功刀 浩[*2]

7.1 はじめに

二大精神病といわれる統合失調症と気分障害の我が国における生涯有病率はそれぞれおよそ0.7%，7.5%といわれ[1]，いわゆるありふれた病気（common disease）である。分子生物学，脳画像，生理学等の多方面からの研究がなされているが，それらの生物学的病因や病態はいまだに不明である。さらに，精神疾患診断のゴールドスタンダードは現在も患者の主観的体験に対する医師による問診が中心であり，脳科学的方法による客観的診断法の開発が望まれる。近年，呼気ガス検査は有機化学の発展のみならず社会的背景から盛んに研究が行われ，*Helicobacter pylori*の検査に代表されるように実際の臨床にも普及してきており，精神疾患への応用が期待されるが，いまだに研究は少ない。本稿では，安定同位体を用いた呼気ガス検査の精神疾患への応用について，筆者らの検討を中心に紹介する。

1993年，Phillipsらは，呼気中の揮発性有機化合物をガスクロマトグラフ質量分析法により測定し，急性期統合失調症患者群のペンタンと二硫化炭素が，健常群と比較して有意に高値であると報告した[2]。トレーサー法による呼気検査を精神疾患研究に応用したのは，1965年，Coppenらによる。炭素の同位体である^{14}Cで標識した5-ヒドロキシトリプトファン（セロトニンの前駆物質）をうつ病患者に投与しそれより生じた代謝産物$^{14}CO_2$を測定し，うつ病の改善に伴って$^{14}CO_2$の排出が増加することを報告した[3]。1992年，Sargentらは，炭素の同位体である^{11}Cや^{14}Cで標識したメチオニンを投与した。それより生じた代謝産物$^{11}CO_2$および$^{14}CO_2$は，統合失調症患者群において健常者群より有意に低下していた[4]。^{11}Cや^{14}Cを利用した呼気ガス検査は，生理的に排出される呼気を検体にしている点では非侵襲的といえるが，それらは放射性同位体であるため被爆の危険があり，取り扱いの面でも制約が多い。そこで，放射線を放出しない安定同位体^{13}Cを用いた^{13}C-呼気検査（安定同位体トレーサー法）が開発され広まっていった。^{13}C-呼気検査を初めて精神疾患に応用したのは，我が国の山下らである[5]。同グループはL-[1-^{13}C]phenylalanine（100 mg）を患者に投与し，呼気中に排出される$^{13}CO_2$を測定した。その結果，うつ病患者群（4名）のファニルアラニン代謝動態が，健常群（11名）と比較して変化していたと報告した。

7.2 ^{13}C-呼気検査の原理

同位体とは，同一元素であるが質量数が異なる核種をいい，炭素の同位体には^{11}C，^{12}C，^{13}C，^{14}Cなどがある。^{11}Cや^{14}Cは放射線を放出するが，^{13}Cは放射線を放出せず，安定同位体

[*1] Toshiya Teraishi ㈳国立精神・神経医療研究センター 神経研究所 疾病研究第三部
[*2] Hiroshi Kunugi ㈳国立精神・神経医療研究センター 神経研究所 疾病研究第三部 部長

第4章　新規呼気検査法の開発動向

と呼ばれる。^{13}Cは天然存在比が低く（1.115％），トレーサーとして利用できる[6]。^{13}C-呼気検査では，投与された^{13}C標識化合物は体内で代謝され，^{13}Cを含む二酸化炭素（$^{13}CO_2$）が呼気中に排出される。その$^{13}CO_2$濃度を経時的に測定することにより，投与された^{13}C標識化合物が呼気中に$^{13}CO_2$として排出される過程中の様々な体内環境や機能（消化管における消化吸収と腸内細菌による代謝，吸収後の各臓器における代謝等）を調べることができる[6,7]。したがって，^{13}C-呼気検査では，^{12}Cを^{13}Cで置換・標識した化合物は，元の化合物と同じ代謝動態を示し，同位体効果が無視し得ることを前提とする。同位体効果については^{13}C-呼気検査を理解する上で必要な知識と思われるため少し触れておく。一般的に同位体効果とは，ある化合物の原子をその同位体で置換したときの物理化学的性質や挙動における差のことであり，特に反応速度に影響を与える場合を反応速度同位体効果（kinetic isotope effect）という[8]。質量の軽い同位体を重い同位体に置換した場合（^{12}Cを^{13}Cへ置換した場合がこれに該当する），結合は強くなり，その結合を引き離すためには，より強いエネルギーが必要であり，反応時間も長くなる。安定同位体で置換・標識された場合，元の化合物と同じ代謝動態とみなせるかについて，以下のようなことが指摘されている[9]。①律速反応に関わらない場合，反応速度同位体効果はない。②律速反応に関わる場合，脂肪族化合物中の炭素に結合している重水素（^2H）については，反応速度同位体効果が生じる。③水酸化反応が起こる芳香族中の炭素と重水素の結合については，反応速度同位体効果はまれである。④軽同位体と比較して質量の相違が10％以内の重同位体（^{13}C, ^{15}Nなど）が律速反応に関わる場合，重同位体による3％以下の反応速度同位体効果があり得るが，これは一般的に検出系に生ずる誤差範囲と同程度であり，実際には無視することができる。⑤副次的な代謝経路における反応速度同位体効果は無視することができる。

さらに，$^{13}CO_2$を生成する副経路や反応時間などについても考慮し，化合物中の^{13}C標識部位・数を決める。現在，^{13}Cのみならず，^2H，^{15}N，^{18}O等の安定同位体による様々な標識部位・数をもつ多種類の有機化合物が，以前より安価に購入可能となっている［例えば，米国・CIL社のホームページ（http://shop.isotope.com/）では，希望の同位体標識化合物が入手可能か検索できる］。ヒトや動物に試薬を投与する際は，試薬そのものの純度や生物医学的な安全性についても検討が必要である。

採取した呼気中$^{13}CO_2$の検出方法としては，ガスクロマトグラフ質量分析法と赤外分光法がある。後者は安価・簡便であり，得られる測定値$\Delta^{13}CO_2/^{12}CO_2$は，前者で得られる結果と強く相関する[6]。しかし，より高い精度で測定する必要がある場合は，ガスクロマトグラフ質量分析法を利用する。

7.3　^{13}C-呼気検査の精神疾患研究への応用

統合失調症や気分障害等の精神疾患では，中枢神経系の異常のみならず，全身的なホルモンや生体内物質の変化，代謝機能等との関連が指摘されている[10〜12]。上述の通り，^{13}C-呼気検査では，腸内細菌による代謝，腸管の消化吸収，各臓器における代謝等，幅広い生体内環境および機

能を観察することができる．さらに試薬の種類や ^{13}C 標識部位・数の組み合わせにより様々な生化学的反応をターゲットにすることができ，精神疾患研究の最適なツールの一つになり得る．筆者らが最近，統合失調症患者を対象に行った，^{13}C-フェニルアラニン呼気ガス検査について以下に紹介する[13]．

統合失調症は，陽性症状（幻覚や妄想），陰性症状（無為自閉），さらに認知障害などの重篤な精神症状を呈し，我が国における患者数は約 79.5 万人といわれているが[1]，病因は不明である．ドパミン仮説が最も有力な仮説であり，腹側被蓋野から側坐核へ投射する中脳―辺縁系経路の神経軸索終末のドパミンが過剰になっていることが示唆されている．ドパミンの細胞外濃度を増加させるアンフェタミンにより統合失調症と類似した精神病症状が誘発されること，抗精神病薬の臨床力価とドパミン D_2 受容体への親和性が正の相関を示すことなどを根拠として広く支持されている[14,15]．

ドパミンは必須アミノ酸であるフェニルアラニンからチロシンを経て生合成される（図 1）．統合失調症患者の血液や脳脊髄液試料を用いた研究では，抗精神病薬使用の有無に関わらず，フェニルアラニンの増加[16]，チロシン／フェニルアラニン比の低下[17]が報告されており，フェニルアラニンを基質とする代謝反応の低下が示唆されている．フェニルアラニンをチロシンに変換

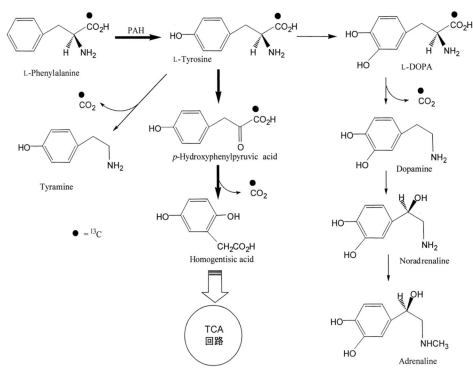

図 1　L-[1-^{13}C]phenylalanine の代謝経路
（文献 13）より改変）

第4章 新規呼気検査法の開発動向

させる酵素は phenylalanine hydroxylase（PAH）であり[18]，この酵素の遺伝子異常は常染色体劣性遺伝疾患であるフェニルケトン尿症（PKU）の原因となる[19]。PKU は知的障害を含めた様々な精神症状を呈するほか，PKU のヘテロ保因者，つまり PKU 患者の親は，一般人口と比較して統合失調症発症率が高いという報告もあり[20]，PAH と統合失調症が関連している可能性が示唆されている。PKU を引き起こす *PAH* 遺伝子変異と統合失調症との関連を直接調べた関連解析の結果は一致していないが[21,22]，アミノ酸置換を伴う *PAH* 変異である K274E をもつ統合失調症患者では，他の統合失調症患者に比べて，フェニルアラニン代謝動態が低下していたとする報告がある[23]。以上より，*PAH* 変異との直接的関係については不明であるものの，統合失調症ではフェニルアラニン代謝低下が疑われ，詳細に調べる価値があると思われた。そこで，PKU の研究分野で広く用いられ，*PAH* 変異と関連したフェニルアラニン代謝変化を検出する L-[1-^{13}C]phenylalanine による ^{13}C-フェニルアラニン呼気ガス検査（^{13}C-phenylalanine breath test：^{13}C-PBT）を用いた[24,25]。^{13}C-PBT では，代謝の主経路（フェニルアラニンが PAH によりチロシンへ変換された後，異化され TCA 回路へ入りエネルギーに変換される経路）とともに，ドパミンやノルアドレナリンなどの神経伝達物質が生成される経路やチラミン合成経路からも $^{13}CO_2$ が生じる。これらは量的にみて，フェニルアラニンの主要な三大経路である。したがってこの検査で呼気に排出される $^{13}CO_2$ は，全身の主たるフェニルアラニン代謝の総計の指標といえ，その経時的変化を追うことにより動的代謝も把握可能である。この方法の応用は統合失調症のフェニルアラニン代謝研究において全く新しい試みであった。

7.4 ^{13}C-フェニルアラニン呼気ガス検査の統合失調症を対象とした検討の実際

米国精神医学会の診断基準である DSM-IV により統合失調症と診断された患者 20 名と，性，年齢を一致させた健常者 20 名が研究に参加した[13]。全ての被験者（同意能力のない場合はその保護者）に対して十分な説明と同意を実施した。患者は，ほとんどが慢性期であり，陽性・陰性症状評価尺度（PANSS）の陰性症状尺度が平均 19.0 点と高く，また罹患期間も平均 19.1 年と長かった。具体的な検査方法は先行研究にならった[25~27]。

被験者は一晩絶食をし，呼気採取は翌日午前 10 時から開始した。比較対照となる呼気（標準ガス）を少なくとも 2 回，呼気バック（呼気採取バッグ，1,300 mL，大塚製薬社製）に採取した後，水 100 mL に溶解した L-[1-^{13}C]phenylalanine（米国・CIL 社）100 mg を経口投与した。その後，10，15，20，30，45，60，90，120 分後の呼気を呼気バック（呼気採取バッグ，250 mL，大塚製薬社製）に採取した。検査中は，被験者の CO_2 産生量が変化しないように，運動を控えて安静座位を保つようにした。念のため，会話や読書等，特定の脳機能を刺激し得る活動も控えるようにした。一般に呼気採取の際は 5～10 秒間息止めを行うが，これは採取する呼気中の二酸化炭素濃度を上げ，さらに死腔の影響を減らすことにより，測定精度を上げるためである[6]。今回筆者らが行った研究では，興奮や昏迷等の精神症状のために自発的な呼気採取が不可能である患者を対象としていないが，その場合でも，代替法として，口腔内部から呼気をシリ

ンジにより吸引する方法や，フェイスマスクを通して採取する方法等が考えられる[6]。

抗精神病薬が ^{13}C-フェニルアラニン呼気検査に及ぼす影響は不明であり，薬物フリーの条件下での検査が理想的であるが，統合失調症患者においては，臨床的にも倫理的にも難しい。したがって，^{13}C-PBT に対する抗精神病薬の影響については，ラットによる実験で検討した。ラットの呼気検査として，口腔部からシリンジにより直接呼気を採取する方法があるが，精神疾患研究では実験動物にできるだけストレスを与えないことが重要である。そこで筆者らは，内田らの装置[28]を参考にして，自動呼気吸引機（大塚電子社製），デシケーター，およびタイマーで自動呼気採取装置を組み立てたものを使用した[13]。この装置では，ラットに試薬を投与してデシケーターに入れた後は，呼気採取および排気はタイマー制御下に自動的に行われ，呼気採取開始から終了までラットに触れる必要がない。注意点としては，チャンバー内空気の排気設定である。排気過多であるとラットの呼気がチャンバー内に十分に蓄積せず $^{13}CO_2$ 濃度測定が不可能になってしまうが，排気不足であるとラットが自身の呼気により二酸化炭素中毒に陥ってしまう危険がある。

データの解析方法であるが，どの評価指標を用いるかは研究内容により異なる。筆者らの行った ^{13}C-PBT では，赤外分析装置から得られる測定値 $\Delta^{13}CO_2/^{12}CO_2$ の他に，$\Delta^{13}CO_2/^{12}CO_2$ の最大値 C_{max}（‰），$\Delta^{13}CO_2/^{12}CO_2$ と経過時間との曲線下面積 AUC（min・‰），^{13}C 累積回収率 CRR_{0-120}（%），最大値到達時間 T_{max}（min）等を算出した。詳細な計算方法については他の文献で説明されているが[6,13,24]，測定値 $\Delta^{13}CO_2/^{12}CO_2$ のほかに，被験者の身長や体重，用いる試薬の特性（分子量，標識炭素数，^{13}C-enrichment 等）のデータが必要であり，あらかじめ収集しておく。

7.5 統合失調症におけるフェニルアラニンの代謝動態

$\Delta^{13}CO_2/^{12}CO_2$ の経時的変化のグラフ（図2）に示すように，統合失調症患者は健常者と比較して，T_{max} の遅延はなく C_{max} が低下し，全体としてフェニルアラニンの代謝動態が低下していた。また，図3に示すように ^{13}C 累積回収率（CRR）も低下していた。重回帰分析では，診断，体重，年齢の因子が，AUC や CRR_{0-120} の有意な予測因子であった。年齢と体重を統制して共分散分析を行うと，両群の AUC と CRR_{0-120} に有意差を認めた。動物実験では，ハロペリドールもしくはリスパダールを 21 日間慢性投与したラットの群と，ビークル群の呼気検査結果の間に有意差を認めなかった。

PAH は肝臓・腎臓で発現しており，第5節で紹介されている通り，^{13}C-PBT は肝機能評価にも用いられる[29]。したがって今回の結果は，肝機能障害が交絡因子である可能性がある。肝・腎機能については，採血検査により AST，ALT，BUN，Cr，総蛋白，アルブミン，血小板数，総ビリルビンを評価した。今回，肝障害などの異常値がある者は対象から除外し，被験者はいずれも全ての採血項目で基準値範囲内にあり，さらに呼気検査の指標といずれの採血項目の間にも相関がなかった。以上より，慢性統合失調症患者のフェニルアラニン代謝動態は，健常者と比較し

第4章　新規呼気検査法の開発動向

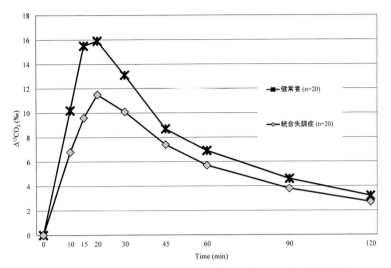

図2　統合失調症と健常者における$\Delta^{13}CO_2/^{12}CO_2$の経時的変化[13]

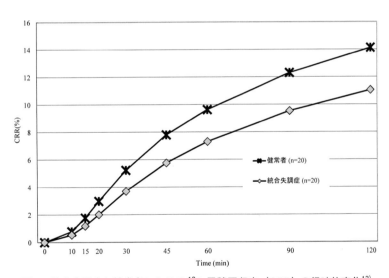

図3　統合失調症と健常者における^{13}C累積回収率（CRR）の経時的変化[13]

て有意に低下していることが明らかとなり，動物実験の結果からは，それが抗精神病薬の影響である可能性は低いことが予想された。ただし，^{13}C-PBT の結果は，生化学的反応のほかに，絶食期間，胃排出能，代謝臓器への取り込み，試薬や代謝産物の膜輸送，呼吸機能等，様々なミクロ・マクロの生体機能・反応の影響を受けた結果の総和であるため，解釈には慎重を要する[13,24]。しかし，今後，統合失調症においてフェニルアラニン代謝動態が低下するタイプについて詳細に検討する価値があろう。

243

7.6 おわりに

　簡便で非侵襲的な ^{13}C-呼気検査は現在注目を集めているが，精神疾患を対象にした研究は筆者らの報告を含め非常に少ない[5,13]。しかし，筆者らの結果は呼気ガス検査が有望であることを示唆している。^{13}C-呼気検査を用いた精神疾患の病態解明や診断の研究に，多くの研究者が興味を持って参画されることを期待する。

謝辞

　^{13}C-呼気検査についてご指導いただいた梶原正宏教授（横浜薬科大学），野々村英二氏（Tri-X Biomedical社）に心より感謝致します。

文　　献

1) 厚生労働省，http://www.mhlw.go.jp/
2) M. Phillips et al., *J. Clin. Pathol.*, **46**, 861（1993）
3) A. Coppen et al., *Br. J. Psychiatry*, **111**, 105（1965）
4) T. Sargent et al., *Biol. Psychiatry*, **32**, 1078（1992）
5) 山下さおりほか，^{13}C医学，**12**, 16（2002）
6) 平野修助ほか，^{13}C-呼気試験の実際，p.4，^{13}C医学応用研究会（2002）
7) Y. Ghoos et al., $^{13}CO_2$-breath tests at the laboratory, p.6, University Hospital Gasthuiberg（1996）
8) 栗原紀夫，RADIOISOTOPES，**45**, 51（1996）
9) T. R. Brown et al., Stable isotopes in pharmaceutical research, p.13, Elsevier（1997）
10) S. L. Mcelroy et al., *J. Clin. Psychiatry*, **65**, 634（2004）
11) M. C. Ryan et al., *Am. J. Psychiatry*, **160**, 284（2003）
12) M. Peet, *Br. J. Psychiatry*, **184**（Suppl. 47），S102（2004）
13) T. Teraishi et al., *Transl. Psychiatry*, **2**, e119（2012）
14) O. D. Howes & S. Kapur, *Schizophr. Bull.*, **35**, 549（2009）
15) 村崎光邦ほか，最新精神薬理学，p.85，オフィス エム・アイ・ティ（2003）
16) A. M. Poisner, *J. Nerv. Ment. Dis.*, **131**, 74（1960）
17) J. Wei et al., *Schizophr. Res.*, **14**, 257（1995）
18) S. Hufton et al., *Biochem. J.*, **311**（Pt. 2），353（1995）
19) C. R. Scriver, *Hum. Mutat.*, **28**, 831（2007）
20) F. Vogel, *Prog. Clin. Biol. Res.*, **177**, 337（1985）
21) J. Sobell et al., *Am. J. Med. Genet.*, **48**, 28（1993）
22) M. E. Talkowski et al., *Am. J. Med. Genet. B Neuropsychiatr. Genet.*, **150B**, 560（2009）
23) M. A. Richardson et al., *Schizophr. Res.*, **36**, 95（1999）

24) E. Treacy *et al., Pediatr. Res.*, **42**, 430 (1997)
25) Y. Okano *et al., Pediatr. Res.*, **56**, 714 (2004)
26) T. Ishii *et al., Chem. Pharm. Bull.* (*Tokyo*), **46**, 1330 (1998)
27) Y. Ishii *et al., J. Surg. Res.*, **112**, 38 (2003)
28) M. Uchida *et al., J. Pharmacol. Sci.*, **98**, 388 (2005)
29) T. Ishii *et al., Chem. Pharm. Bull.* (*Tokyo*), **49**, 1507 (2001)

8 呼気による消化管機能評価

中田浩二[*1], 羽生信義[*2], 松浦知和[*3], 矢永勝彦[*4]

8.1 はじめに

呼気試験法は，呼気を採取し分析することにより疾病や手術に伴う生体機能の障害を調べる方法である。^{13}C標識化合物でラベルした種々の基質の合成が可能になったことで，その応用範囲が拡大してきている。臨床の場で^{13}C-尿素呼気試験がピロリ菌の感染診断法として保険収載され普及したことにより，呼気中^{13}CO$_2$存在比を測定する測定機械を備えた病医院が増えたこともあり，^{13}C呼気試験法（^{13}C法）を用いた種々の機能検査が行われるようになってきた。本稿では，^{13}C法を用いた消化管機能検査の現状と今後の展望について述べる。

8.2 消化管機能検査に対する臨床的ニーズ

消化管疾患には，がん，潰瘍，高度な炎症など内視鏡検査や血液生化学検査で異常が認められる「器質的疾患」と，これらの諸検査で異常を認めない「機能性疾患」がある。器質的疾患はときに生命を脅かすことから，医学は主にこの器質的疾患の診断と治療を中心に発展してきた。そのため医療分野における形態・画像的診断技術の進歩向上はまさに日進月歩であり目を見張るものがある。一方で，消化管の機能障害は慢性疾患の病態を悪化させたり，様々な臨床症状の原因となり患者のQOL低下を招くことから臨床上の問題となる。このため日常診療で行われる形態・画像診断では評価することが難しい消化管機能を調べ，病態の解明や治療効果の評価に役立てることへのニーズが増している。

8.3 消化管機能検査の臨床への応用

消化管機能検査は，疾病や消化器外科手術に伴う病態をより詳細に解明するために臨床研究を目的に行われるものと，個々の患者の病態の把握や治療効果を確認するために日常診療目的に行われる場合がある。臨床研究に用いる場合には定量的で信頼性の高い検査法が求められるが，日常診療で行う場合には患者に負担が少なく簡便で短時間に行える安価な方法が求められる。呼気試験による消化管機能検査が日常臨床の場で広く行われるようになることで個々の患者の病態に即した的確な医療が行われるようになり，治療の効率化や患者満足度の向上に結びつくと考えられる。

[*1] Koji Nakada　東京慈恵会医科大学　外科学講座　准教授
[*2] Nobuyoshi Hanyu　東京慈恵会医科大学　外科学講座　教授
[*3] Tomokazu Matsuura　東京慈恵会医科大学　臨床検査医学講座　教授
[*4] Katsuhiko Yanaga　東京慈恵会医科大学　外科学講座　教授

第 4 章　新規呼気検査法の開発動向

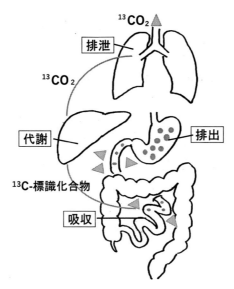

図1　^{13}C 呼気試験法消化管機能検査のシェーマ

間接法の ^{13}C 呼気試験法消化管機能検査では胃から排出された ^{13}C 標識化合物が小腸から吸収され，肝で代謝されて呼気中に $^{13}CO_2$ として排泄されたものを測定することにより胃排出速度や吸収能を調べる。

8.4　^{13}C 法の原理

^{13}C は炭素（^{12}C）の安定同位体であり，人体内の安定同位元素の中でもっとも多い（体重 50 kg の成人で約 137 g）ことが知られている。^{13}C 法は ^{13}C の自然存在率が約 1.1％と少ないことから，^{13}C 標識化合物の投与により胃からの排出，小腸からの吸収，肝における代謝，肺からの排泄という過程を経て，呼気中 $^{13}CO_2$ が増加することを利用した検査法である（図1）。異なる ^{13}C 標識化合物を用いることで胃排出能，小腸粘膜からの吸収能，膵酵素による消化能，肝における代謝能など様々な生体機能を調べることが可能である。^{13}C 法では各ポイントにおける測定値が，胃排出，吸収，代謝，排泄のすべての過程に影響されるため，このことを念頭にいれた適切な評価指標を設定することが重要である。

8.5　^{13}C 法の利点

^{13}C 法は，①特殊な設備を必要とせずベッドサイドや外来でも行うことが可能，②^{13}C が安定同位体であるため放射線被曝を伴わず，取り扱いが容易，③通常は ^{13}C で標識した脂肪酸，中性脂肪，アミノ酸，糖，ペプチドなどを用いるため薬剤を試薬として用いる検査のように副作用の心配がなく安全，④検体が呼気であるため採血（静脈穿刺）を必要とせず非侵襲的，⑤ピロリ菌の感染診断に用いられている $^{13}CO_2$ の測定機械があれば自施設で測定することが可能，⑥比較的安価，などの点ですぐれている。^{13}C 法は手技的に簡便で患者への負担も少ないことから，今後日常臨床的な生体機能検査法としての普及が望まれる。

8.6 ^{13}C法胃排出能検査

内科的疾患や胃切除後などに胃排出異常の関与が想定される病態悪化や症状出現がみられた際にその原因を明らかにし，また治療効果を評価するために行われる。主な対象疾患としては，機能性ディスペプシア，糖尿病性胃麻痺，強皮症，パーキンソン病，胃切除後症候群（ダンピングなど）があげられる。これら対象疾患に関する近年の研究では，胃排出異常がもたらす臨床的問題が明らかにされてきている。例えば糖尿病では，胃排出（＝糖分の十二指腸到達のタイミング）が血糖コントロールに大きな影響を与えることが示されている[1]。またパーキンソン病では，胃排出遅延によってドーパミン製剤の吸収が乱れ，症状コントロールも乱れる[2]。このように，胃排出の評価と，病態に合わせた胃排出の調節が注目を集めている。

^{13}C法を応用した胃排出能検査は，本邦でも比較的早い時期から瓜田ら[3]により導入され，多くの施設で行われるようになった。^{13}C法では，主に固形食には^{13}C-octanoic acid[4~6]が，液状食には^{13}C-acetate[7,8]が用いられる。これらの^{13}C標識化合物は胃からは吸収されず，胃から排出されると十二指腸以下の小腸粘膜から速やかに吸収され呼気中に出現することが知られており，呼気中の$^{13}CO_2$存在比の経時的な変化を調べることで胃排出速度を調べることが可能である。胃排出が亢進すると$^{13}CO_2$存在比を表す曲線の立ち上がりの勾配は急峻となりピーク値は高値となる。逆に胃排出が遅延すると^{13}C排出率を表す曲線の立ち上がりの勾配は緩徐となりピーク値は低値となる（図2）。

液状食を用いた^{13}C法胃排出能検査では，第44回日本平滑筋学会ワークショップ（2002年）で提唱された^{13}C法「標準法」（表1）[8]※1が広く行われている。^{13}C法「標準法」は，当時^{13}C法を行っていた9施設が約1年間にわたる共同検討を行い，議論を繰り返してコンセンサスの形成に達したものである。^{13}C法「標準法」策定の過程や根拠については，日本平滑筋学会誌「ワークショップ特集号」に詳細が示されている[8]。

^{13}C法「標準法」（表1）では液状試験食（200 kcal/200 mL；共同検討ではラコール™〔大塚製薬〕を使用）に^{13}C-acetate（Na塩）100 mgを混和し摂取させる。呼気（約5秒間の息堪えをして採取）は「簡便法（90分法）」では試験食の摂取前と摂取後90分まで合計11ポイント，「4時間法」では摂取後4時間まで合計19ポイントの採取を行う。

評価指標としてはTmaxの実測値を使用することが推奨されている。Tmax（実測値）は信頼性（＝RI法との相関性）も高く[9]，特別な解析プログラムを用いなくとも測定値から容易に判断できる点ですぐれている。被験者から得られたTmaxを簡易判別グラフ（図3）にplotする

※1　^{13}C法ではGhoosら[4]により提唱された胃排出能の評価指標 lag phase (Tmax-calc), gastric emptying coefficient (GEC), half-emptying time determined by breath test (T1/2)がしばしば用いられるが，測定データをfitting curveという鋳型にはめ込んでしまうために被験者の固有の胃排出動態がマスクされてしまうこと，また体内を循環する$^{13}CO_2$プールが補正されずRI法との間に乖離を生じてしまうこと，などの問題点が指摘されており留意が必要である。

第4章　新規呼気検査法の開発動向

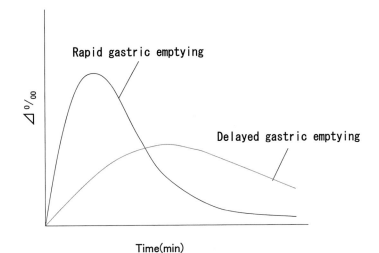

図2　^{13}C 法における $^{13}CO_2$ 存在率曲線の形状と胃排出速度の関係

胃排出亢進患者では，$^{13}CO_2$ 存在率曲線の立ち上がり勾配は急峻でピーク値は高値となり食後早期に現われる。胃排出遅延患者では $^{13}CO_2$ 存在率曲線の立ち上がり勾配は緩徐でピーク値は低値となり食後後期に現われる。

表1　液状食を用いた ^{13}C 法胃排出能検査

第44回日本平滑筋学会ワークショップ「標準法」（文献[8]より引用）
［試験食］
・液状試験食　200 kcal/200 mL
［^{13}C 標識化合物］
・^{13}C-acetate Na 塩 100 mg
［測定方法］
・呼気採取
　摂取前，摂取後5, 10, 15, 20, 30, 40, 50, 60, 75, 90分（簡便法；90分法）
　上記に加えて 105, 120, 135, 150, 165, 180, 210, 240分（4時間法）
・各測定ポイントの呼気中 $^{13}CO_2$ 存在率を測定し，摂取前値との差（Δ値）を求める
［評価指標］（下記の指標については押さえておくことを推奨）
・呼気中 $^{13}CO_2$ 存在率がピークとなるまでの時間　　…Tmax
　（実測値および算出値；Tmax-calc）
・呼気中に $^{13}CO_2$ として排泄される ^{13}C-acetate の総排泄量の2分の1
　が排泄されるまでの時間　　…T1/2

※簡便法（90分法）では，呼気採取を摂取後90分まで行い，評価指標には Tmax（実測値）を用いる。

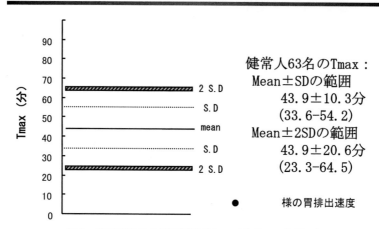

図3 胃排出異常の簡易判別グラフ（文献8より引用）

^{13}C法「標準法」を用いて測定したTmax（実測値）をこの簡易判別グラフにplotすることにより，胃排出異常の有無を判別することが可能である。（第44回日本平滑筋学会ワークショップ参加施設で集積したオープンデータ［n = 63］より作成）

ことで胃排出異常の有無と程度を容易に調べることが可能である。

また得られたデータにWagner-Nelson法解析を行うと，吸収された後すぐには呼気中に排泄されず体内を循環する$^{13}CO_2$プールが補正され，間接法である呼気試験法で問題とされてきた分布・代謝・排泄の影響を減らすことができる。^{13}C法（Wagner-Nelson法解析）とRI法（ラジオアイソトープを用いた定量的・直接的な胃排出能検査法でgold standardとされる）を同時に行い比較すると両者の胃排出曲線はほとんど合致し[10]，間接法の^{13}C法でもRI法に匹敵する信頼性の高い定量的評価を行うことが可能である。

簡便法によるTmax（実測値）では定性的な胃排出能の評価に留まるが，4時間法を用いてWagner-Nelson法解析を加え貯留能・半量排出時間（T1/2）の算出や胃排出曲線の描出を行うことで詳細かつ定量的な胃運動能の評価が可能となる[11]。

8.7　^{13}C法吸収能検査

消化と吸収は生命を維持するのに不可欠なエネルギーを体内に取り込む消化器の最も重要な働きの一つである。疾病や手術により消化と吸収の働きが損なわれることは生体にとって大きなダメージとなるため，日常臨床の場で行える簡便で信頼性の高い消化吸収能検査の開発が望まれてきた。しかしながら消化吸収障害の病態は多様でありgold standardと呼べる検査法は存在していないのが現状である。膵外分泌機能不全患者に対する便中脂肪定量検査では，3日間の食事制限と蓄便を必要とし，被験者および検査を行う医療者の双方にとって負担となるため，日常診療の場で行うことは稀である。近年，より簡便な検査法として^{13}C法吸収能検査が注目され，複数

第 4 章　新規呼気検査法の開発動向

の施設で行われるようになった。従来法との相関性もすぐれており[12]，日常臨床に役立つ検査法として確立と普及が望まれる。

^{13}C 法吸収能検査は，1977 年に Watkins ら[13]により ^{13}C-trioctanoin を用いた脂肪吸収試験が報告されて以来，多くの研究者により臨床応用が試みられてきた[12,14~17]。^{13}C 法吸収能検査には，小腸粘膜からの吸収能を調べる吸収能検査と膵液胆汁による消化作用を併せて調べる消化吸収能検査がある。^{13}C 法消化吸収能検査では中～長鎖中性脂肪が用いられ，中鎖中性脂肪の ^{13}C-trioctanoin や長鎖中性脂肪の ^{13}C 標識混合長鎖中性脂肪（クロレラ産生）などが用いられている。

^{13}C 法消化吸収能検査を行う際の留意点としては，液状試験食を用いる（^{13}C 標識化合物が試験食と均一に混和され，胃排出速度の影響を受けにくい），-COOH 基だけが ^{13}C に置換された ^{13}C 標識中性脂肪を用いる（post absorptive metabolism の影響を受けない），検査時の脂肪負荷には長鎖中性脂肪を用いる（中鎖中性脂肪では膵液胆汁の分泌を促す CCK が分泌されない[18]），吸収能の評価に C_{max}[※2] や AUC[※3] など胃排出速度に影響される指標を用いるのを避ける（薬理学的な吸収能の指標 $Aa(0\to\infty)$ [$= AUC(0\to\infty)\cdot Kel\cdot Vd$] を推奨；表 2），測定値を被験者の体格で補正する，などがあげられる。

^{13}C 法消化吸収能検査の標準化を目指した自発的な多施設共同の活動が行われており（^{13}C 法吸収能検査ワーキンググループ［2004 年～2008 年］，^{13}C 呼気試験法臨床応用勉強会［2009 年～現在］），^{13}C-trioctanoin を用いた ^{13}C 法消化吸収能検査「標準法（案）」（表 2）が検討されている。

表 2　^{13}C 法消化吸収能検査「標準法（案）」

［試験食］
- 液状試験食　200 kcal/200 mL ＋生クリーム 35 mL ［脂肪分 47％］
  （脂肪負荷 20 g，355 kcal）

［^{13}C 標識化合物］
- ^{13}C-trioctanoin 100 mg

［測定方法］
- 呼気採取
  摂取前，摂取後 5, 10, 15, 20, 30, 40, 50, 60, 75, 90, 105, 120, 135, 150, 165, 180, 210, 240, 270, 300 分
- 各測定ポイントの呼気中 $^{13}CO_2$ 存在率を測定し，摂取前値との差（Δ 値）を求める

［評価指標］
- 薬理学上の吸収能評価の指標 Aa　…$Aa(0\to\infty) = AUC(0\to\infty)\cdot Kel\cdot Vd$
  $Aa(0\to\infty)$：吸収量　　$AUC(0\to\infty)$：全曲線下面積　　Kel：消失速度定数　　Vd：分布容積

※2　C_{max}：最大呼気中存在比
※3　AUC_{LT}：最終測定時間 LT における曲線下面積

8.8 ^{13}C 法消化管機能検査の現状と展望

^{13}C 法胃排出能検査は信頼性の高い安全な検査法として国際的な評価を得ているものの，残念ながらいずれの国においても保険収載には至っていない．現在，本邦において ^{13}C 法胃排出能検査の保険収載を目指した活動が行われている．外保連試案2014[19]に生体検査として掲載され，平成26年度診療報酬改定要望にノミネートされたが採択はかなわず，新たに平成28年度診療報酬改定要望への提出が予定されている．呼気試験を用いた安全で非侵襲的な検査により生体機能という新たな次元の情報を得ることで，効率的で質の高い医療の提供が可能になることが期待される．

文　　献

1) C. S. Marathe et al., *Diabetes Care*, **36**, 1396 (2013)
2) S. Marrinan et al., *Mov. Disord.*, **29**, 23 (2014)
3) 瓜田純久ほか，^{13}C 医学応用研究会 論文集, **6**, 30 (1996)
4) Y. F. Ghoos et al., *Gastroenterology*, **104**, 1640 (1993)
5) M.-G. Choi et al., *Gastroenterology*, **112**, 1155 (1997)
6) 中田浩二, ^{13}C-呼気試験の実際：基礎と実践的応用, ^{13}C 医学応用研究会 編, p.46 (2002)
7) B. Braden et al., *Gastroenterology*, **108**, 1048 (1995)
8) 中田浩二ほか, *J. Smooth Muscle Res.*, **6**, J75 (2002)
9) 梁井真一郎ほか, 消化器科, **30**, 652 (2000)
10) M. Sanaka et al., *Clin. Exp. Pharmacol. Physiol.*, **34**, 641 (2007)
11) M. Kawamura et al., *World J. Surg.*, **38**, 2898 (2014)
12) 楠美尚子ほか, 消化器科, **30**, 746 (2000)
13) J. B. Watkins et al., *Gastroenterology*, **82**, 911 (1982)
14) 坂本昭雄ほか, 日外会誌, **92**, 52 (1990)
15) 中田浩二ほか, 消化と吸収, **24**, 41 (2001)
16) 堀口明彦ほか, 消化と吸収, **24**, 46 (2001)
17) 成木行彦ほか, 消化と吸収, **19**, 42 (1996)
18) W. P. Hopman et al., *Am. J. Clin. Nutr.*, **39**, 356 (1984)
19) 外保連試案2014 手術・処置・生体検査・麻酔試案, 外科系学会社会保険委員会連合 編, 医学通信社 (2013)

第5章　呼気検査に用いる新規デバイスの開発動向

利川　寶*

1　はじめに

医療の現場ではあらゆる項目を迅速に測定できる血液分析装置が多数活躍している。採血には侵襲が伴う。痛みのない注射針の開発も進んでいるが，まったく痛みを伴わない採血の実現には至っていない。必要とわかっていても検査における採血は誰もが嫌だと思う。痛みのない検査があれば喜ばれるのではないか。

子供の空想のようではあるが体から発せられるガスを測定，分析すれば身体のコンディションがわかる。我々の取り組みはここにある。依然血液が検体検査の主流であることは承知しているが，我々が開発に取り組みだしたこの15年の間にもガスメディエーターとしての生体ガス分析の要求は確実に高まってきている。特に我々は臨床研究の実用に耐え得る CO, H_2 の測定器やアプリケーションを開発してきた。開発製品の現状と今後の課題についてふれてみる。

我々と生体ガス測定システムの関わりは2000年より始まった。身体から排出されるガスを検体として検査することを考えた際，まず口腔を思いつく。歯科向けに口腔衛生検査システム「アテイン」の販売を開始。これは意図的に Urease 活性させた口腔内ガスを測定することで口腔衛生状態がわかるというもので全国の歯科大学，歯科医院に普及した。ICU 患者の誤嚥性肺炎予防を目的とした口腔衛生の指標にも利用されている。

続いて火災現場の救命救急で迅速なトリアージを可能とするハンディタイプの呼気中 CO モニター「トクスコ」の販売を開始。自発呼吸できない被験者にも対応するポンプも用意した。

2002年には精密に CO/CO_2 モニターができる「カーボライザー」の販売を開始。内因性 CO 産生における臨床研究の一助となった。

続く翌年には需要の高まってきた H_2 の測定に対応した簡易のガスクロマトグラフィ「トライライザー」の販売開始（測定項目は $H_2/CH_4/CO$）。

2009年より H_2 専用モニター「ハイドライザー」販売開始。

2014年の春にはガスクロ方式の口臭測定器「TWIN BREASOR II」を販売開始し，現在に至っている。

今後，VOC 成分の定性・定量ができる専用機の開発を検討している。

---

* Takara Toshikawa　㈱タイヨウ　代表取締役

2 呼気中一酸化炭素（CO）/二酸化炭素（CO_2）同時測定システム CARBOLYZER II（mBA-2000）

装置は図1のような外観となっている。測定原理はCO：定電位電解式センサー，CO_2：NDIRセンサーを用いている。CARBOLYZER II本体と制御用PCで構成され，呼気ガス採取部より被験者の呼気をサンプリングする。較正はCOを除去するカラムを通過した清浄大気にてゼロアジャストを行い，続いて既知濃度のガスを吸引させ濃度調整を行う。測定範囲はCO：0.1～50 ppm，CO_2：0.1～10％である。表示分解能はCO：0.1 ppm，CO_2：0.1％となっている。禁煙外来で用いられるCOモニターは分解能が1 ppmなのでその10倍の感度を有している。

CARBOLYZER IIは呼気中COとCO_2を同時に連続測定できるモニターである。呼気資料の最大の利点は非侵襲という点である。この際の呼気試料は「終末呼気」が前提であり，その採取が肝要となる。血中COHb％と呼気CO ppmは相関することが知られている[1]。

終末呼気CO_2は一般に5％（$PaCO_2$は約40 mmHg）である。カーボライザー測定ではCO_2が5％に達するよう吹込みの指導をすればよい。このようにカーボライザーでは吹込み量を見える化している。

2.1 アプリケーションと臨床使用例

終末呼気CO濃度（ETCO）を測定するためには，血中COと肺胞気COを平衡させるため15秒間の息こらえが必要となる。従ってETCOを毎秒測定することは不可能であった。

CARBOLYZER IIは呼気中CO_2をreference gasとして使用することにより，呼気中CO濃度の変化を補正してETCOの連続モニタリングが可能となっている[2]。

CARBOLYZER IIではreference gas methodにより下記アプリケーションを開発した。

① 終末呼気一酸化炭素（ETCO）連続測定

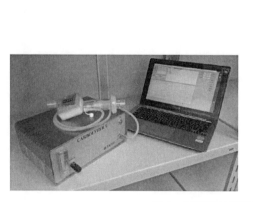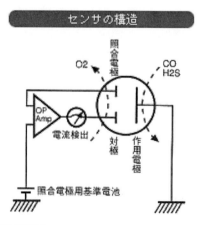

図1　CARBOLYZER II装置外観

第 5 章　呼気検査に用いる新規デバイスの開発動向

② 血中ヘモグロビン濃度（COHb％）連続測定
③ 循環赤血球量（RCV）測定
④ 赤血球寿命（Red Blood Cell Life Span）測定

① 終末呼気 CO（ETCO）連続測定

従来の呼気測定法では，終末呼気採取が必要なため測定前に 15 秒間の息こらえが必要であった。このことより ETCO は連続モニターできない。

CARBOLYZER II では，CO と同時に CO_2 を reference gas として測定することにより，任意の呼気相における CO 濃度を補正して，ETCO の連続モニタリングを可能にしている。この際，補正係数として動脈血 CO_2 分圧の値を入力する必要がある。

② 血中ヘモグロビン濃度（COHb％）連続測定

従来のオキシメーターは検体として血液を使うため毎秒 COHb％ をモニターするといった使用は不可能である。

CARBOLYZER II では ETCO を計算パラメーターとして用いるので連続的に COHb％ のモニターができる。

③ 循環赤血球量（RCV）測定

RCV の従来の測定方法は，放射性物質でラベリングした自己赤血球を静脈注射して体内に戻し，その血中濃度から算出する放射性標識赤血球希釈法が標準法として使われてきた。しかし，同法は放射性物質に関する制限や，放射性物質の半減期の長さから，臨床応用は困難である。

CARBOLYZER II では，放射性同位元素の代わりに標識物質として CO を使うことで従来法より安全に臨床応用可能な測定法としている。

④ 赤血球寿命（RBC Life Span）演算

従来の赤血球寿命測定法は，RCV の測定法と同じく放射性元素で標識した自己血液を静注して体内に戻し放射線量の減衰率から赤血球寿命を計算する侵襲を伴う検査であり，放射性元素取り扱いの問題と相まって臨床応用が困難であった。

CARBOLYZER II では呼気から侵襲なく Endogenous CO 値を求められることから次式にて赤血球寿命を類推できる可能性がある。このことから特に貧血・腎を扱う科での関心は非常に高い。

　　赤血球寿命（days）＝ F × Hb 濃度（g/ml）÷ ETCO（ppm）
　　　F ＝ 1380
　　　F はヘモグロビンの分子量・気体定数等によって計算される定数[3]

本法での ETCO 値は同時再現性に優れるが測定するタイミングにより大きく異なることがある。これは赤血球の誕生と崩壊が絶え間なく起こっていることと，ときに酸化ストレスによりヘムオキシゲナーゼ-1（HO-1）が亢進され CO の産生が進むからではないかと考えられる。普及のためには測定上の標準化が必要である。

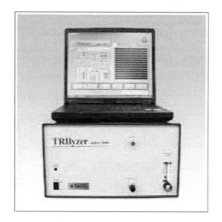 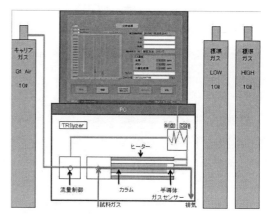

図2　TRIlyzer 装置外観

3　生体ガス中水素（H_2）／メタン（CH_4）／一酸化炭素（CO）専用ガスクロマトグラフィ　TRIlyzer（mBA-3000）

　装置は図2のような外観をとり，その測定原理は半導体センサーとカラムを用いたガスクロマトグラフィである。装置本体，制御用 PC で構成され G1 air を用いたキャリアガスおよび N_2 ベースの較正用ガス2濃度が必要となる。較正は低濃度ガス $H_2/CH_4/CO$ 各 5 ppm を 1 mL 打ち込んだ後，各 50 ppm を 1 mL 注入し，行う。測定範囲は H_2：0.1～100 ppm, CH_4：0.1～100 ppm, CO：0.1～50 ppm となっている。分解能はいずれも 0.1 ppm である。

　さらに低濃度域を測定する取り組みとして標準ガスを 10 倍希釈した 0.5 ppm を用いることができる。この場合，前述の 0.5 ppm を 100 μL 注入することで low ガス，1 mL 注入することで high ガスとできる。本較正および測定の結果，理論値ときわめて良好な相関を得た。本器は検出下限 10 ppb（0.01 ppm）を達成できる可能性がある。

　用途として呼気中成分のうち H_2 および CH_4 は腸内細菌の生産物として，また CO は HO-1 の亢進によって産生され，これは酸化ストレスにより誘導されることが知られている[4]。また昨今，水素に関しては水素分子が選択的に OH^- を消去する種々の酸化ストレス障害モデルを改善することが報告されている[5]。

　トライライザーはこれら3成分を同時に測ることによって，生体の酸化ストレスの度合いと抗酸化ストレスの双方の挙動を知ることができる測定器である。従来，微量の H_2, CO の測定は酸化水銀還元検出器を用いたガスクロマトグラフが，CH_4 の測定は水素炎検出器を用いたガスクロマトグラフが用いられているが，大型，高価格，不便，操作に技能を必要とするなどの諸問題があった。本測定器は H_2, CO, および CH_4 の検出に高感度な半導体ガス検出器（SCD）を使用したガスクロマトグラフであり小型，軽量，簡単で3成分同時測定が可能である。

3. 1　採用事例

HO-1によるヘム代謝の産物であるCOは低濃度で用いたときにHO-1と同様に抗ストレス作用，臓器保護効果を持つことが報告されている[6]。

医療用COガス（治療用として）の開発や臓器保護液の開発の要求からヘモグロビンと結合しているCOや組織中のCOの高感度分析用（ヘッドスペース法）として本機が使用されている[7]。

上述の通りH_2は近年ラジカルスカベンジャーとして働くという報告がある。高濃度水素ガスの吸入，水素水摂取など実施した際，呼気ガスに加え血中水素の測定（ヘッドスペース法）としても本機が用いられている[8,9]。

4　生体ガス中水素（H_2）ガスモニター　HYDlyzer（mBA-31）

装置は図3のようなハンディタイプの外観をとる。測定原理はH_2専用の半導体センサーである。呼気には水分（飽和水蒸気）が含まれる。一般に半導体センサーは水分の影響を受けるとされている。本センサーでは感ガス材料であるSnO_2の表面をSiO_2コーティングすることでH_2

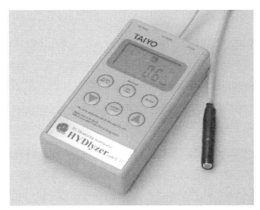

図3　HYDlyzer装置外観

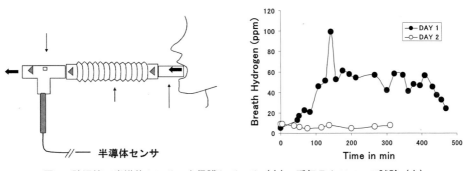

図4　除湿筒で半導体センサーを保護している（左），呼気ラクツロース試験（右）

ガスへの選択性を高めると同時にそれ以外のガス感度を低下させている。また呼気導入部とセンサー間に除湿筒を設置し呼気に含まれる水分対策を施している（図4）。

本体ディスプレイおよびキーで各操作を行うことができる。オプションのPCソフトを用いてPCで様々なデータ処理も可能となっている。

大気中には0.5 ppm程度のH_2が存在する。本器では清浄大気と100 ppmのSPANガスを用いて較正を行う。

呼気H_2濃度の評価は食物通過時間による上部消化管機能の計測や腸内異常醗酵を生じる過敏性腸症候群などの各種消化管疾患の診断として用いられてきた。

呼気H_2は1〜100 ppmの低濃度であり，このレベルのH_2濃度が計測可能な分析装置の大部分は卓上もしくは床置型である。臨床現場でよく見かける装置としてはブレスガスアナライザー（呼気生化学栄養代謝研究所社製）に代表される半導体検出器を用いた簡易のガスクロマトグラフィである。その分解能は1 ppmとされている。我々の製品でいえばトライライザーにあたる。トライライザーは通常使用でも0.1 ppmの高分解能を有し，A3程度と小型であるがそれでも卓上タイプであり，もっと小型，簡易でモニターも可能な装置への要求から本器は開発された。トライライザーとの相関を求めた結果，良好な相関を得た。

4.1 使用事例

従来，呼気H_2濃度評価に使用されている簡易ガスクロマトグラフィの代替が挙げられる。

食物通過時間による上部消化管機能の計測や腸内異常醗酵を生じる過敏性腸症候群などの各種消化管疾患の評価として使用できる。

集中治療の分野においても腸蠕動の評価（放屁モニター）として活用できる[10]。放屁の管理は重要だが現在は医療スタッフが患者に尋ねるしか方法はない。また意識のない患者には確認もできない。放屁の主たる成分はN_2，H_2，CO_2である。このうちH_2は大気中に0.5 ppm程度しか存在しない。このことからハイドライザーセンサーを被験者臀部付近に設置しておくと，H_2をターゲットとした放屁をモニターできる。ここでは5 ppm以上のH_2を放屁とし検出する。本体に保存されたデータは専用ソフトにて閲覧ができる。

ハンディタイプ，非侵襲を活かして疫学調査の現場でも活用されている[11]。

高分解能を活かし，さらに侵襲のない皮膚ガスモニターとしての可能性を模索している（開発中）。

企業研究室においてもラジカルスカベンジャーとしての働きや，水素発生器により発生したH_2濃度のモニタリングに活用されている。

第 5 章　呼気検査に用いる新規デバイスの開発動向

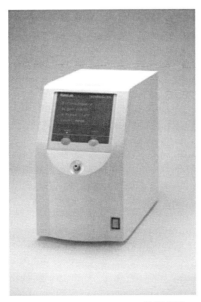

図 5　TWIN BREASOR II 装置外観

5　生体ガス中硫化水素（H_2S）/ メチルメルカプタン（CH_3SH）専用ガスクロマトグラフィ　TWIN BREASOR II（TB2-14J）

装置外観は図 5 のように大型ディスプレイを搭載したタワートップ様となっている。測定原理は半導体センサーとキャピラリーカラムを用いたガスクロマトグラフィである。通常の半導体とは違いナノ素材薄膜を用いた半導体センサーを採用し精度の向上をはかっている。

基本的にデータ処理機を必要とせず，結果は本体ディスプレイに表示される（別途専用ソフト有）。

本体，測定用チューブ等で構成される。較正にはパーミエータにて精製された 45.5〜2,000 ppb の標準ガス（6 点）が用いられる。測定範囲は H_2S/CH_3SH ともに 1〜2,000 ppb，分解能は各 1 ppb となる。

歯科治療のチェアサイドで簡便に口臭を計測できる測定器は数多く販売されている。ガスクロタイプのものは 2014 年現在において 2 機種存在する。1 つはエフアイエス社のオーラルクロマ，1 つが本器である。本器には大きく分けて 3 つの特徴がある。

①　プラズマ合成した半導体センサーとキャピラリーカラムを搭載したガスクロマトグラフィである。
②　ループサンプラーにより正確かつ簡単にサンプリングができる。
③　標準ガスによる精度管理ができる。

口臭成分測定の標準法は FPD 検出器を用いたガスクロマトグラフィ測定である。TWIN BREASOR II と標準法での相関はきわめて良好である[12]。

測定は本体のチューブ先端にディスポストローを装着，被験者にくわえさせスタートキーを押すことで開始される。被験者はストローをくわえたまま60秒間閉口し，カウント0まで過ごす。カウント10よりポンプが作動し口腔内ガス10 mLを吸引する。装置内のループサンプラーにより内1 mLを正確に秤量しキャピラリーカラムに導く。150秒の分析が終わり次第，結果は本体ディスプレイに表示される。

市販の口臭測定器の多くは2点較正であるが本器は6点較正しており，どの濃度域でも高感度分析を実現している。プラズマ半導体センサーは感ガス体に薄膜を使用しており，通常の半導体センサーより感度が優れている。現在，本センサーを使用した他項目（例えばH_2）の検出を模索中である。

マニュアルインジェクションでは注入量の誤差によるヒューマンエラーが懸念されるが，本器はフルオートマティックであり，方式上サンプル量の多寡によって生ずる測定誤差は出ない。

標準ガスによる精度管理ができる。市販の口臭測定器の多くはppbオーダーであるにも関わらず，定期的な較正と精度管理の考え方がない。そこで既知濃度のガスをアルミバッグに封入し標準ガスとして販売を開始した。これによりユーザー側でも装置の状態を定期的に確認することが可能になった。当社の測定器でのみ使用できることとしているが，内容物としては低濃度のH_2Sと空気であるため当社外の口臭測定器でも試せるものと考えている。

6 あとがき

高性能・多機能な観血の測定装置は多数存在するが，我々の取り組みは常に「非侵襲」「小型」「簡便」な生体ガス測定器の開発である。

生体ガスは，いまだ血液の代替となる試料とはいえないもののガスでなければなし得ない計測・研究も増えてきている。

例えばETCOモニターがそれに当たる。毎秒計測することは血液では絶対に不可能である。

また，赤血球寿命の測定は放射性同位元素（Cr.51）以外の方法はなかった。実用にはまだ多くのハードルがあると思われるが昨今，内因性COを用いた赤血球寿命の演算は非常に大きな注目を浴びている。

ラジカルスカベンジャーとされているH_2についても持ち歩けるほどの小型タイプモニターの発売によって，その簡便さが評価され疫学調査の対象にもなってきている。

昨今，臨床現場に用いられている簡易のガス計測装置も散見されるが，それでも卓上タイプである。もっと小さく簡便な製品，選択性・安定性に優れた測定器を開発したいと考えている。

開発側が意図していなかった使用方法をユーザーが創りだしたケースもあり，開発元としてこの上ない喜びを感じている。

最後に弊社製品をご利用頂いております，すべてのユーザーに心より感謝申し上げます。

第 5 章　呼気検査に用いる新規デバイスの開発動向

文　　献

1) R. D. Stewart *et al., JAMA*, **235**, 390 (1976)
2) M. Sawano *et al., Br. J. Anaesth.*, **96**, 186 (2006)
3) A. Strocchi *et al., J. Lab. Clin. Med.*, **120**, 392 (1992)
4) 末松誠, 生化学, **74** (11), 1317 (2002)
5) I. Ohsawa *et al., Nat. Med.*, **13**, 688 (2007)
6) 中尾篤典ほか, 日外会誌, **105** (4), 309 (2004)
7) A. Nakao *et al., Am. J. Transplant.*, **6**, 2243 (2006)
8) H. Ono *et al., Med. Gas Res.*, **1**, 12 (2011)
9) H. Ono *et al., Med. Gas Res.*, **2**, 14 (2012)
10) 行岡秀和, 田中和夫, 放屁モニターの臨床使用経験, 日本麻酔科学会第 56 回学術集会, 011-01 (2009)
11) Y. Aoki, *Anti-Aging Med.*, **10**, 101 (2013)
12) K. Yaegaki *et al., J. Breath Res.*, **6**, 017101 (2012)

非侵襲的検体検査の最前線
―唾液検査・呼気検査を中心に―

2015年1月30日　第1刷発行

監　修	槻木恵一	(T0959)
発行者	辻　賢司	
発行所	株式会社シーエムシー出版	
	東京都千代田区神田錦町1-17-1	
	電話 03(3293)7066	
	大阪市中央区内平野町1-3-12	
	電話 06(4794)8234	
	http://www.cmcbooks.co.jp/	
編集担当	渡邊　翔／櫻井　翔	

〔印刷　日本ハイコム株式会社〕　　　© K. Tsukinoki, 2015

落丁・乱丁本はお取替えいたします。

本書の内容の一部あるいは全部を無断で複写(コピー)することは，法律で認められた場合を除き，著作者および出版社の権利の侵害になります。

ISBN978-4-7813-1052-7　C3047　¥68000E